文本解析与知识表示

WENBEN JIEXI YU ZHISHI BIAOSHI

——《四部医典》领域本体构建研究

SIBU YIDIAN LINGYU BENTI GOUJIAN YANJIU

冷本扎西　著

青海人民出版社

图书在版编目（CIP）数据

文本解析与知识表示 ：《四部医典》领域本体构建研究 / 冷本扎西著. -- 西宁 : 青海人民出版社, 2024. 11. -- ISBN 978-7-225-06756-8

Ⅰ. R291.4

中国国家版本馆CIP数据核字第2024UD0759号

文本解析与知识表示

——《四部医典》领域本体构建研究

冷本扎西　著

出 版 人　樊原成

出版发行　青海人民出版社有限责任公司

西宁市五四西路 71 号　邮政编码：810023　电话：（0971）6143426（总编室）

发行热线　（0971）6143516/6137730

网　　址　http: //www.qhrmcbs.com

印　　刷　青海雅丰彩色印刷有限责任公司

经　　销　新华书店

开　　本　720mm×1020mm　1/16

印　　张　19

字　　数　240 千

版　　次　2024 年 11 月第 1 版　2024 年 11 月第 1 次印刷

书　　号　ISBN 978-7-225-06756-8

定　　价　58.00 元

国家自然科学基金青年项目（62206146）、教育部人文社科项目
（22YJCZH072）、青海省省级哲学社会科学项目（22ZCQ074）
阶段性成果

DOBUM

序 言

藏医药是中华民族传统医学重要组成部分。《四部医典》是集医疗实践与理论精华于一体的藏医药权威工具书。2018 年，“中国藏族有关生命健康和疾病防治的知识与实践”被列入联合国教科文组织人类非物质文化遗产代表作名录。2023 年，由国家档案局组织申报、现保存于西藏自治区藏医院的藏医药学巨著《四部医典》成功入选《世界记忆（国际）名录》。对于《四部医典》文本的多维度、多层级语言计量解析不仅有益于藏医药文本语言研究、结构化资源库建设和上层静态框架厘正，在机器分析、识别、理解实体及其语义关系过程中也是尤为重要的，是人工智能辅助建设智能医疗的关键点。

认知智能是将人类学习、理解、产生决策的生物能力赋予机器的技术总称，其实现需要突破感知泛在、意识建立、低维到高维的主观概念形成及推理决策能力唤醒等瓶颈。近年来，源于哲学的“本体论”在信息科学和知识工程领域备受关注，与其他专业间的交叉研究愈加频繁，成果斐然。“知识本体”作为大数据时代重要的知识表示方式，可以有效实现大规模数据的认知与推理，是人工智能实现逻辑推理、知识与数据融合、认知与计算融合以及复杂协同决策等关键技术发展和应用的关键环节。藏医药领域本体对于藏医药传承发展及藏语言文化研究具有重要意义，其构建需要有效结合“自顶向下”和“自底向上”模式，前者为藏医药本体逻辑层建设提供结构化上层静态概念框架，后者为本体模型夯实规范化基础术语资源。

藏医药领域本体构建是应《健康中国 2030 规划纲要》及《健康中国行动（2019—2030 年）》等文件的规划，符合我国牢固树立和贯彻落实“创新、协调、绿色、开放、共享”的卫生健康发展理念，同国家整体战略紧密衔接，具有重要研究意义和广阔应用前景。首先，藏医药学以显著治疗效果和医学内涵优势，获得医药界高度认可。藏医药领域本体以结构化形式将传统藏医药文本数据转化成机器可理解和深度关联的语义资源，其构建对我国民族医药的传承、创新、发展具有重要意义。其次，《四部医典》概念模型建立和文本分析研究对于本体论、藏医药传统概念体系建设、术语标准化研究、医药文献语言研究具有重要学术价值，为其他领域性本体和知识图谱构建应用提供研究范例。再次，藏医药领域本体是传统医疗文献数字化发挥价值的核心枢纽，其构建能够加速推进藏医药数字化转型进程，实现高效能医疗智能化服务，同时赋能医药领域现有运行机制和模式、降低成本、提高效率，为传统藏医药学创新注入新的生命力。最后，藏医药文献、知识本体和人工智能方法的有效融合，成为学术界和工业界推动医疗智能化发展的核心驱动力，能够为我国卫健领域带来更高效更精准的智慧医疗辅助、疾病风险评估等医疗智能化服务，应用场景广阔。同时，医疗知识本体也是 2017 年国务院《新一代人工智能发展规划》中的重点应用领域。

在数据与知识双轮驱动人工智能发展牵引下，藏医药本体构建是智能辅助医疗决策工具的基石，唯有将海量非结构化文本知识整理并表示为医学知识本体，计算机才能正确理解领域知识，才能做出智能决策和新知识发现。藏医药文献数量庞大、传承历史悠久，然其数字化进程缓慢，结构化数据严重稀缺，严重限制了该领域的知识表示、知识共享和知识发现，也遏制了人工智能辅助藏医药传承、创新、发展的广泛前景。

基于这样的研究背景和考量，本书旨在通过对藏文德格版《四部医典》采用文本语言计量分析方法来识别、发现和推断原始数据中的藏医药实体及多元实体关系，开展藏医药文本语言分布、领域知识本体模型、知识表示方法研究，进而探索藏医药领域本体自动构建方法。本书是多门学科基础理论和科研成果的集中体现和二次探索，主体内容以汉语呈现。其中，藏医药专业知识与哲学本体、人工智能前沿方法实现深度融洽，基础研究与知识应用相结合。本研究为藏医药领域语义知识表达、共享和推理问题提供了可行方案，助力推动医疗人机智能交互的发展，多项研究属首次探索，并获“甘肃省优秀博士学位论文”等荣誉称号。

本研究由点切入，由点到面，以点带面，点面结合模式展开。研究内容主要集中在以下几个方面：

藏医药信息智能化发展。关乎藏医药学发展述评、本体技术热点分析及医药类本体构建三项综述研究。其中，“藏医药学发展述评”重点梳理了藏医药学发展史脉络及发展模式。针对信息化新时代藏医药发展面临的现实问题和困难，提出结构化、规范化藏医药领域本体构建是实现藏医药知识传承发展和共享发展的必经之路，能为我国“三区三州”的医生辅助系统、全民保健系统、民间医务人员知识辅助等方面提供有力帮助，更是未来藏医药影响国际医疗事业的必要因素；“本体技术热点分析”中研究梳理了关于本体的概念定义、建模元语、知识分类、表示语言、建模方法，以及方法应用的研究，分别对基于结构化、半结构化和非结构化数据的本体学习方法进行了系统研究，并提出探索发现“知识与数据双轮驱动”的远程半监督学习方法是藏医药本体构建和知识表示学习的有效方法；“医药类本体构建综述”重点对 WordNet、UMLS、CmeKG、基于中医药学语言系统的知识图谱等近 20 种国内外知名医药本体系统和知识图谱的框架模型、语义关系类型、实体表示及构建方法进行多方位研究，为藏医药领域本体构建勾勒出初始蓝图。

知识本体研究。本内容关乎哲学“本体论”到知识工程“本体”的概念演进、不同文化背景下的本体论研究呈现、构建知识本体的深层哲学意义、本体论视野下的符号学研究等内容。“本体论”（Ontology）源于西方哲学，后引至“人工智能”领域得以演进发展。本体论是对“存有”的系统化解释，知识本体是作为一种能够在语义和知识层次上描述信息系统的概念建模工具，是语义理解不可或缺的知识资源。研究可知，本体论与知识本体间具有独特而内联的互补关系。二者既相同又具差异，相同处体现在二者均以知识范畴分类、实体属性与实体关系描述来达到知识学习和表示目的，并无本质区别。其差异性体现在：本体论是作为一种人类认知和解释“存有”的方法，而知识本体更多是面向人机智能交互而提出的一种知识表示方法。如此，本体论研究范畴更加广泛，贯穿上层时空概念至底层实例个体。那么，从本体论概念衍生演进的领域性知识本体是否能够真实地、完整地描述和刻画所有建模对象知识是一项值得探索的永久课题。本书考究了哲学本体论的词源、研究范畴、概念定义，并结合本体论在藏族因明学中的研究呈现及知识分类，重点探讨本体的文化差异性、知识范畴分类、实体属性描述、类关系及语言符号学概念对于领域本体构建的独特作用。

知识本体表示研究。（1）领域性本体构建需要依赖于半结构化权威文献资源，《四部医典》理论影响深远、知识覆盖完整、体系结构健全，是构建藏医药领域本体的理想化基础资源。《四部医典》的文献源考、版本对勘研究及文本解析对藏医药本体的构建极其关键。结合文本内容和题名等多个考察项，确定了《四部医典》的文献来源，认为《四部医典》是一部参考多方医学精华，并结合本地医学理论和临床经验的藏医药百科全书。通过德格版等现存10种版本的比较，系统整理了各版本间在字词拼写和内容增减上存在的差异，并进行原因分析。（2）本论文分别借用逻辑知识表示、语义网络知识表示、框架知识表示等传统方法来表示《四部医典》文本语义信息，研究整理了传统方法作用于《四部医典》知识表示时的缺陷与不足。因此，进一步结合语义网络、RDFS、OWL等，探索适用于藏医药知识表示的科学方法。经研究可知，基于OWL的方法在知识表示能力、可理解性、可操作性和可扩充性上具有一定优越性，且能够完整表示藏医药复杂语义知识。基于以上研究，制定了以实体和实例声明、实体层级关系与实例关系描述、属性声明与三元组关系描述、属性约束描述、属性特性描述、对象等价性描述为主要建模元语的藏医药领域本体知识表示模型。

顶层本体设计研究。《四部医典》文本层级体系鲜明，文字表述精简，"曼唐"从宏观层面描绘了较为系统的藏医药概念知识体系。《四部医典》文本树喻和曼唐形象树能够适当解决知识系统自动构建中的顶层本体建模困难，对于提升藏医药本体概念模型的知识准确性和逻辑严谨性具有重要作用。通过引入《四部医典》树喻文本和曼唐知识分类体系，本文针对13部藏医药树喻研究著作和86幅曼唐中对于人体生理稳态和病态、诊断原则和治疗原则等目别汇分进行了系统整理和研究。研究表明，二者存在实体归置层次多维交叉、子类罗列不全、分类依据不同、知识描述重复、分类层数不均、实体关系单一等诸多因素不契合本体建模需求。为此，本文重点对《四部医典》树喻中所描述的24桩树根、113棵树干、521根树枝、6032片树叶、3枝花朵和6个果实进行了系统研究，进而整理《根本部》《论说部》《秘诀部》及《后续部》中的概念分类体系和知识描述方式，以此构建研究藏医药通用本体知识体系。

《四部医典》文本计量解析。实体库和关系库的数据储备是领域本体基本建模元素，这是无法从树喻等概念模型中直接获取到的。在曼唐和树喻图的静态概念框架基础上，本书通过对《四部医典》文本进行全方位分析，研究了藏医药本体"自底向上"式半监督构建方法和本体模型重建与知识修正。《四部医典》文本分析模块全面考察研究了藏医药文本音节、词汇、常用词组及疾病类实体、药材类实体、饮食类实体、方剂类实体、症候类实体、治疗类实体、人体类实体的语言分布与搭配信息等语义知识。通过真实的语言解析数据，映射《四部医典》完整的藏医药实体镜像和语言使用，为藏医药领域本体的自动构建打下夯实的术语资源。继后,也对《四部医典》实体关联述词进行了系统分类和统计解析，构建了以实体关联述词、分类述词和属性述词为核心的藏医药实体多元关联述词表和知识资源库。

目录

第一章　藏医药智能化与领域本体构建

第一节　藏医药学发展与医疗智能化

中医药学是一座伟大的宝库，是我国优秀传统文化瑰宝。中医药学文献数量庞大、知识内容丰富，堪称博大精深、浩海如烟。据日本学者冈西为人在《宋以前医籍考》[①]记载，南宋以前的汉文医药文献总量为1860种；日本学者丹波元胤在《中国医籍考》中统计，自秦汉至清道光年间的汉文医药文献总量为2383种；另有国内学者严世芸等人主编的《中国医籍通考》[②]一书，收辑上溯出土文物，下迄清末，旁及日本、朝鲜的中医古籍文献，共收9000余书。藏医药学作为我国民族医药学宝库中的一颗璀璨明珠，迄今已有近4000年的发展历史。藏医药学以完整的理论体系、独特的医治方法、丰富的实践经验和卓越的临床疗效而自立于世界医学之林，为藏民族及其他兄弟民族的繁衍昌盛乃至世界医学的发展做出了巨大贡献。据传，藏医药文献共4000部之多，文献数量仍旧可观。艾措千等人[③]至2011年间在大范围内竭力搜罗到手1100多部藏医药文献。

① 此书原名《医籍考》，由丹波元胤撰于1819年，为中医目录学著作。本书现存多种刊本，较重要的有《皇汉医学丛书》本、《韦修堂医书》本及1935年日本东京国本出版社影印本等。1956年由人民卫生出版社予以重印，并将《医籍考》改名为《中国医籍考》。

② 严世芸主编，1990—1994年上海中医学院出版社出版，全书分4卷，按类别和成书时间编排。

③ 艾措千，等．藏医药大典（目录本）[M]. 北京：民族出版社，2011：2.

据冯岭主编的《全国藏医药估计名录》[①] 统计，藏医药图书总数达 1042 本，该数量占《全国中医图书联合目录》[②]（其中含少数民族医药文献总数达 12124 种）总数的 11.5%。2022 年 11 月 26 日，首次发布国家“十四五”重点出版项目暨民族文字出版专项资金资助项目《藏医药文献大全》，该书系统收录自 7 世纪至 21 世纪存世可得且版本来源清晰的藏医药古籍共计 3022 种。在数量上，藏医药学文献在我国少数民族医药学文献中独占鳌头。

藏民族在其历史变迁与发展过程中积累了大量的医疗经验和知识，成果斐然。从藏医药文化的传播媒介上分析，其研究成果多以图书文献的记录方式传播于世，以刀刻、笔写、印刷等方式记录在木简、纸张、石碑等载体上的居多。历经近 4000 年的发展，藏医药学如今已然是一个医学知识兼容并包，体系日臻完善，文献数量庞大，人才跻跻的传统医学体系，经历了根本理论建设、产品推广、产业规划等多项发展轨迹，当下更是承担着走向现代化、智能化的不凡使命。纵观藏医药学发展史，藏医药学的研究发展历程跌宕起伏。在噶丹颇章时期，藏医药学在理论建设和知识补全方面取得空前发展，出现繁荣景象。自《四部医典》问世以来，藏医药学对于世界医学的重要性愈发突出。17 世纪以来，藏医药独有的知识体系和治疗手段陆续被蒙古、不丹、印度、尼泊尔、缅甸、俄部分地区广泛研习与采纳，《四部医典》先后被译成蒙古、英、德、俄等多国语言。新中国成立以来，随着改革开放的步伐，藏医药学工业化产业突飞猛增。在如今大数据和泛人工智能背景下，突破藏医药学传统发展模式，加速推进藏医药数字化转型进程，实现高效能医疗智能化服务，赋能医药领域现有运行机制和模式、降低成本、提高效率等已然成为高

① 冯岭编．全国藏医药古籍名录 [M]. 北京：中国藏学出版社，2015.

② 薛清录主编．全国中医图书联合目录 [M]. 北京：中医古籍出版社，1991、1959 年由中国中医研究院、北京图书馆主编的《中医图书联合目录》是我国第一部的全国性的中医联合目录。

质量实现藏医药学守正创新的根本所在。现以藏医药学在新中国成立前后的发展态势作为一个分水岭，重点以其理论建设、成果输出方式、产品推广等情况简做如下述评。

一、传统藏医药学发展简述

藏医药发展历史久远，自公元前9世纪延续至今。据苯教文献记载，古象雄藏医学大师常松杰普赤西①的八名嗣子中的长子（约公元前300年，阿里地区札达县一带）所著的《治毒坚固聚》②开创了藏医药学发展的先河，确立了藏医药学最早的基调。继此，传统藏医药学在不同历史时段进行了医药理论和临床经验的修订和完善，为藏医药学体系建设铺下稳固奠基。

在1949年以前，藏医药学重理论建设和临床治疗，推出大量藏医药文献典籍译本和撰著本，多以油印、木刻、手写、铁印方式留存于世，在《甘珠尔》、《丹珠尔》、敦煌古籍文献及名流专辑等中均可窥见。据文献考察，自苯教祖师辛绕弥沃齐时期的秘诀文献③、龙树大师医药文献④后，藏医药学者多以书籍著写作为研究和传承藏医药学的主要媒介，自发或者有组织地开展医药典籍的翻译、整合、著写等工作，多部经典藏医药文献相继问世。在知识来源上，藏医药文献广泛吸收中医学和古印度、

---

① 常松杰普赤西，藏语称"དཔྱད་དུ་ཁྲི་ཤེས།"，为西藏苯教祖师西绕弥沃齐（གཤེན་རབ་མི་བོ་ཆེ།）之次子。

② 宗咔藏医药网 . 奇特的藏医药炮制工艺 .URL：ttp：//www.zkzymz.com/sacred/27.html.2015-07-17.

③ 指现有文献《药王坛城仪轨——治疗烦恼病症之良药》（ཉོན་མོངས་ནད་སེལ་སྨན་ལྷའི་རྒྱལ་པོའི་དཀྱིལ་འཁོར་གྱི་ཆོས་ག་ཕན་པའི་མདོ་བཞུགས་སོ། །）、《甘露九医经——蓝色根本心经》（བདུད་རྩི་སྨན་གྱི་མདོ་དགུ་ལས་གསོ་རིག་རྩ་བ་ཐུགས་འབུམ་མཁའ་སྔོན་ཞེས་བྱ་བ་བཞུགས་སོ། །）、《消除痛苦的医疗术——黑卷》（སྡུག་བསྔལ་ཞི་བྱེད་གསོ་དཔྱད་ནད་འབུམ་ནག་པོ་ཞེས་བྱ་བ་བཞུགས་སོ། །）、《消除痛苦的医疗术——花卷》（སྡུག་བསྔལ་ཞི་བྱེད་གསོ་དཔྱད་དཔྱད་འབུམ་ཁྲ་བོ་ཞེས་བྱ་བ་བཞུགས་སོ། །）、《消除痛苦的医疗术——白卷》（སྡུག་བསྔལ་ཞི་བྱེད་གསོ་དཔྱད་སྨན་འབུམ་དཀར་པོ་ཞེས་བྱ་བ་བཞུགས་སོ། །）。四部文献均由西藏那曲地区藏医院医生阿加所收藏。

④ 指收藏于拉卜楞寺的《吉祥时轮魂体秘籍》（ཀ་ལ་ཙཀྲའི་བླ་གནས་བཀའ་རྒྱ་མ་ཞེས་བྱ་བ་བཞུགས་སོ། །）、《泻法实践精要》（ཕྱུ་སྦྱོང་ལག་ལེན་སྙིང་པོ་ཞེས་བྱ་བ་བཞུགས་སོ། །）及收藏于西藏藏医学院的《九味防瘟散》（རྫས་སྲུང་ནག་པོ་དགུ་སྦྱོར།）三部。

斯里兰卡、尼泊尔等地区医药学的知识精华，翻译了多部其他民族的优秀医药典籍。公元641年，文成公主远嫁吐蕃，随带404种药方、5种诊断法、6种医疗器械和4部中医典籍，后经达玛郭卡与汉医大师马哈德瓦二人整合传统医学书籍和医疗方法后，最终编译成《医疗大全》①；赞普赤德祖赞时期（约710年）多次邀请内地名医访问吐蕃，同历史上“四方名医”“远方九太医”等名家深入研讨藏医药传统知识，翻译多部邻国医药书籍，出现不同民族医药文化的大融汇现象。有大译师毗如赞纳（སློབ་དཔོན་བཻ་རོ་ཙ་ན།）和汉医大师马哈德瓦等共同编著的《月王药诊》等。《月王药诊》广泛收纳中医学、印度吠陀医学等地区医学精华，同时结合藏族传统医学，系统书写藏医药临床实践经验，夯实了藏医药学体系建设的理论根基；约8世纪下叶，宇妥·宁玛云丹贡布（别称老宇妥，“གཡུ་ཐོག་རྙིང་མ་ཡོན་ཏན་མགོན་པོ།”）汲取《医学大典》（སྨན་སྦྱོར་ཆེན་མོ།）、《月王药诊》（སྨན་དཔྱད་ཟླ་བའི་རྒྱལ་པོ།）、《无畏的武器》（མི་འཇིགས་མཚོན་ཆ།）、《黄色保健经函》、《紫色王室保健经函》等汉藏古籍中的医学精华，撰写《四部医典》，形成了体系最为完整的藏医药学理论，藏医药学发展空前成熟。从现有文献的著书时间标记上看，《四部医典》问世后的几百年间（约9世纪下半叶至12世纪末叶），藏医药学理论创新与发展略显缓慢。直到13世纪，宇妥·萨玛云丹贡布（别称新宇妥或小宇妥，“གཡུ་ཐོག་གསར་མ་ཡོན་ཏན་མགོན་པོ།”）对宇妥·宁玛云丹贡布的《四部医典》理论体系和实践经验进行补充完善，编著新版《四部医典》。随着藏医药学研究得到空前活跃，14世纪后的藏医药学发展根据地理分布位置，逐步分化为南、北两大学派。北派（由强巴朗杰扎桑创建）擅用温热药物，方剂药味较多，精于艾灸、放血等治疗技术，对风湿性疾病的治疗具有独到的见解，著有《精简八支药方》《甘露源流》等。南派（由宿喀娘尼多吉随后创建）擅用清热药物，方剂

① 索南坚赞．西藏王统记——吐蕃王朝世系明鉴[M]．刘立千，译．拉萨：西藏人民出版社，1987：61–77.

药味较少，精于草药的鉴别、应用和温热疾病的治疗，著有《千万舍利》等。两大学派竞相争鸣，进一步充实和发展了以《四部医典》为核心的藏医药学理论体系。第五世达赖喇嘛阿旺洛桑嘉措令第司桑杰嘉措（སྡེ་སྲིད་སངས་རྒྱས་རྒྱ་མཚོ།）召集各派名医，合力校注《四部医典》，编纂完成《四部医典》注释本《蓝琉璃》（1689 年），成为尔后流传的《四部医典》标准注解版本，随后编著《秘廖续补注》（1690 年）、《医学概论・仙人喜筵》（1703 年）等巨著,成为藏医治疗的参考标准和研习医术的首选典籍。约自 18 世纪，著名藏医药学家帝玛旦增平措（དེའུ་དམར་བསྟན་འཛིན་ཕུན་ཚོགས།）开启单独研究藏药的先河，撰写了藏药本草学巨著《晶珠本草》，成为历代藏药书籍中收载药物数量最多的经典著作。

另外，赤德祖赞等数名政权领袖在大力弘扬佛法的同时重视藏医药学研究和传播发展，指令创办多所“学校”和专研场所，采取多项重大措施使藏医药学进入鼎盛时期。先后创办哲蚌寺索日卓翩林①（གསོ་རིག་འགྲོ་ཕན་གླིང་།）、日喀则索日常松堆白林（གཞིས་རྩེ་གསོ་རིག་སློབ་གྲྭ་དྲང་སྲོང་འདུས་པའི་གླིང་།）、布达拉宫拉旺角（རྩེ་ལྷ་དབང་ཕྱོགས）、嘉日若协林②（ལྕགས་རི་བཻཌཱུར་འགྲོ་ཕན་ལྷ་ན་ངོ་མཚར་རིག་བྱེད་གླིང་།）等机构，陆续开展藏医药学研究，印行大量刻板藏医古籍文献并进行研读，提供藏医药文献翻译和研究场所。1916 年，正式成立拉萨“门孜康”（别称医算学院，སྨན་རྩིས་ཁང་།），创办藏医史上首个集培养藏医药人才、诊治疾病、推算藏历，集教学、门诊、天文历算等为一体的综合性医院。门孜康由藏医药、历算大师钦绕罗布③（མཁྱེན་རབ་ནོར་བུ།）担任首任院长。钦绕罗布在第司桑杰嘉措医学思想的基础上创立了藏医理论的树喻形象教学法，同时广招学徒、传播医理、坚持著书立说，撰

① 阿旺洛桑嘉措著，西藏自治区档案馆编 . 五世达赖喇嘛自传 [M]（第 18 册）. 拉萨：西藏人民出版社，2012：235.

② 桑杰嘉措著，道帏才让多杰编 . 六世达赖喇嘛传 [M]（第 10 册）. 拉萨：西藏人民出版社，2014：441

③ 强巴赤烈 . 藏医历算大师钦绕罗布传略 [J]. 中华医史杂志，1990，20（2）：65-66.

写了《根本续植株·医学海藏》《药草标本集要·奇妙金穗》《药物配方甘露宝瓶》《接生法·利众月宝之鉴》《后续总义·打开经典之匙》《后续切脉查尿补注》《放血疗法总义·童子语饰》等著名医学论著。传统藏医药学得到了较好的研究基地和医疗场所等硬件支持。

著书立说是历代藏医药发展出现空前发展景象的根基所在，也是藏医药文化得以传承至今的根本通道。就新中国成立前期的藏医药知识传承渠道来看，书籍著写和口间相授是藏医药学知识传承和拓展研究的主要方式。其中，书籍著写成果的理论依据性和参考价值更高，科学性更强。在《全国藏医药古籍名录》统计的1042部藏医药文献书籍中，除98部文献的版本信息不明外，其他均以木刻板（共422部，含德格木刻板、内蒙古木刻板、塔尔寺木刻板、拉卜楞寺木刻板）、手抄版（共332部，含手抄复印本、重印本、重抄本、手抄印版、手抄卷等）、敦煌旧纸卷（共6卷，含敦煌卷、旧纸卷文）、印版（共174部，含印本、复印本、翻印版、楷书藏纸印版等）、书样（共7部）、刻板（共3部，含石刻版）方式留存于世。这些书籍现分别由西藏藏医药大学（288部）、西藏自治区藏医院图书馆（219部）、拉卜楞寺（102部）、西北民族大学（92部）、民族出版社已故专家多吉杰布（84部）、中国民族图书馆（68部）、阿坝藏族羌族自治州（43部）、甘孜藏族自治州（34部）、哲蚌寺（19部）、西藏拉萨市墨竹工卡县副县长曲吉桑布先生（15部）、西藏昌都地区江达县楚加寺（14部）、西藏社科院（12部）、甘南藏族自治州（10部）、那曲地区藏医院医生阿加先生（9部）、西藏自治区档案馆（8部）、布达拉宫（6部）、西藏山南地区藏医院院长格桑彭措先生（6部）、西藏图书馆（4部）、青海省藏医院医师噶班钦和阿旺先生（4部）、西藏大学（3部）、敦煌（3部）、西藏自治区藏医院强巴赤列先生（2部）、西藏日喀则（2部）、西藏那曲鲁布玉中德钦林寺（2部）、西藏民族学院图书馆（2部）、西藏阿里地区（2部）、萨迦寺（1部）、德格印经院（1部）、北京民族文化宫（1 部）、民族出版社（1 部）、法国巴黎国家图书馆（1 部）等单位、机构和个人收藏①。

据《全国藏医药古籍名录》不完全记载，藏医药古籍总数达 1042 本。然而由于不同的社会背景因素，藏医药古籍文献数量在不同历史时期显现的数据指数高低不一，态势波澜起伏。不同历史时期的藏医药古籍文献数量统计如表 1–1 所示。

表 1–1　不同历史时期藏医药文献数量统计表

1 世纪	7 世纪	8 世纪	9 世纪	10 世纪	11 世纪	12 世纪
3 部	1 部	89 部	1 部	19 部	29 部	127 部
13 世纪	14 世纪	15 世纪	16 世纪	17 世纪	18 世纪	19 世纪
43 部	45 部	75 部	53 部	248 部	104 部	141 部

就以上文献统计数据来看，藏医药书籍著写工作肇始于公元前苯教祖师辛绕弥沃齐时期，共 5 部文献。直至 7 世纪出现《玛尼文集第二经函——诀窍》②后，藏医药文献数量猛增。藏医药文献数量分别在 8 世纪（藏王赤德祖赞和赤松德赞时期③）、12 世纪、15 世纪、16 世纪、17 世纪、18 世纪、19 世纪出现高度猛增发展态势，文献数量均达 50 部以上，于 17 世纪（五世阿旺洛桑嘉措和六世仓央嘉措时期④）达顶峰。在政权争夺和社会动乱的历史背景下，藏医药文献数量在吐蕃各政权割据纷争时期（9 世纪、10 世纪、11 世纪）的跌势尤其显著，这个时期的文献总数共 49 部，仅占 17 世纪文献数量的 1/5。

据《全国藏医药古籍名录》统计分析，1042 部藏医药书籍文献共由 217 名藏医学家编著而成，作者数量虽然有限，但均为名流大家。其中除藏族作者外，尚有莲花大师（ཨོ་རྒྱན་པདྨ་འབྱུང་གནས།）、察哈尔格西·洛桑慈诚

① 以上数据均从《全国藏医药古籍名录》中统计得出。

② 松赞干布手抄本，《玛尼文集第二经函—诀窍》，藏语称其为“མ་ཎི་བཀའ་འབུམ་གྱི་གླེགས་བམ་གཉིས་པ་ཞལ་གདམས་ཀྱི་སྐོར་བཞུགས་སོ། །”，现收藏于西藏社科院。

③ 噶藏陀美．吐蕃史论译集 [M]. 北京：民族出版社，2010：67–80.

④ 周华．藏族简史 [M]. 北京：民族出版社，1995：482.

（ཆ་ཧར་དགེ་བཤེས་བློ་བཟང་ཚུལ་ཁྲིམས།）等外籍邻邦作者，且文献数量可观。在 1042 部藏医药文献中，著作数量达 3 部及以上的作家及其文献数量统计如表 1–2 所示。

表 1–2　著写 3 部及以上作品的医学名流及其文献数量表

作者	数量	作者	数量
གཡུ་ཐོག་གསར་མ་ཡོན་ཏན་མགོན་པོ།	74	ས་སྐྱ་ཧཻ་བཙུན་གྲགས་པ་རྒྱལ་མཚན།	6
སློབ་དཔོན་པདྨ་འབྱུང་གནས།	51	གོང་སྨན་དཀོན་མཆོག་བདེ་ལེགས།	5
དར་མོ་སྨན་རམས་པ་བློ་བཟང་ཆོས་གྲགས།	42	གཏེར་སྟོན་པ་རཏྣ་གླིང་པ།	5
འཇུ་མི་ཕམ་འཇམ་དབྱངས་རྣམ་རྒྱལ་རྒྱ་མཚོ།	35	བོད་མཁས་པ་མི་ཕམ་དགེ་ལེགས་རྣམ་རྒྱལ།	5
རྒྱལ་བའི་ལྷ་སྨན་མཁྱེན་རབ་ནོར་བུ།	30	རིན་ཆེན་བཟང་པོ།	5
སྡེ་དཔང་པཎྜི་ཏ་སངས་རྒྱས་རྒྱ་མཚོ།	26	ཀོང་རོང་སྨན་ལྷ་དོན་གྲུབ།	4
ཟུར་མཁར་བ་མཉམ་ཉིད་རྡོ་རྗེ།	25	མཁས་གྲུབ་ཀརྨ་ཆགས་མེད།	4
སུམ་སྟོན་ཡེ་ཤེས་གཟུངས།	25	གོང་སྨན་དཀོན་མཆོག་འཕན་དར།	4
གཡུ་ཐོག་རྙིང་མ་ཡོན་ཏན་མགོན་པོ།	24	རྒྱལ་དབང་ལྔ་བ་ངག་དབང་བློ་བཟང་རྒྱ་མཚོ།	4
འཇམ་མགོན་ཀོང་སྤྲུལ་རིན་པོ་ཆེ་བློ་གྲོས་མཐའ་ཡས།	22	འཇིགས་མེད་ཆོས་ཀྱི་སེང་གེ	4
དེའུ་དམར་དགེ་བཤེས་བསྟན་འཛིན་ཕུན་ཚོགས།	22	བྲུ་སྟོན་རིན་ཆེན་གྲུབ།	4
དཔོན་ཚང་ཡེ་ཤེས་བསམ་གཏན།	16	མཚོ་སྨད་མཁན་ཆེན་སྐ་བ་ཤཱཀྱ་དབང་ཕྱུག	4
འབྲི་གུང་ཆོས་དབང་བརྟན་པ།	16	གཞེན་རབ་མི་བོ་ཆེ།	4
ཟུར་མཁར་བ་བློ་གྲོས་རྒྱལ་པོ།	14	སློབ་དཔོན་དཔའ་བོ།	4
འབྲི་གུང་རིག་འཛིན་ཆོས་ཀྱི་གྲགས་པ།	13	ཀརྨ་ངེས་དོན་བསྟན་འཛིན་འཕྲིན་ལས་རབ་རྒྱས།	3
ཆ་ཧར་དགེ་བཤེས་བློ་བཟང་ཚུལ་ཁྲིམས།	11	སྐྱེས་བུ་མི་ལྷ།	3
ཀརྨ་ངེས་ལེགས་བསྟན་འཛིན།	10	མཁས་དབང་རིག་གནས་རྒྱ་མཚོ།	3
གྲུབ་ཆེན་ཨོ་རྒྱན་པ་རིན་ཆེན་དཔལ།	10	གུང་ཐང་བསྟན་པའི་སྒྲོན་མེ།	3
འཇམ་དབྱངས་མཁྱེན་བརྩེའི་དབང་པོ།	9	གླིང་སྨན་བཀྲ་ཤིས་འབུམ	3
གཏེར་སྟོན་པ་རྗེར་འབུམ་ཆོས་གྲགས།	9	རྣམ་གླིང་པཎ་ཆེན།	3
གཙང་སྨན་ཡེ་ཤེས་བཟང་པོ།	9	ཆག་སྨན་རིན་ཆེན་རྒྱལ་མཚན།	3
གུ་རུ་ཆོས་ཀྱི་དབང་ཕྱུག	8	ཆེ་ཤོས་བློ་བཟང་བྱང་ཆུབ་བསྟན་པའི་སྒྲོན་མེ།	3
དྭགས་པོ་མཉམ་མེད་ལྷ་རྗེ།	8	ཐར་ལོ་ཉི་མ་རྒྱལ་མཚན།	3
དཔལ་མགོན་འཕགས་པ་ཀླུ་སྒྲུབ།	8	སྡེ་དགེ་ལྷ་སྨན་རིན་ཆེན་འོད་ཟེར།	3
དཔལ་སྤྲུངས་སི་ཏུ་བསྟན་པའི་ཉིན་བྱེད་གཙུག་ལག་ཆོས་ཀྱི་སྣང་བ།	8	ཨུང་ཡུང་པཎྜི་ཏ་ངག་དབང་བློ་བཟང་བསྟན་པའི་རྒྱལ་མཚན།	3

续表

作者	数量	作者	数量
འཕགས་པ་ཀླུ་སྒྲུབ།	8	བྱང་པ་མིའི་ཉི་མ་མཐོང་བ་དོན་ལྡན།	3
བི་མ་ལ་མི་ཏྲ།	8	བྲང་ཏི་དཔལ་ལྡན་འཚོ་བྱེད།	3
སུམ་པ་མཁན་ཆེན་ཡེ་ཤེས་དཔལ་འབྱོར།	8	འབི་ལོ་ཚེ་དབང་ཀུན་ཁྱབ།	3
རིག་འཛིན་རྒོད་ལྡེམ།	7	གཞོན་ནུ་ཡེ་ཤེས།	3
སྐྱེམས་པ་ཚེ་དབང་།	6	ལོ་ཆེན་རིན་ཆེན་བཟང་པོ།	3
ཁྱུང་སྤྲུལ་འཇིགས་མེད་ནམ་མཁའ་རྡོ་རྗེ།	6	ས་སྐྱ་པཎྜི་ཏ་ཀུན་དགའ་རྒྱལ་མཚན།	3
བཻ་རོ་ཙ་ན།	6	སི་ཏུ་པཎ་ཆེན་ཆོས་ཀྱི་འབྱུང་གནས།	3
བྱང་པ་རྣམ་རྒྱལ་གྲགས་པ་བཟང་པོ།	6	ལྷོ་བྲག་ལྷ་ལུང་མཁན་པོ་ཀརྨ་བསམ་གྲུབ།	3

单从作品数量来看，宇妥·萨玛云丹贡布、莲花生大师、达尔摩医师洛桑曲扎、局米旁、钦热罗布、大第司桑杰嘉措、宿喀娘尼多吉、颂顿益西颂、宇妥·宁玛云丹贡布、贡竹云丹嘉措、迪玛格西旦增平措、宿喀洛追杰布等藏学研究名流人物在传统藏医药学文献著写史上占有绝对地位，12 人共完成 390 部藏医药文献的著写工作，成效斐然。统计表显示，完成 2 部书籍著作的作家共有 52 名，完成 1 部书籍著作的共有 122 名。另外，从研究内容分析来看，1042 部文献不仅探讨宏观意义上的人体组织结构、生理特征、法治总则和疾病预防等理论，还研究微观层面的隆病、赤巴病、培根病及具体疾病的治疗方法和疾病症状等，内容覆盖面相对广泛。具体而言，该时期的藏医药研究主要以《四部医典》为根本，研究工作均以藏医药历史、古代藏医、《四部医典》、临床诊断、藏药本草、医药方剂、医药制造、密经咒语等内容为主要研学对象。另外，据统计《藏医药大典》收录的文献发现，著于 20 世纪之前的传统文献在已记载文献总数中的占比较大，占文献总数的 77% 以上，其中《四部医典》相关书籍和临床医药书籍的收录最多。统计显示,《藏医药大典》中共收录藏医学历史类文献 5 部，占书籍总数近 1.9%；古代医学记载类文献 3 部，占书籍总数 1.1%；《四部医典》相关文献 69 部，占书籍总数

25.8%；临床医药类文献 71 部，占书籍总数 26.6%；药物介绍类文献 24 部，占书籍总数 9%；药物方剂类文献 46 部，占书籍总数 17.2%；药物炮制方法类文献 22 部，占书籍总数 8.2%；经文仪轨类文献 27 部，占书籍总数 10.1%。

二、新世纪藏医药学发展简述

1949 年以后，我国开始深入贯彻党中央关于藏医药继承、发展、整理的方针政策，藏医药研究向多元化方向发展，出现一片繁荣景象，文章简单称其为新世纪藏医药发展阶段。在党的十一届三中全会路线的指引下，藏医事业进入恢复期。在全国范围内相继召开了“《中国医学百科全书—藏医分卷》编写会议”（1979 年，北京）、“中华医学会藏学会成立大会暨第一届理论经验交流会”（1981 年，拉萨）、“第二届藏医及中医协会经验交流会议”（1983 年，拉萨）、“中国藏药标准工作会议”（1993 年，拉萨）等重要会议，发布了多份极力发展藏医药事业的纲领性文件，尤其在藏医药史和藏医理论研究、临床实践、天文历算、药材配方等方面取得可观成绩，为整个藏医药事业的传承和发展起到了巨大作用。

新中国成立以来，中央政府高度重视藏医药学的发展，藏医药研究水平得到全面提升。其提升具体体现在藏医药研究方法的创新、传承媒介的完善、硬件条件的强化、研究队伍的建设、藏医药品产业化发展等方面。其中，在藏医药知识传承媒介方面，随着计算机科学的飞速发展及其向医药领域的强力渗透，致使藏医药知识研究和传承方式发生一定变化，将传统模式逐渐发展为以文字、图像、音频、视频等主渠道的多模态传承模式，突破和改善了以往著书立说方式独木难支的困境。新世纪藏医药学取得多元化发展，尤其在医药学图书著写、论文发表、医药设备、国际认可等方面取得全新突破。

（一）在图书专著方面

图书著作在新世纪依旧是实现藏医药学传承和研究的主渠道。现代印刷术的发展，进一步促进了藏医药图书出版事业的快速发展，藏医药文献出版数量猛增。先后编撰了以《藏医药初探》（1965 年）、《新编藏医配方》（1975）、《中国医学·藏医药分册》（1979 年）等为代表的著名论著。中央政府也极力组织专门人员实行藏医药珍贵医典的搜集和抢救工作，相继出版了《四部医典》及其注释、《蓝琉璃》、《秘诀补注》、汉藏对照《四部医典》唐卡挂图（1987 年）、《中国藏医药影印古籍珍本》[①]《藏医药大典》、《藏医药经典文献集成》[②]、《藏医药文献大全》等著名历史典籍，促使藏医药学珍贵医籍得到有效的抢救和利用。艾措千等人致力于藏医学走向世界、走向现代化，主持编纂了《藏医药大典》，全书 60 卷，附总目 1 卷，6000 万字，收录了 638 部藏医药经典古籍和近现代代表性论著。该书的电子化出版代表着我国藏医药文献整理水平达到国际领先水平，英美日等发达国家的高等院校、图书馆皆有收藏。2022 年 11 月 26 日，正式发布了由藏文古籍整理专家、四川省石渠县政协常委才让多吉主持编纂的“十四五”重点出版项目暨民族文字出版专项资金资助项目《藏医药文献大全》。《藏医药文献大全》，共计 206 册，全书 1.2 亿音节，分藏医史记、古典医藏、四部医典、四部医典注释、曼唐详解、临证医案、国医大师旺堆文集等 10 大类，系统收录自 7 世纪至 21 世纪存世可得且版本来源清晰的藏医药古籍共计 3022 种，在藏医药学文献整理研究史上具有里程碑意义。藏医药图书事业的快速发展首先体现在出版数量上，在 70 余年的时间里图书出版数量突破近 200 多部。据《藏医药大典》统计，著于 20 世纪后的文献共有 146 部，占所记载书籍总数约

---

①《中国藏医药影印古籍珍本》由西藏藏医学院编撰，于 2013 年由西藏人民出版社出版，共 30 册。

②《藏医药经典文献集成》由青海省藏医药研究院藏医药经典文献集成丛书编辑整理委员会编撰，于 2002 年至 2016 年由民族出版社出版。该图书对近 800 种藏医药经典文献进行了全面、系统、深入的整理研究，并科学地归纳、分类成 100 部（卷）出版发行。

23%。其中藏医学历史图书 2 部，占医药书籍总数近 1.4%；《四部医典》相关图书共 22 部，占医药书籍总数 15.1%；临床医药图书共 31 部，占医药书籍总数 21.2%；药物介绍图书 3 部，占医药书籍总数 2.1%；药物方剂图书 39 部，占医药书籍总数 26.7%；制药方法图书 10 部，占医药书籍总数 6.8%；经文仪轨图书共 39 部，占医药书籍总数 26.7%。另外，经统计分析《藏医药大典》数据可知，20 世纪后的藏医药书籍具有以下几个鲜明特征：第一，关于《四部医典》注解研究的文献数量逐步减少，藏医药学逐步从理论研究转向治疗方法的实践研究；第二，药物介绍类书籍明显减少；第三，药物方剂类图书和制药类图书增多，说明关于新药配伍和新药制造方法的研究愈加普及；第四，经文仪轨类图书增多，表明对传统医药学理论中的密经部分的研究有所复苏。总体而言，以上数据均表明新世纪藏医药学已经成功由传统理论的注解与传承模式过渡到新时代藏医药的研究和普及上。

从新世纪出版的藏医药图书的研究对象和内容上看，其研究对象和范围比传统藏医药图书更加广泛，学科交叉现象更加普遍。其特征在历史文化类、藏医技术标准文件类、百科词典类、考试专用类、养生保健荟萃类、研究文集类、文献集成类、临床应用类、理论解说类、秘诀颂词等图书和标准文件的出版数量上均有体现。随着藏医药对世界医学的影响愈发突出，藏医药图书的出版方也逐步增多，民族出版社、中国藏学出版社、西藏人民出版社、西藏藏文古籍出版社、中国中医药出版社、青海民族出版社、中医古籍出版社、四川民族出版社、人民卫生出版社、甘肃民族出版社等为主的 57 家出版单位承担了大量藏医药图书的出版工作。藏医药类图书的书写语言在新世纪发生显著变化，从传统时期的以藏语为主的单语书写模式发展为汉藏英等多语言混合书写模式。另外，学界开始从语言学（梵文）、计算机（人工智能）、心理学（精神科学）等新学科视域系统研究藏医药，出现多学科交叉式研究。

（二）在期刊论文方面

发表期刊论文逐步成为近现代藏医药研学和传承的主流模式。统计期刊论文的发表数量能够从侧面凸显新世纪藏医药学的研究现状与焦点。据不完全数据统计得出，在 CNKI 数据库中共有 3041 篇[①]期刊论文与“藏医药学”相关，CNKI 中与该关键词相关的发文量和主要主题词分布图如图 1-1 所示[②]。

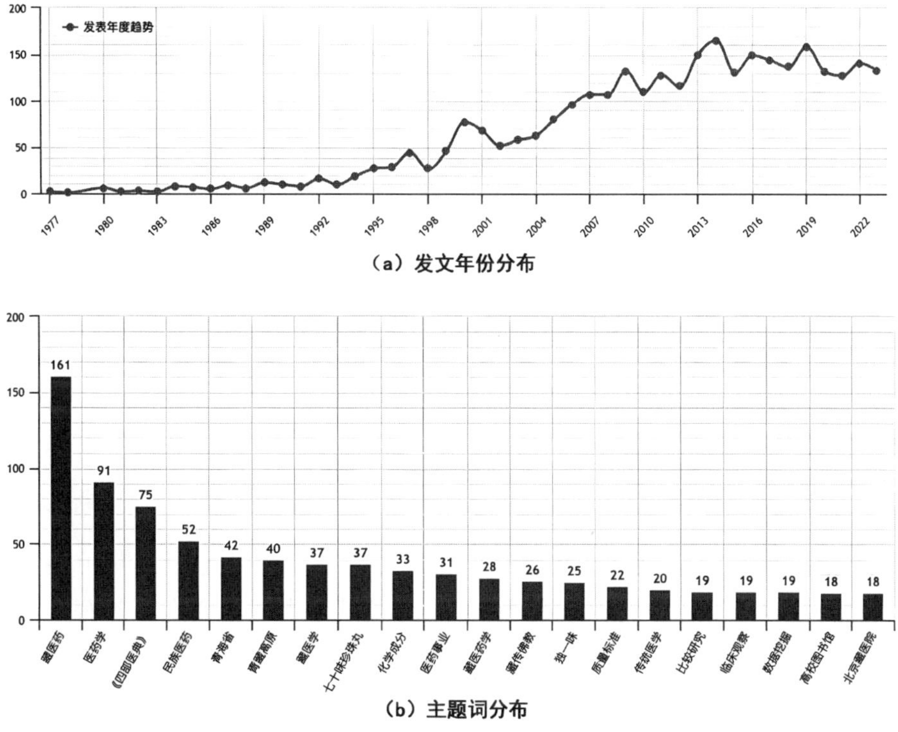

图 1-1 CNKI 中“藏医药学”相关的发文量和主要主题词分布图

① 本次统计时间截点：2023 年 12 月 3 日。

② 除 CNKI 外，文章也将以上关键词分别在万方数据知识服务平台 2.0 和维普网及 PubMed 官网上进行了智能检索和统计，对比显示四者并无本质差异。文章仅用 CNKI 数据作为展示。

从藏医药学期刊论文的发表年度（a）分析，藏医药研究论文数量的发展态势随着时间的推移稳步上涨。以每6年作为一个时段分析，藏医药学研究成果呈阶梯式增长，但文章内容的重复率较高，创新点相对较少，且研究成果数量的增长原因与刊物数量增多的直接相关性较大。根据CNKI中的数据统计，1980年前共有3篇文章，1980—1985年共有28篇文章，1986—1991年共有50篇文章，1992—1997年共有174篇文章，1998—2003年共有328篇文章，2004—2009年共有585篇文章，2010—2015年共有800篇文章，2016年至今共有1122篇文章。

就3041篇期刊论文的主要主题分布（b）来看，前10个高频词出现主要主题词依次是“藏医药”“医药学”“四部医典”“民族医药”“青海省”“青藏高原”“藏医学”“七十味珍珠丸”“化学成分”“医药事业”，可见藏医药学研究逐步向药品制造和化学成分分析等方向发展的热点与趋势。另有前10个高频词出现次要主题词依次是“四部医典”“医药学”“青藏高原”“藏医药”“月王药诊”“医药事业”“晶珠本草”“藏医学”“民族医学”“化学成分”。

研究团队规模不断壮大，这是藏医药发展在新世纪的最大亮点之一。该时期的藏医药研究主力主要以专门科研人员、医疗人员、教学人员、学生为代表（不计乡村藏医药师），队伍极其庞大，研究内容各有偏向。从团队成员的分布来看，新世纪藏医药学期刊论文发表共涉及40余家研究单位和机构。发表“藏医药学”关键词相关期刊文献数量最多的前20家研究机构分布如图1-2所示。

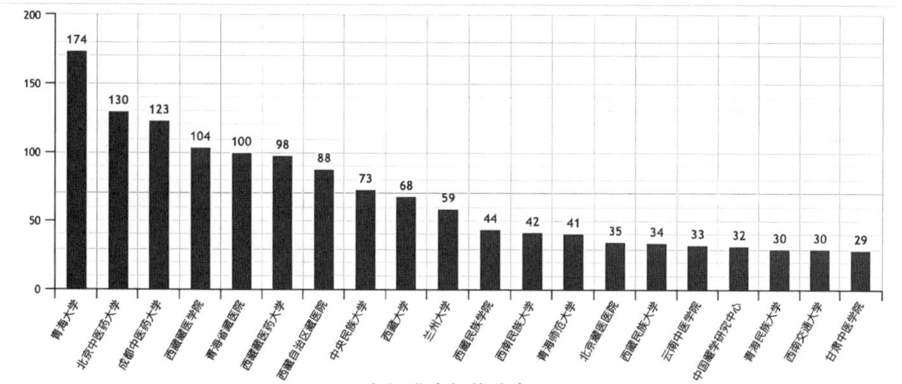

（c）发表机构分布

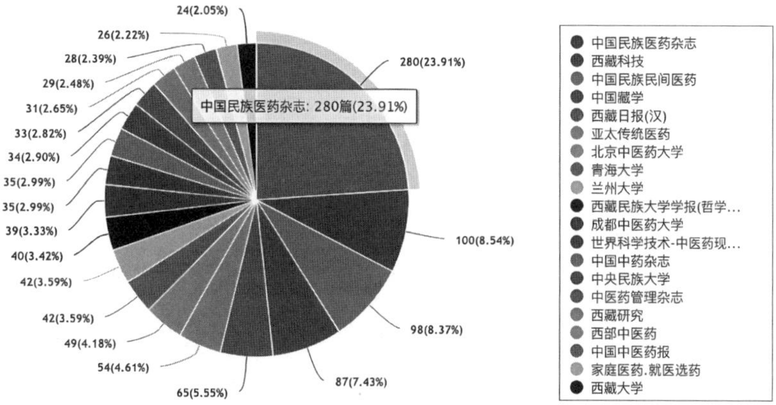

（d）文献来源分布

图 1–2　CNKI 中关键词“藏医药学”相关文献的发表机构和文献来源分布统计

从图 1–2（c）可知，青海大学、北京中医药大学、成都中医药大学、西藏藏医学院、青海省藏医院、西藏藏医药大学、西藏自治区藏医院等机构是发表“藏医药学”相关期刊论文的主力军。据目前已发表的 CNKI 论文数量统计，通过进一步探析发现，新世纪藏医药学研究主力军为高校院所，其中青海大学和西藏藏医药大学（前身为西藏藏医学院）占据绝对优势。前 20 个机构中共有高等院校 15 所，共发表 1367 篇期刊论文；共有医院 4 所，共发表 223 篇期刊论文共有研究机构 1 所即中国藏学研究中心，共发表 32 篇期刊论文。除以上研究单位图 1–2（c）外，尚有内蒙古医学院、内蒙古民族大学、湟中区藏医院、中国中医研究院中国医史文献研究、夏河县藏医院、天祝藏族自治县藏医院、迪庆州藏医院、甘孜州藏医院、青海金诃藏医药集团有限公司、西南民族大学、甘肃省藏医药研究院、青海省药物管理检验研究所、青海师范大学、中国中医科学院、西藏卫生厅、黄南自治州藏医院、西南交通大学、西藏自治区人民医院、国家中医药管理局等研究机构和单位也参与了藏医药期刊论文的撰写、发表工作，共同推进了新世纪藏医药的研究和发展。

统计结果显示，以上期刊论文的文献类型以研究论文、综述论文及资讯论文为主，其中研究类共 723 篇，综述类 50 篇，咨询类 12 篇。分别由中国民族医药杂志、西藏科技、中国民族民间医药、中国藏学、西藏日报（汉）、亚太传统医药、北京中医药大学学报等公开发表，参见图 1–2（d）。

（三）在硬件设施方面

20 世纪以来，在国家出台的系列藏医药扶持政策文件的支撑下，西藏，及青海、四川、甘肃、云南等涉藏地区相继建立了相对健全的医疗机构，藏医药硬件设施建设方面取得前所未有的发展。在中央政府的高度扶持下，先后在国内整改和创设了多家科室齐全、医技先进、设备高超的藏医院。1959 年 9 月，西藏自治区筹委会合并“门孜康”与药王山利众医学院，建成拉萨市藏医院，将原有的综合门诊扩充为内科、外科、妇儿科、针灸科、配药室等，将原来以培养医学人才为主的藏医教学机构逐渐发展为以医疗教学结合的双重结构，为藏医药研究在西藏的现代化发展奠定了坚实的基础；1980 年 9 月，原拉萨藏医院更名为西藏自治区藏医院，成为全世界首个集藏医学医疗、教学、科研、制药为一体的藏医药学医疗机构；1982 年，为了深入贯彻中央 54 号文件中关于抢救和继承中医学的精神，国家卫生部在湖南召开了集全国中医学院、中医院、民族医院的重要会议，决定突出中医特点，同时为了体现民族医学特点，随后相继成立了山南藏医院等综合性医药场所。以西藏为代表的五省区涉藏地区的藏医药事业如雨后春笋般在青藏高原生根发芽，获得迅速发展，相继建立青海省藏医院、青海久美藏医院、四川省甘孜州藏医院、甘南藏族自治州藏医医院、云南省迪庆藏族自治州藏医院、天祝藏族自治县藏医院等。至 2017 年，全国地市、州县级以上公立藏医医疗机构已达 100 余所，私立藏医医疗诊所数量亦是逐步增多。同时，在内地也出现了多家联合创办的藏医院所和门诊部门，如北京藏医院（1992 年）、天津河东区中医院藏医门诊部（1994 年），这些院所和门诊部门先后诊治来自全国和世界各地的患者 30 万人次，空前扩大了藏医药学对我国乃至全世界医学研究的影响。单就西藏而言，1981 年后，相继成立了 5 个地区级藏医院。除此之外，5 个县级藏医院，70 多个县医院中均设有藏医科。

新世纪藏医药的迅猛发展迎来藏医药教育事业走向正规化，逐步形成以正规学历教育和在职进修培训为主的教育模式。藏医药教育的层次规模逐步扩展到中专、大专、本科、硕士、博士、博士后等全方位多元化教育格局，并面向全国输送医药人才，院校成为最重要的藏医药人才培养基地。经教育部批准，相继建立集学研医产于一体的民族传统医药高等院校——西藏藏医药大学①、青海大学藏医学院（1987 年）、甘肃中医药大学藏医学院（1989 年）、青海民族大学药学院（2002 年）、成都中医药大学民族医药学院（2007 年）、中央民族大学（2017 年）等科研教学型学院，专门开设藏医药学专业。另外，专门成立西藏自治区藏医药研究院②（1974 年）、中国藏学研究中心藏医药研究所（2004 年）、青海大

① 西藏藏医药大学前身系西藏藏医学校（中专）和西藏大学藏医系，1989 年 9 月成立西藏大学藏医学院，1993 年国家教委教批准独立设置药王山藏医学院，2001 年国家教育部批准更名为西藏藏医学院，2018 年更名为西藏藏医药大学。

② 西藏自治区藏医药研究院其前身为西藏自治区藏医院研究所和天文历算研究所，始建于 1974 年，发展初期主要从事单一的藏医药文献研究和天文历书的编辑工作。后更名为西藏自治区藏医院西藏自治区藏医药研究院，现已建制成为一家从事藏医药学研究的省级专业科研单位。

学藏医药研究中心（2016 年）、青海省藏医药研究院（2018 年）、西藏藏医学院藏医药研究所、西藏自治区藏医药研究院、国家民族医临床研究基地、甘肃省藏医药研究院、阿坝州藏医药研究所、甘孜州藏医药研究所甘南藏族自治州藏医药研究院等专门研究机构，共同推进藏医药研究工作。为了进一步推进藏医药产业的发展和产品输出工作，扩大藏药生产规模及满足各级藏医医疗机构临床用药需求，我国各地相继创办了西藏奇正藏药股份有限公司（1995）、青海久美藏药药业有限公司（1999 年）、西藏藏药集团股份有限公司、青海省金诃藏医药集团有限公司、甘露藏药、雄巴拉曲藏药、甘南佛阁藏药等以医药产品研制和藏医研究为首要任务的驰名藏药厂公司。

（四）在国际学术交流方面

在对外交流与合作方面，藏医药体系与国际卫生医药事业取得更好衔接。随着藏医药体系的逐步完善，藏医药对于世界医学的影响愈发显著，影响力已然蔓延至邻国各地，在国际医学界享有高度声誉。全球各国多次主办藏医药专题会议，国内外专家共同进行学术探讨，促进学术交流，藏医药走向国际化发展道路。在国际上，藏医药通过创立“藏医协会”（1983 年，纽约），先后在国内外举办“第一届国际藏医会议”（1983 年，意大利）、“关于中亚文献中所反映的古典藏医学的医学史学术讨论会”（1986 年，伦敦）、“国际藏医药学学术会议[①]”（2000 年，拉萨）、“国际藏医药学术研讨会”（2016 年，拉萨）、“第六届国际藏医学会议”（6th International Congress on Sowa Rigpa，2018 年，意大利比萨市）、“国际藏医药学术会”（2018 年，北京）等重要国际会议，为藏医药走向世界与国际医学接轨奠定了良好的开端与基础。

（五）在产品规范与国际认证方面

新世纪藏医药逐步迈向体系化、规范化的发展道路，生产企业从手

① 筱嘉 .2000 年国际藏医药学术会议在拉萨召开 [J]. 中华医史杂志，2001，01（28）：40.

工作坊发展为工业化生产，生产技术不断提升。各级政府机构相继出台多个规范性文件，颁布了《藏药标准》①（1995 年 7 月）、《西藏自治区藏药材标准》②（2013 年 6 月）、《青海省藏药炮制规范》③等，成为藏医药事业发展史的重要里程碑。在藏医药规范化研究模式下，藏药生产的规模不断扩大，药物种类不断扩增。截至 2021 年，落地西藏的藏药企业多达 18 家，能够生产 360 多种藏药，其中 294 种新研发药物已获国药准字号，5 种新剂型藏药获得国药准字号，七十味珍珠丸等 13 个品种被列入国家中药保护品种，拥有国家级专利藏药坐台的加工方法技术，55 个传统藏药物种取得了国药准字号，在藏药规范化生产和开发研究上取得了可喜成就。以上诸多国家药物生产质量管理规范（GMP）的认定造就了藏医药研究与现代医学接壤的发展趋势。

随着藏医药的近现代化发展步伐逐步推进，藏医药研究开始与世界接轨。藏医药研究在近期取得的多项国际认证，标志着藏医药学已经走上国际舞台，得到国际重视和认同。2018 年，藏医药著作《四部医典》通过世界记忆工程亚太地区委员会评审进入《世界记忆亚太地区名录》；2018 年 11 月 28 日下午，“藏医药浴法——中国藏族有关生命健康和疾病防治的知识与实践”被列入联合国教科文组织人类非物质文化遗产代表作名录；2023 年 5 月，在法国巴黎召开的联合国教科文组织第 216 次执行局会议上，审议通过了《世界记忆名录（国际名录）》，4 种木刻版④和一部金汁手抄本《四部医典》成功入选。此外，多项藏医药产品和疗法相继被列入中国非物质文化遗产名列中，详见表 1–3。

---

① 林红 . 医药工业—卫生部正式颁布《藏药标准》。中国年鉴 . 中国年鉴社，1996，502，年鉴 .

② 西藏自治区科技厅 .《西藏自治区藏药材标准》颁布 . 中华人民共和国科学技术部（URL：http：//www.most.gov.cn/dfkj/xz/zxdt/201306/t20130617_106562.htm）.2013 年 6 月 18 日 .

③ 青海省食品药品监督管理局 . 青海省藏药炮制规范：2010 年版 [M]. 西宁：青海人民出版社，2010.

④ 四种木刻版分别是 1546 年木刻“扎塘版”、1640 年木刻“达旦版”、1662 年木刻“甘丹平措林版”、1892 年木刻“药王山版”。

表 1–3 列入国家非物质文化遗产名录的藏医药产品、疗法表

项目名称	公布时间	项目类型	申报地区或单位
藏医药（索瓦日巴——藏医有关生命、健康及疾病的认知与实践）	2021（第五批）	扩展项目	西藏自治区
藏医药（索瓦日巴——藏医有关生命、健康及疾病的认知与实践）	2021（第五批）	扩展项目	西藏自治区
藏医药（藏医脉泻杂炯疗法）	2021（第五批）	扩展项目	西藏自治区那曲市
藏医药（尤阙疗法）	2021（第五批）	扩展项目	青海省海东市循化撒拉族自治县
藏医药（山南藏医药浴法）	2014（第四批）	扩展项目	西藏自治区山南地区
藏医药（藏医放血疗法）	2014（第四批）	扩展项目	青海省
藏医药（藏医骨伤疗法）	2011（第三批）	扩展项目	云南省迪庆藏族自治州
藏医药（藏医外治法）	2008（第二批）	扩展项目	西藏自治区藏医学院
藏医药（藏医尿诊法）	2008（第二批）	扩展项目	西藏自治区山南地区藏医院
藏医药（藏医药浴疗法）	2008（第二批）	扩展项目	青海省藏医院
藏医药（甘南藏医药）	2008（第二批）	扩展项目	甘肃省碌曲县
藏医药（藏药炮制技艺）	2008（第二批）	扩展项目	西藏自治区藏医院
藏医药（藏药七十味珍珠丸配伍技艺）	2008（第二批）	扩展项目	西藏自治区藏药厂
藏医药（藏药珊瑚七十味丸配伍技艺）	2008（第二批）	扩展项目	西藏自治区雄巴拉曲神水藏药厂
藏医药（藏药阿如拉炮制技艺）	2008（第二批）	扩展项目	青海省金诃藏药药业股份有限公司
藏医药（七十味珍珠丸赛太炮制技艺）	2008（第二批）	扩展项目	青海省金诃藏药药业股份有限公司
藏医药（甘孜州南派藏医药）	2006（第一批）	新增项目	四川省甘孜藏族自治州
藏医药（拉萨北派藏医水银洗炼法和藏药仁青常觉配伍技艺）	2006（第一批）	新增项目	西藏自治区

综上所述，新世纪藏医药在传统藏医药学的研究基础上取得了显著突破，进一步开拓了藏医药发展前景，这在图书专著、期刊论文、硬件设施、学术交流、产品规范与国际认证上均有体现。藏医药在病理、诊

断、治疗等方面具有鲜明的特色，尤其在防疫中作出了重要的贡献。经专家临床应用，“催汤颗粒”“流感丸”“仁青芒觉胶囊”“仁青常觉”等藏药方对于此次新冠病毒具有免疫调节作用。2020 年 1 月 26 日，西藏自治区藏医药管理局组织藏医药专家研究制定、颁布《关于印发西藏自治区新型冠状病毒感染的肺炎藏医药防治方案的通知》（藏医药法〔2020〕3 号）文件，医学部藏药课题组也随即完成“基于新冠病毒的免疫应答研究藏药仁青常觉免疫调节作用及调控机制”① 项目立项（2 月 28 日），进行专项研究。3 月 20 日，钟南山院士团队指出“新冠肺炎防重症转化是重点，藏药研究有潜力”②。6 月 13 日，“藏医药抗疫成果交流会”③ 在拉萨成功召开，主要探讨了藏医药在防治新冠肺炎、呼吸道传染病及其他传染性疾病中的独特作用。同年 6 月 15 日，甘肃省卫生健康委、药监局印发《关于在全省调剂使用甘肃省新冠肺炎预防方院内制剂的通知》（甘卫中医函〔2020〕376 号），将“仁青芒觉胶囊”等藏药作为“甘肃方剂”之一。藏药方在新冠病毒防疫中的突出表现，充分证实了藏医药在防治人类疾病中具有极其重要的实践作用，进而为藏医药服务的大力普及和藏医药产业的守正出新等多个方面提出了与时俱进的“时代性”要求。藏医药因其优越的自身条件，在国内外得到无比重视。然而，不管从藏医药知识的传播手段、共享方式、研究发展与探索模式分析，实现藏医药文本数字化，藏医药知识信息化、智能化是藏医药未来发展规划中的首要任务。

---

① 云南教育网 . 发挥藏药抗击新冠病毒作用 .https://www.wsjy.org/quanguo/51125.html. 2020 年 2 月 28 日 .

② 中国民族医药学会 . 藏药方抗击新冠肺炎取得阶段性成效 .http://www.cmam.org.cn/show.php?id=1094.2020 年 3 月 23 日 .

③ 中国西藏网 . 藏医药抗疫成果交流会在西藏拉萨举行 . 中国网新闻中心 .http://news.china.com.cn/live/2020-06/13/content_850347.htm）.2020 年 6 月 13 日 .

三、藏医药信息智能化探索

实现藏医药知识信息智能化是未来藏医药学发展的必然趋势，是藏医药面向国际、面向未来的必由之路。2002 年 11 月，为了综合推进我国中药现代化发展，科技部、国家计委、卫生部、国家药品监督管理局等 7 家单位联合制定中国第一部中药现代化发展的纲领性文件《中药现代化发展纲要（2002 年至 2010 年）》[①]，文件明确提出中医药现代化发展的重点任务，其中包括建立中药数据库和种质资源库，收集中药物种、产地、药效等关键数据。该文件同时要求加强多学科交叉融合，深入开展中药药效物质基础、作用机理、方剂配伍规律等研究，积极开展中药基因组学、蛋白质组学等的研究；要求重视中医药基础理论的研究与创新，特别是与中药现代化发展密切相关的理论研究，如证候理论、组方理论、药性理论，探索其科学内涵，为中药现代化提供发展源泉。2014 年 11 月 4 日召开“西藏自治区召开藏医药发展大会”，会议强力号召“在强基础、重普及，强产业、惠民生，强科研、促创新上下功夫，以大思路大战略大决心整体推进藏医药事业跨越式发展”[②]。2017 年 12 月 14 日，青海省政府召开“青海省藏医药产业发展座谈会”。会议指出“推进藏医药生产过程数字化进程，营造良好服务环境，不断推动藏医药产业健康有序快速发展”[③]。

藏医药作为中医药研究的重要成员，实现传统藏医药的现代化转型已是形势所趋，发展之需。《藏医药的开发研究在西部大开发战略中

① 《中药现代化发展纲要》发布 [J]. 中国中医药信息杂志 , 2003(01):62. 该文件由科技部、国家计委、国家经贸委、卫生部、国家药物监督管理局、知识产权局、国家中医药管理局、中国科学院等多个单位联合发布。

② 中国日报网 . 西藏自治区召开藏医药发展大会 . 中国在线 http://www.chinadaily.com.cn/dfpd/xz/2014-11/04/content_18866066.htm.2014 年 11 月 4 日 .

③ 青海新闻网 . 青海省藏医药产业发展座谈会举行 . 青海新闻网 http://www.qhnews.com/newscenter/system/2017/12/16/012495617.shtml .2017 年 12 月 14 日 .

之意义初探》[①]《谈藏药研发现状及对藏医药产业发展的建议》[②]《藏医药的特色、创新、发展刍议》[③]《试论传统医学科学现代化传统藏医药向数字化、智能化拓展》[④]《藏医药学的传统继承与现代化发展》[⑤]《藏医药现代化的思考与探索》[⑥]《"七位一体"推动藏医药发展》[⑦]等文章也明确提出藏医药向现代化、数字化、智能化拓展的需求和将对传统藏医药智能化起到的引领作用。藏医学界关于藏医药信息化、智能化的发展起步较晚，实践成果较少，可谓寥寥无几。现对近年来藏医药信息智能化方面取得的探索性成果作如下陈述：

（一）数字化资源建设

藏医药的现代化研究首先在数字资源的建设上得以开展。随着计算机技术的快速发展，传统文献资源数字化、可检索化成为图书出版的基本要求。在此背景下，藏医药文献图书资源的数字化转型工作得以开展，相继完成《藏医药大典》《藏医药文献大全》等文献资源的数字化转型。藏医药资源的数字化转型工作进展相对顺利，文献数字化规模相对庞大。除了文字外，也相继实现了部分图像、音频、视频等媒体的数字化转型。然而，因对数据的分析和加工精度不深，导致出现现有数字化资源应用率低，应用系统也仅有藏医药期刊检索系统[⑧]的现象。

近年来，探索藏医药数字化、智能化发展模式的文章开始层见叠出。2009 年，青海省藏医药研究所的裴应征先生在《中国民族医药杂志》上发表文章，介绍包括互联网数据库在内的藏医学领域的主要信息技术应

① 金索南 . 藏医药的开发研究在西部大开发战略中之意义初探 [J]. 青海民族研究 ,2001(01):19-21.
② 梅智胜 . 谈藏药研发现状及对藏医药产业发展的建议 [J]. 中国中医药信息杂志 ,2001(02):6-7.
③ 楞本嘉 . 藏医药的特色、创新、发展刍议 [J]. 中国民族医药杂志 ,2002(03):45-47.
④ 松桂花 . 试论传统医学科学现代化——以藏医为例 [J]. 西藏科技 ,2017(10):54-55.
⑤ 多吉次仁 . 藏医药学的传统继承与现代化发展 [J]. 临床医药文献电子杂志 ,2017,4(24):4730.
⑥ 索南东主 . 藏医药现代化的思考与探索 [J]. 中国民族医药杂志 ,2017,23(07):9-11.
⑦ 多杰 ."七位一体"推动藏医药发展 [N]. 中国中医药报 ,2017-11-22(003).
⑧ 该系统于 2018 年由青海省藏医药研究院卡着杰、周毛吉二人搜集国内外 26 种学术期刊中的 32000 篇论文进行分类、数字化加工后，实现了简单检索效果。

用方向；《建立中国藏医药期刊数据库的必要性分析》[①] 从多个视角探讨了藏医药数据库构建的必要性以及构建方法；2018 年青海省藏医药研究院搜集国内外 26 种学术期刊中的 32000 篇论文进行分类、数字化加工后，实现了简单检索效果。其数据库建设情况由《〈中国藏医药〉电子数据库建设与利用》[②] 进行详细介绍。至此，藏医药领域相继开展了多项典籍文献的数字化工程，但其智能化程度较低，仅实现了以篇章为单位的数据搜集整理和简单的目录检索任务，检索任务仍旧面临检索性能不强、结构化程度低下等问题。

以篇章为单位的资源库建设具有先天性缺陷，以知识元为构建单位的数据库开发应用日益在藏医药信息化研究中占据主导地位。藏医学界相继推进数据库应用系统的构建，进一步提升了藏医药信息化管理。如，中国中医科学院中医药信息研究所自 1984 年开始建设包括藏药数据库在内的 48 个中医药数据库，即“中医药学大型数据库”。其中，“中国藏药数据库”为全面介绍藏药材的参考工具型数据库，共收录包括植物、动物、矿物药材在内的 1200 余种藏药。2014 年，甘肃中医大学完成“甘肃省中藏药资源数据库管理系统”构建工作，共收录了甘肃省 1500 余种中藏药资源的详细文本及图片材料，实现有效存储管理和共享利用。青海省藏医院藏医药研究所完成“藏医药浴临床信息化管理系统”，该系统的构建为病情的客观评估提供了准确翔实的参考，完成了简单的数据检索，在一定程度上也实现了藏医药信息资源的共享，提高从医专业人士的工作效率。

（二）服务平台应用

随着近两年手机用户骤增，藏医药学知识在微信服务平台上的传播速度急速加快，依托微信小程序和微信公众号等平台，为大众提供医疗

① 周毛吉 . 建立中国藏医药期刊数据库的必要性分析 [J]. 中国民族医药杂志 ,2017,23(05):47–48.

② 卡着杰 , 周毛吉 .《中国藏医药》电子数据库建设与利用 [J]. 临床医药文献电子杂志 ,2018,5(45):148+155.

宣传、检索等知识服务。依托微信公众号开展藏医药相关信息宣传的账户门类可简单分为：（1）以藏医药理论、知识宣传与传播为目标的微信公众号。有“藏医学”“冈底斯藏医学”“藏医学常识”等为代表的近62个微信公众号。（2）以企业、公司的医药产品、技术推广和宣传为目标的微信公众号。有“北京宗喀藏医藏药（青海雪域宗喀藏医药保健科技有限公司）”、“哈尔滨德格藏医医院”、“华锐藏医藏药”、“贝珍亚藏医藏药”为代表的近12个微信公众号。（3）为高等院校、医院和门诊科介绍、相关信息查询而建立的微信公众号。有“山南市藏医院”、“觉乃藏医（卓尼县藏医医院）”、“甘南藏族自治州藏医医院”、“敦煌市藏医医院”、“西藏藏医学院藏医系”、“青海大学藏医学院公众号”为代表的近15个微信公众号。以上89个微信公众号均以藏医药知识宣传、藏医药产品推广、医药信息查询而建立，然其信息的结构化程度较弱，基本无法完成知识检索任务。仅见“藏医藏药中文查询系统”① 在后台具备规范数据库支撑，可通过药名、功效、配方等字段搜索相关内容，建有“药材”和“复方”两大数据库模块。

与微信公众号相比，微信小程序的开发为藏医药的信息化作出了一定的贡献。西藏藏医大学东珠教授在西藏自治区医药管理局的项目经费支持下，完成了藏医检索微信小程序“啦杰”，可查询相关知识的概念、病因、症候、辅助参数、误诊区、治疗方法等信息。青海大学藏医学院医学博士仁青东主等人共同研发“藏医疾病库检索”小程序。该小程序的后台数据库中将1146种疾病分为13种大类，将三大基因学细分为175种疾病；内科学细分为86种疾病；热病学细分为125种疾病；脏腑学细分为89种疾病；五官科学细分为89种疾病；生殖病学细分为14种疾病；杂病学细分为164种疾病；外科学细分为64种疾病；儿科学细分为46

① “藏医藏药中文查询系统”由青海民族大学药学院才让南加副教授主持研发，为黄南州彰颂藏医药开发有限公司产品，供广大藏医药学业界人士免费试用。

种疾病；妇科学细分为 54 种疾病；精神病学细分为 84 种疾病；外伤学细分为 129 种疾病；疗毒学细分为 27 种疾病；并附加疾病代码、概念及症状等相关知识信息。

藏医药研究依托微信公众号和小程序平台，在一定程度上推进了藏医药的信息化发展。然而，以上工作仍旧未能突破简单数据库自身具有的结构缺陷。例如，以上所列成果存在纯靠手工的数据资源获取方式、结构化程度较低、相关医药知识多以篇章或句子来描述、医药知识的关系描述不健全等不足。

（三）信息智能化研究

以文本篇章或知识元为构建单位的数据库按照一定的数据模型完成藏医药相关数据的组织、描述和存储工作，该方法具有数据冗余较小、数据独立性和易扩展性较高、共享性较强等特点。普通数据库所具有的缺陷对藏医药信息智能化提出全新要求。为此，藏医学界开始蓄力构建不同类型的知识库，相继出现藏医药文献数字化示范工程建设、藏医药古籍文献整理与信息化平台建设等多项发展规划项目。2016 年，《基于知识元的藏医古籍本草知识表示研究》以藏医古籍本草知识元研究为核心，从本草知识元、知识体在藏医古籍文献中的存在形式入手，系统梳理和归纳了本草知识体的构成要素、本草知识元的语义类型、语义关系等，实现了藏医药知识的多方位表示，开启了藏医药数据库建设向领域知识库建设的发展大门。然而该项研究在本质上终究未能突破知识库本身所具有的缺陷与亟待完善解决的问题：第一，数据库采用简单二维关系来表示数据与数据之间的关系，知识表示手段有限。藏医药知识系统性较高，需要采用侧重于领域内概念以及关系的知识描述方法。第二，数据库仅包含对于事实的描述，本身缺乏规则支持，推理能力较差，无法推导数据间潜在的启发式知识。藏医药信息的智能化发展要求该数据具有功能健全的知识推理能力。第三，数据库中的数据项结构简单、数据类型较少，且数据项本身不受概念、规则及完整性条件的约束。藏医药知识表示要求以严格、规范、准确地刻画其描述对象，以期提高藏医药知识表示深度。第四、数据库能够存储大量数据，然大部分成果的知识获取方法单一、数据呈静态模式描述，需要投入大量人力成本，构建代价过高。藏医药信息智能化发展模式要求实现知识获取的半自动化和自动化，并要求提升知识的共享和复用能力。藏医药学的现代化发展已是不可避免的发展趋势，其发展尚有较大发展空间，藏医药信息化的程度仅仅止步于文本电子化，信息化技术的革新迫在眉睫。藏医药知识尚需新的知识表示方法进行共享概念的规范明确描述，以顺利推进藏医药信息智能化进程。

综上所述，随着藏医药学不断发展，藏医药学研究在专著、学术论文等方面均产出较为丰富的成果。然而，对于海量藏医药文献典籍的深入挖掘、藏医药学概念语义化、藏医药学知识组织与发现、知识服务方面的研究相对滞后且不完善。早期建立的藏药数据库大多属于功能相对简单的信息查询系统，即通过对疾病、药理作用、藏药方剂等数据的互相关联对中药信息进行管理，无法达到真正意义上的藏医药智能查询和知识发现。

第二节　医疗领域知识本体构建

随着计算机科技的不断发展和数据信息的快速积累，催生了本体、语义网络和知识图谱等新时期知识工程，为语义知识的共享提供了良好的契机。三种知识工程载体作为知识管理模型已被人们广泛应用在人工智能及知识工程领域中，在知识共享、知识推理和智能辅助策略等方面发挥着重要作用。

在常用的知识工程载体中，本体、语义网络和知识图谱最为主流，三者既相互联系，又有一定区别。其相同点体现为，三者都是近期最为常用的知识工程载体，均是围绕实体、概念、关系、属性来表示人类知识。而不同的是语义网络是一种通过点（实体、概念、值）和边（属性、关系）来表达人类知识的图形化形式。知识图谱是一种含实体、概念、关系的大规模语义网络，在一定程度上指大数据知识工程这一新兴学科。而本体则不同，它是共享概念的形式化规范说明，是用来刻画一个领域的基本框架，它的建模元语更加丰富，逻辑结构更加严谨，是一个集中在概念和公理层面展开知识描述的树状结构。确切地说，本体是在定义一个知识系统的世界观，是在用形式化手段描述一个知识体系中的概念分类、实体以及实体关系。而知识图谱更多是在强调实体关系和属性值。本体研究发展简图如图 1–3 所示。

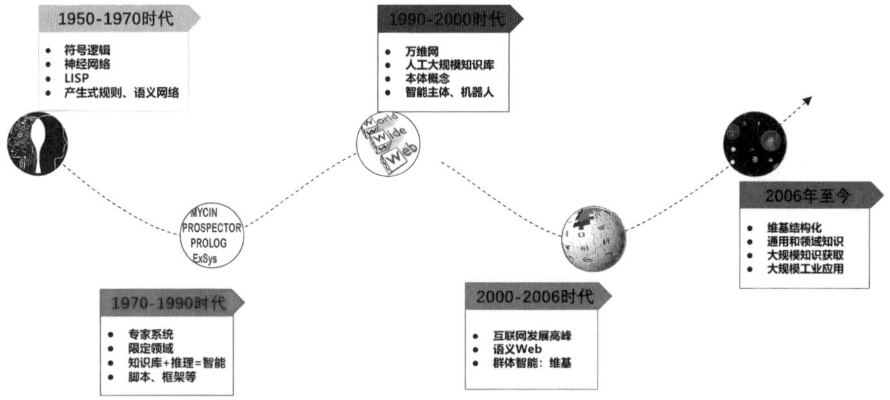

图 1–3　ontology 发展简图[①]

语义网研究对于知识本体的构建具有重要作用，主要体现在对于信息的组织、整理、解释、交换和处理等方面。自万维网之父蒂姆·伯

① 该图片引自清华大学知识工程实验室的李涓子教授在“中国电科院人工智能应用学术研讨会”上所作的报告：“知识工程及其领域知识谱图构建”（北京，2018 年 6 月 20 日）。

纳斯·李正式提出语义网（Semantic Web，2001 年）以及语义网的体系框架[①]以来，“语义 Web 服务”逐渐成为语义网研究的热点对象，语义 Web 技术开始在搜索引擎、信息代理、交易代理智能化与个性化应用中崭露头角，使用本体来优化语义 Web 服务也成为业界一大新的研究趋向[②]。2005 年，“OWL-S”开始成为语义网研究的前沿，OWL-S 是 Web 服务和语义 Web 相结合的产物，主要是为了解决 Web 服务描述、发现以及业务组合方面的语义表示问题。2008 年，“Web2.0”的出现又兴起了以 Web2.0 为基础的一系列技术、应用和理论研究。如 Cormode[③]讨论了 Web2.0 的概念定义、Web2.0 中的基础通信模型和关键技术，并分析出 Web2.0 因站点的不同结构、用户交互的不同方式及新技术的应用等。2004 年 2 月 10 日，W3C 规定 RDF 和 OWL 作为 W3C 推荐级标准，RDF 表示信息和网络中的知识交换，而 OWL 则表示本体的发布和共享，它同时支持高级的网络检索、软件代理和知识管理，对于本体构建研究起到重要作用。

一、国内外知识本体研究

知识本体作为语义知识工程载体之一，其目标是表示网络信息的语义，从而有效访问、搜索网络上的异构和分布信息。然而，针对同一概念的词汇表示和一词多义现象，唯独依靠本体方法才能通过概念和概念之间关系的严格定义来精确地表示语义信息。由此来看，基于本体方法的知识工程更具科学性。

期刊论文的研究针对性较强，能够反映各学科领域的新进展、新技术、新热度和新成果。对于本体的研究焦点主要集中在哲学思维形式、本体

① Berners- -Lee I, Hendler J, Lassila 0. The Semantic Web[J]. Scientific, 2001, 284(5):28-37.

② HeflinJ, Hendler J. A portrait of the Semantic Web in action[J]. Intelligent Systems, IEEE,2001 , 16 (2):54-59.

③ C ormodeG, Kr ishnamurthyB. Key differences between Web 1.0 and Web20[J]. First Monday, 2008,13(6).

库构建、本体语言描述、知识检索、规则推理、本体应用研究等多个领域。通过从 3670 篇 CNKI 知识库中检索关键词“本体知识”的结果来看，“本体知识”的研究主题主要围绕思维形式（339 篇）、领域本体（289 篇）、知识工程（231 篇）、知识管理（178 篇）、OWL（174 篇）、本体构建（157 篇）、知识本体（151 篇）、知识库（126 篇）、专家系统（124 篇）、知识表示（122 篇）、本体模型（106 篇）、辩证唯物主义（103 篇）、本体论（95 篇）、Web（94 篇）、本体知识（92 篇）、语义检索（89 篇）、语义网（89 篇）、本体知识库（87 篇）、本体概念（74 篇）、资源描述框架（68 篇）、情报工作（65 篇）、知识检索（64 篇）、语义标注（58 篇）、描述逻辑（58 篇）、语义 Web（57 篇）、数据库系统（57 篇）、信息检索（56 篇）、相似度（56 篇）、本体库（55 篇）、知识组织（53 篇）、科学研究（53 篇）、应用研究（51 篇）、关键技术研究（50 篇）、构建方法（50 篇）、知识建模（50 篇）、本体建模（49 篇）等内容展开。其研究层次主要集中在自然科学工程技术（1496 篇）。除此之外，“本体知识”在社会科学基础研究（464 篇）和自然科学基础与应用基础研究（343 篇）领域层次中亦取得不菲成绩。

本体作为一种用来表示语义信息的特殊表示方法，在国内外进行了多层面、多视角的研究，也取得了较好的应用效果。陈松航在《面向人工交通系统的本体知识库构建与应用》中采用逻辑语言形式化描述交通模拟过程中的规则，用本体表示人工交通系统中的概念，建立本体知识库，最后基于知识库完成知识发现应用研究；胡静文和赵继娣通过《突发危机事件本体库构建方法研究》一文建立了基于描述逻辑和规则的知识库，定义统一术语，完成从关系数据库语义到本体的转换，进一步提高知识的语义表达以及知识的发现和推理；卢道设和杨世翰在《基于描述逻辑的组合知识库推理》一文中对描述逻辑的表现形式进行扩展，借用知识库间的概念相似度进行关联计算，将不同领域知识库进行结合，利用已有的知识推理，挖掘出潜在的知识；李建伟和宋文通过《科研本体知识库数据建设研究》，设计了基于网络爬虫原理的数据定向采集工具、数据规范方案、利用专门开发的数据集成方法，搭建基于科研本体的知识库，并通过语义化框架 JenaAPI 对知识进行展示，从而实现知识发现。

目前，本体在国内外的研究焦点主要集中在知识库系统构建、专家系统、领域本体、OWL 等上，表明语义知识库在其应用和实践上的研究颇为广泛。从 1045 篇 CNKI 知识库中的“本体知识库”检索结果来看，其研究主题主要围绕本体知识库（290 篇）、知识库（88 篇）、专家系统（80 篇）、领域本体（58 篇）、思维形式（42 篇）、OWL（33 篇）、Web（31 篇）、描述逻辑（27 篇）、数据库系统（26 篇）、知识库系统（24 篇）、语义检索（24 篇）、知识工程（21 篇）、本体库（20 篇）、Jena（18 篇）、问答系统（17 篇）、本体模型（15 篇）、构建方法（15 篇）、信息检索（14 篇）、SWRL（13 篇）、知识库构建（13 篇）、本体构建（13 篇）、语义网（12 篇）、本体推理（12 篇）、情报工作（12 篇）、Agent（12 篇）、人工智能（12 篇）、相似度（11 篇）、语义 Web（11 篇）、辩证唯物主义（11 篇）、关系模型数据库（11 篇）、本体论（10 篇）、规则推理（10 篇）、知识表示（10 篇）、语义标注（10 篇）、关系数据库（10 篇）、语义相似度（9 篇）展开。研究时间集中在 2008 年至 2018 年期间。研究层次多集中于自然科学的工程技术研究（333 篇）和自然科学基础与应用基础研究（75 篇）、社会科学基础研究（41 篇），更多偏向自然科学研究领域。

从研究内容来看，本体研究的焦点主要集中在概念定义、建模元语、分类、表示语言、建模方法等方面。人工智能领域普遍以“本体是概念模型的明确规范说明”为其定义。对于本体的建模元语，Perez 等人[①] 认为 ontology 可以按照其分类法进行组织，最后归纳出概念（classes/

① Perez A G, Benjamins V R.Overview of Knowledge sharing and Reuse Components: Ontologies and Problem-Solving Methods[M].In:Stockholm V R, Benjamins B, Chandrasekaran A, eds. Proceedings of the IJCAI -99 workshop on Ontologies and Problem -Solving Methods(KRR5),1999,1-15.

concepts）、关系（relations）、公理（axioms）、函数（functions）、实例（instances）5 种 ontology 建模元语。对于领域性本体构建的研究而言，无论是其建模元语、分类、构架方法、描述语言、构建步骤，还是规范标准都已日臻完善。本体现已成功拓展到其他学科领域，发挥应有作用，实现了 Cyc、WordNet、UMLS 等多个领域性本体。

国内外对于 ontology 的分类具有不同观点，学者们各抒己见，因此，本体分类问题也是本体研究中的热点问题之一。知识工程领域普遍分为顶级本体、领域本体、应用本体、元本体四类；1995 年，Mizoguchi 等人[①]建议按照本体的内容进行分类，建议分为领域本体、通用本体和任务本体三类；1997 年，Guarrino 等人[②]提出以对象描述的详细程度和领域依赖度进行本体的分类。按照描述的详细程度分为参考本体（Reference ontology）和共享本体（Share ontology）。按照本体对于领域知识的依赖程度，分为顶级本体（top-level ontology）、领域本体（domain ontology）、任务本体（task ontology）和应用本体（application ontology）四类；1999 年，Perez 和 Benjamins 等人[③]经研究分析，归纳出 10 种本体类型，分别是知识表示本体、通用本体、顶级本体、核心本体（或称为元本体）、领域本体、语言本体、任务本体、领域—任务本体、方法本体和应用本体；我国李景博士[④]按照本体的逻辑推理功能将其分为轻量级本体、中级本体、重量级本体三类。

由于 NLP 领域中的知识表示、智能检索、知识管理等领域均依赖

① Mizoguchi, Riichiro, Johan Vanwelkenhuysen and Mitsuru Ike- da .Task Ontology for Reuse of Problem Solving Knowledge[Z] .Towards Very Large Knowledge Bases.N.J.I.Mars.Ed. IOS Press, 1995: 46–94.

② Guarino, Nicola.Semantic Matching:Formal Ontological Dis- tinction for information Organization, Extraction, and Integra- tion.In :Pazienza M T , eds[M] .Information Extraction :A Mul- tidisciplinary Approach to an Emerging Information Technology, Springer Verlag, 1997:139 –170.

③ Perez A.G., Benjamins V .R.Overview of Knowledge Sharing and Reuse Components:Ontologies and Problem –Solving Methods[Z] .Workshop on Ontologies and Problem –Solving Methods:Lessons Learned and Future Trends, (IJCAI99) , de Agosto, Estocolmo, 1999 ：28.

④ 李景 . 本体理论在文献检索系统中的应用研究 [M] . 北京 ：北京图书馆出版社，2005 ：10–11.

于本体语言的表示功能，对于本体描述语言的研究热度一直未减。为了能够形式化描述本体知识，相继提出 Ontolingua、OKBC、OCML、Flogic（框架逻辑）、Loom、DL（描述逻辑）、CycL 等传统本体表示语言。其中，CycL 是基于一阶逻辑的，Ontolingua、OCML、Flogic 是基于一阶逻辑和框架模型的，DL 和 Loom 是基于描述逻辑的。然而，传统的本体表示语言在特定概念的表示上具有一定局限性。由此，提出基于 Web 的本体表示语言，如 RDF（资源框架描述）、XOL、SHOE、DAML、TM 等。其中，XOL 和 SHOE 的形式化基础是框架，缺乏精确的语义，RDFS 的表达能力较差。因此，提出 OIL、DAML+OIL 和 OWL 等作为 Web 本体描述语言,在集成 RDFS 的语法和表达能力的基础上对 RDFS 进行了一定的扩展。另外，针对 RDF 文件的查询，W3C 推出 SPARQL① 查询语言。

在实际应用中，不同的应用领域需要不同的本体构建方法。对此，学界相继提出 SENSUS 法、KACTUS 法、骨架法、TOVE 法、IDEF5 法、METHONTOLOGY 法和七步法等代表性的建模方法。针对在本体构建初期缺乏构造准则，许多研究人员从实践中提炼多种有益于构建 ontology 的标准和准则。Gruber 提出以明确性和客观性、完全性、一致性、最大单调可扩展性、最小承诺五项作为本体构建准则。

如上所述，通过对国内外知识库与知识发现研究成果的简单梳理和分析，可知知识库与知识发现研究取得了国内外学者的普遍关注。国外学者的研究主要是从人工智能角度出发，大多是应用研究，主要集中在医药学、生物医学、金融、统计、农业以及辅助决策的实践中。国内学者的研究则是从知识管理角度出发，研究精力主要集中在相关理论、模型构建及知识发现的技术改进中，但在知识库和知识发现涉及到的相关技术和算法原创性较少。

① W3C. SPARQL Protocol for RDF. https://www.w3.org/TR/rdf-sparql-protocol/ . 2008-1-15.

二、本体学习方法研究

目前，关于概念定义、建模元语、分类、表示语言、建模方法等的研究基本成熟，学界也已基本达成共识。本体构建工具也相对成熟，过去 10 年相继研制 Ontolingua、WebOnto、protégé 、WebODE、oilEd、OntoEdit、KAON 等工具，能够支持本体编辑功能。然而，以上软件的知识获取和更新仅靠手工方法，费时耗力。如何利用机器学习和统计等技术方法来自动或半自动地从已有数据资源中获取期望的本体是目前本体研究中亟待解决的问题。

不同思路衍生不同的本体学习方法，研究方法不同，自动学习效果亦不相同。根据数据源的结构化程度不同，一般将本体学习方法分为基于结构化数据的本体学习、基于半结构化数据的本体学习和基于非结构化数据的本体学习三类。三类本体学习方法基本停留在概念的获取、关系的获取和概念分类的学习，至今未能突破正确获取公理（Axioms）和概念关系所赋予的相应语义标签之间的巨大鸿沟。

基于结构化的方法主要以关系模型和面向对象模型为本体获取对象，二者基本相似。一般使用关系数据库逆向工程（relational database reverse engineering①）方法来获取关系模型的语义结构。Johannesson② 提出将关系模型转换为一个概念模型（关系模型的形式化表示），后经人工修订后生成本体的观点。Stojanovic 等人③ 为了将关系模型直接转换成本体，将数据库中的数据信息以及所包含的依赖关系，给出一组从关系模型转换到

① Ramanathan S, Hodges J. Reverse engineering relational schemas to object-oriented schemas[J]. Technical Report, MSU-960701,Mississippi State University, 1996.

② Johannesson P. A method for transforming relational schemas into conceptual schemas[J]. In: Rusinkiewicz M, ed. Proc. of the ICDE’94. Boston: IEEE Computer Society, 1994. 190-201.

③ Stojanovic L, Stojanovic N, Volz R. Migrating data-intensive web sites into the semantic Web. In: Proc. of the 17th ACM Symp. On Applied Computing. New York: ACM Press, 2002. 1100-1107，http://www.fzi.de/ipe/publikationen.php?id=820.

本体的映射规则。该文章认为可以利用数据库中定义较好的结构来获取一些譬如 Mincardinality、domain、range 等简单公理。由于关系模式中所蕴含的语义信息十分有限，Kashyap[①] 提出首先根据关系模式得到一个初步的简单本体，后由人工查询补充本体中的概念和关系。Astrova 等人[②] 通过对于元组的分析，获取了概念间的继承关系。

半结构化数据是指具有隐含结构，但缺乏固定或严格结构的数据，如 XML、HTML、RDF 等。其中对于模式语言（如 XML schema 等）可以采用一些规则将其中的元素映射到本体。现有方法可分为两类，基于学习的方法如 Kacalec 等人[③] 利用机器学习方法自动地获得映射规则。基于预定义规则的方法如 Doan[④] 等使用预定义的规则从信息抽取映射规则，而后通过该概念模式得到本体。针对机器可读词典类充当半结构化数据源，通常使用基于语言学的方法和基于模板的方法。如 Lotkowski[⑤] 通过定义分析去抽取实体分类关系。Rigau 等人[⑥] 通过预定义的词典语法模板自动获取实体上下位关系等。

对于本体学习方法来说，从非结构化数据中抽取实体概念及其关系最为困难。非结构化数据一般指没有固定结构的文本数据，实体概念的

① Kashyap V. Design and creation of ontologies for environmental information retrieval. In: Proc. of the Workshop on Knowledge Acquisition, Modeling and Management.1999.

② Astrova I. Reverse engineering of relational database to ontologies. In: Davies J, et al, eds. Proc. of the ESWC 2004. Heidelberg: Springer–Verlag, 2004. 327–341.

③ Kavalec M, Sv á tek V. A study on automated relation labelling in ontology learning. In: Buitelaar P, Cimiano P, Magnini B, eds. Ontology Learning from Text: Methods, Evaluation and Applications. Amsterdam: IOS Press, 2005. http://nb.vse.cz/~svatek/ olp05.pdf.

④ Mello RdS, Heuser CA. A bottom–up approach for integration of XML sources. In: Simon E, Tanaka AK, eds. Proc. of the WIIW. Brazil, 2001. 118–124.

⑤ Litkowski K. Models of the semantic structure of dictionaries. Journal of Computational Liguistics, 1978,15(81):25–74.

⑥ Rigau G, Rodrigues H, Agirre E. Building accurate semantic taxonomies from monolingual MRDs. In: Proc. of the COLING–ACL. San Francisco: Morgan Kaufmann Publishers, 1998. 1103–1109. http://acl.ldc.upenn.edu/P/P98/P98–2181.pdf.

抽取（命名实体识别）对其本体构建也具有重要意义。命名实体识别和抽取按其粗细粒度可分为粗粒度命名实体识别和细粒度命名实体识别，具有传统方法和基于深度学习的方法。传统的命名实体识别方法主要有基于规则、词典和在线知识库的方法，监督学习方法和半监督学习方法三种。基于规则、词典和在线知识库的方法主要依靠人工置顶的语义和句法规则来识别实体概念，现有著名的 LaSIE-II、Net Owl 等系统。然而该方法召回率较低，无法跨领域使用。E.Alfonseca 等人①通过计算当前实体与 WordNet 实体间的语义相似性，提出一种基于 WordNet 的实体分类方法，极大拓展普通命名实体模型类别的识别数量。基于监督学习的命名实体方法一般使用 BIO 标注法，该方法从大规模序列标注样本习得文本中的实体标注模式，再利用这个模式对新的句子进行标注。在基于监督学习的命名实体识别方法中，由于面临着标注语料的稀缺和数据稀疏问题，识别结果有待提升。因此，半监督学习方法被广泛应用于命名实体识别方法中。半监督学习方法中通常使用自举法作为主要方法，从少量标注数据迭代产生更多的标注数据。M.Collins 等人提出一种基于协同训练的方法来学习两套不同的实体识别规则，已经取得可与监督学习方法比拟的识别效果。

深度学习方法被广泛应用在各个自然语言处理子领域中，并取得丰硕成果。学者在典型的编码器——解码器框架的基础上，提出 BiLSTM-CRF②（双向 LSTM 层 +CRF 层）架构，借用深度学习方法中端到端的方法，避免了繁复的特征工程。该方法使用词向量、子向量及混合表示作为分布式表示，采用卷积神经网络和循环神经网络作为上下文编码器的模型架构，将全连接层 +Softmax、条件随机场和循环神经网络作为标签解码

① Alfonseca, Entique; Mannandhar,S. 2002. An Unsupervised Method for General Named Entity Recognition and Automated Concept Discovery. In Proc. International Conference on General WordNet. 2002.

② Huang Z, Xu W, Yu K. Bidirectional LSTM-CRF Models for Sequence Tagging[J]. Computer Science, 2015.

器的基本架构，在命名实体识别中取得很好的效果。近期，为了有效提升更多任务的性能，学界引入注意力机制[①]。为了缓解命名实体识别任务中的样本稀缺问题，一些研究人员又新提出基于深度神经网络模型的跨领域迁移学习来进行命名实体的识别工作，并取得了一定成效。

关系抽取是本体自动构建中的重要子任务之一，其抽取结果为三元组形式 <Subject，Predicate，Object>，三元组表示主体和客体间存在谓语所表达的关系。海量数据中的实体关系数不胜数，无法使用人工方法抽取。实体关系自动抽取方法可以简单分为基于模式的抽取方法、基于学习的抽取方法及开放关系的抽取三类。基于模式的抽取方法将模式与文本的匹配作为主要手段来实现关系实例的获取。按照模式复杂程度和表达能力可分为基于字符的模式抽取方法、基于语法的模式抽取方法和基于语义的模式抽取方法三种。以上三种模式抽取方法可以实现高精度的关系抽取任务，但是该方法对于概念完整度的依赖程度较高，构建所需的时间成本昂贵，因此学界提出基于自举法算法框架的自动化抽取模式，相继研发了 DIPRE 系统、KnowItAll 等关系抽取系统。然而，基于自举法的关系抽取模式在迭代过程中容易出现语义漂移问题，即用错误的实体对和关系模式进行迭代[②]。

为了避免基于自举法的关系抽取模式中存在的问题，学界根据标注数据的规模相继提出基于监督学习的关系抽取方法（要求大规模标注数据）、基于弱监督学习的关系抽取方法（少量标注数据）和基于远程监督学习的关系抽取方法（是一种快速构建训练集的弱监督学习方法）。基于监督学习的关系抽取方法是在标注样本的基础上完成关系抽取模型的

① Vaswani, Ashish, et al. “Attention is all you need.” Advances in neural information processing systems. 2017.

② 肖仰华，等 . 知识图谱：概念与技术 [M]. 北京：中国工信出版集团、电子工业出版社，2020：154.

训练工作，分基于核函数的方法①、基于逻辑回归的方法②、基于句法解析增强的方法③和基于条件随机场的方法④。基于监督学习的关系抽取往往需要大规模人工标注数据，这导致实体关系的自动抽取工作难以实行。2009年，Mike Mintz等人通过《Distant Supervision for Relation Extraction without Labeled Data》首次提出将远程监督学习的思想用于关系抽取。随后学界广泛研究这种弱监督学习方法来抽取实体关系。然而，基于远程监督学习的自动训练集会引入大量噪声，导致实体关系标注错误。为了降低远程监督学习中噪声对于模型的影响，学界提出多种深度学习方法去抽取实体间的关系。如基于RNN建模句子的关系抽取方法⑤、基于卷积神经网络的关系抽取方法、基于注意力机制的关系抽取方法等多种方法。常用的关系抽取方法需要预定义实体的关系类别才能抽取满足给定关系类别的实体对，而且现实世界中的关系纷繁多样，难以穷举。为此，华盛顿图灵研究中心提出一种基于浅层语法分析的文本结构化任务，即OpenIE。该系统需要满足自动化（Automation）、语料异质性（Corpus Heterogeneity）、效率（Efficiency）三种基本特点。OpenIE作为一种开放的关系抽取方法，显著提高了文本结构化的召回率。随后也相继研发基于自监督学习框架的TextRunner系统⑥、具备一定句法限制规则的ReVerb

① Mooney R J, Bunescu R C. Subsequence kernels for relation extraction[C]. Advances in neural information processing systems. 2006:171–178.

② Kanbhatla N. Combining lexical, syntactic, and semantic features with maximum entropy models for extracting relations[c]. Proceedings of the ACL 2004. Association for Computational Linguistics,2004:22.

③ Miller S, Fox H, Ramshaw L, et al. A novel use of statistical parsing to extract information form text[C]. Association for Computer linguistics, 2002,226–233.

④ Culotta A, McCallum A. Betz J. Integrating probabilistic extraction models and data mining to discover relations and patterns in text[C]. Association for Computational Linguistics, 2006:296–303.

⑤ Zhang Dongxu, Dong Wang. "Relation classification via recurrent neural network" . arXiv preprint arXiv:1508.01006(2015).

⑥ Michele Banko, Michael J. Cafarella. Open Information Extraction from the Web[C]. In Proceedings of the 20th International Joint Conference on AI, Sanfrancisco, Morgan Kaufmann Publishers Inc,2007:2670–2676.

系统和基于依存解析路径的自举式学习抽取法[①]等。

近20年，实体识别和关系抽取在学术界和工业界受到空前关注。经过多年的研究发展，面向本体构建的实体识别和关系抽取方法在英语、汉语等大语种领域取得了显著成绩，然而在针对小语种领域时，已有模型和算法不能完全胜任抽取工作，实体和关系的抽取效果不突出，不甚理想。总的来说，在训练语料丰富、样本富裕的情况下，现有不同有效方法能够进行实体的抽取工作。然而，面向小语种的实体挖掘研究由于标注语料贫瘠而显得十分艰难，新实体和概念的发现也由于信息的稀缺问题仍然无法获得突破，该问题需要将符号规则与统计学习模型加以融合才能解决。

实体识别和实体关系的抽取对于文本的语义理解程度直接相关。显式语法或语义匹配模式需要高昂的人工劳动作为代价，且其召回率较低，分布式表示方法容易从大规模语料中自动获取实体关系，但其精度尚有提升空间。传统的基于规则匹配的方法虽然具有较高的准确率，然而成本太高，且召回率偏低，普遍存在“完全匹配”或“硬匹配”的问题；实体关系的典型分类任务中，拟定的实体关系数量有限，而实际应用场所中则是数以万计。当前，实体关系抽取模型中广泛使用深度学习方法进行抽取，然而该模型对于训练样本的规模具有很大的依赖性。远程监督学习方法虽是一种有效的弱监督学习方法，对语料规模的要求相对较小，且能够为关系抽取任务自动构建大规模训练数据，然而在学习过程中会引入较多噪声，如何降低噪声对于模型性能的影响等问题是实体关系抽取研究中的关键问题。

① Mausam, Michael Schmitz. Open language Learning for Information Extraction[C]. In Proceedings of the 2012 Joint Conference on Empirical Methods in NLP and Computational Natural Language Learning. Jeju Island, Korea. ACL. 2012:523–534.

三、医疗领域知识本体

在大数据背景下，利用本体知识库来管理知识单元信息的模式，可以较好地收集、整理、储存和利用单元信息，提供知识检索和知识发现服务，实现用户在不同领域中高效获取高质量的信息需求。国内外对于本体构建的研究成果极其丰硕，相继研制 CYC（Stanford University，1984 年）、WordNet（Printeton University，2007 年）、SUMO（Suggested Upper Merged Ontology，由 Lan Niles 和 Adam Pease 开发，由 Tecknowledge Corporation 维护）、HowNet（中科院华建集团董振东、董强开发，2004 年）、国家知识基础设施（National Knowledge Infrastucture，曹存根，1995 年）、CREAM（Creating relational annotation-based Metadata）、Onto Webber（OntoAgents）、CN-DBpedia（复旦大学知识工厂实验室，2015 年）等多个通用本体项目。通用本体研究范式向医药、军事、教育教学、图书馆、博物馆、电力电网、地理科学，音乐等领域性本体的构建延伸，尤其在医学等领域本体的构建中取得了优异成果。经过多年发展，面向医药领域本体的科学研究与工程建设在国内发展得如火如荼，二者并驾齐驱，硕果累累。要芳、巩沐歌等①运用“7 步法”和 Protege 本体构建工具，对现有的电子病历文本通过数据转换进行处理，统一和规范了电子病历中的概念和术语，在此基础上建立基于本体的事实库和电子病历规则库；冯贞贞等②为了使临床路径更加电子化、智能化，从而实现患者的诊疗个性化目的，将语义技术应用到临床路径知识库的构建中，充分发挥语义逻辑的优点，使得基

① 要芳 . 基于本体的电子病历知识库研究 [D]. 西安 ：西安电子科技大学 , 2009; 巩沐歌 . 基于本体的高血 8 电子病历知识库研究 [D] . 西安 ：西安电子科技大学 , 2010.

② 冯贞贞 , 郑西川 . 基于本体的智能临床路径知识库构建研究 [J]. 中国数字医学 ,2012,7 (01) :78-82+86.

于本体的知识库语义可推理；李敬华[①]用“中间表达”集合将知识链概念化，中间表达用类定义领域知识，利用本体来表达知识，构建中医脾胃本体知识库，并借助情景实例的方法支持系统分析，帮助医生从知识库中发现规律，实现对中医脾胃病的知识发现；于跃[②]以信息管理的数据－信息－知识－智慧的体系为理论基础，应用 NLP 技术，对药物不良反应信息资源中药物概念和不良反应术语识别与映射，完成异构化资源的互联与整合，建立了药物不良反应知识库，实现对药物不良知识的发现、整合与利用；李新霞[③]以老中医关于脾胃病的病案为实例，使用语义网络和本体论的理论和方法，建立了基于中医的脾胃病本体知识库，从而实现知识共享和疾病诊治。目前，我国已经建立起广泛服务于临床的“中国医院知识总库（CHKD）”“中国生物医学知识库”和“中国疾病知识总库（CDD）”等。

随着 D Chakravarty 等开始建构基于本体的肿瘤知识库——OntoKB、J Lam 等结合临床决策知识系统开发的本体驱动的高风险妊娠知识库（CDSS），国内外相继研发了多项医药类领域性本体。我国最早的医学知识库研究开端始自 20 世纪 70 年代末的中医专家系统和 20 世纪 90 年代的医学数据库，典型代表有《中国医院知识仓库》（CHKD）、《中国生物医学文献数据库》（CBMdisc）、《中国疾病知识总库》（CDD）等[④]。1986 年初，美国国家医学图书馆开始着手统一医学语言系统（Unified Medical Language System，UMLS）的长期研发计划，该系统涵盖了临床、基础、药学、生物学、医学管理等医学及医学相关学科，收录约 200 万个医学概念，达到 500 多万个医学词汇。随着对于本体库研究的不断成

① 李敬华，易小烈，杨德利等．面向临床决策支持的中医脾胃病本体知识库构建研究 [J]. 中国医学创新，2014(27):121–125.

② 于跃．基于大数据挖掘的药物不良反应知识整合与利用研究 [D]. 长春：吉林大学，2016.

③ 李新霞．基于本体的中医学脾胃病知识库的构建 [D]．南京：南京理工大学 2008.

④ 昝红英、韩杨超、范亚鑫等．中文症状知识库的建立与分析 [J]. 中文信息学报，2020, 34(4)：31.

熟和完善，我国医药本体库在应用层面得到了新的突破口。ISO-2014 全称 Health informatics –Traditional Chinese medicine literature metadata，即健康信息学·传统中医学文献元数据（标准编号：BS PD ISO/TS 17948-2014）于 2014 年 7 月 31 日发布，并同日实施。最新的 ISO 技术规范草案中定义了 96 种“语义类型”和 58 种“语义关系”，为中医药语义网络的规范化表达提供了一个顶层框架。系统通过相关关系将语义类型连接起来，构成形如“中医治疗，使用，药用物质”的陈述，为领域专家建立具体概念之间的语义关系提供参考和约束。（参见图 1-4）

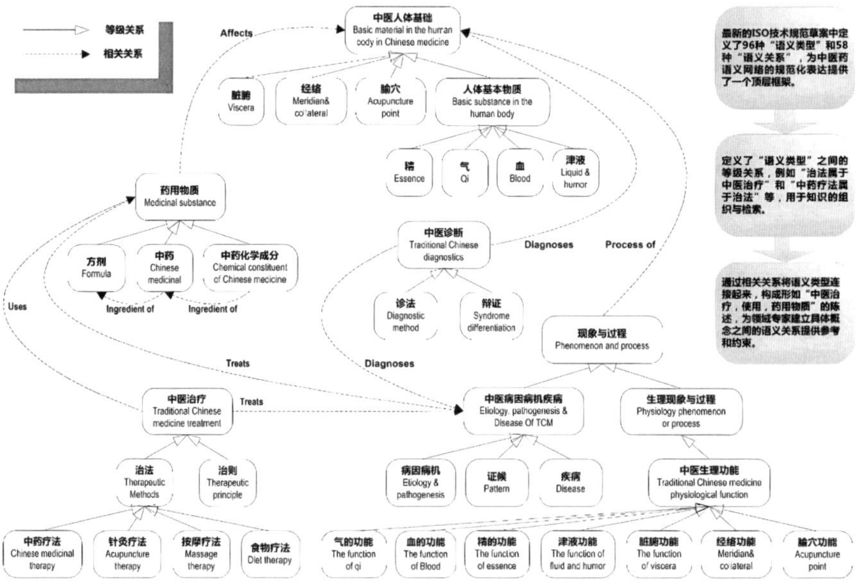

图 1-4　健康信息学·传统中医学文献元数据框架图

自此，国内便如火如荼地进行医药领域的本体库构建研究，研制了多个医药类本体库。如，浙江数字医疗卫生技术研究院开放医疗与健康联盟（Open Medical and Healthcare Alliance，OMAHA）在 Github 上发布 HITA 系统，OMAHA 七巧板医学术语集（简称 OMAHA 术语集）是基于本体方式构建，该术语集是一项经过多步骤验证且语义相对丰富的术语集。术语集中包含疾病、症状、解剖、手术、生物、药物、医疗器械、检验检查、影像、护理、基因、基因突变等医学领域的术语内容。术语集范围将会结合行业需求持续进行拓展。该术语集当前包括概念、术语、关系（子类关系和属性关系）和映射四大核心构件。目前已积累 76 万概念，100 万术语，254 万关系。为了让更多人了解 OMAHA 七巧板医学术语集，现开放睡眠障碍疾病领域样例数据，样例数据提供 txt 和 OWL 两种文件格式，内容包含概念、术语、关系和映射资源等四大部分，该系统共含 55 种语义类型，可实现 53 条关系可视化的展现。

中国中医科学院中医药信息研究所研制出中医临床知识图谱，搭建了基于互联网的中医药知识服务平台。本网站集成了中医药领域的领域本体、术语系统、文献库、知识库等多种知识资源，面向中医专家和普通百姓提供知识检索、知识问答、知识浏览、知识推荐等多种服务。从医案中抽取临床知识构建知识图谱，该系统帮助用户了解中医特色疗法以及疾病（如“慢性胃炎”）的临床表现、相关疗法、相关养生保健方法等。中国中医科学院中医药信息研究所相继研制出了：

1. 基于中医药学语言系统的知识图谱

中国中医科学院中医药信息研究所（2002—2014）采用本体（Ontology）的方法，对中医药的概念和术语进行系统梳理和精确表达，研制出中医药学语言系统 TCMLS（Traditional Chinese Medicine Language System）。该系统以中医药学科体系为核心，遵循中医药学语言特点，借鉴语义网络的理念，建立的一个中医药学语言集成系统。TCMLS 共收录约 10 万个概念、30 万个术语以及 127 万条语义关系。其语义网络框架包括 128 种语义类型以及 58 种语义关系，其实体数量和关系数量基本覆盖了中医药学科的概念体系，在规模和完整性等方面都处于中医界的领先地位。

2. 中医药文献的知识图谱

国际标准化组织（ISO）发布了一项中医药文献元数据的技术规范。为促进该规范推广应用，根据该规范构建了面向中医药文献元数据的本体，并采用该本体对中医药文献进行标注，形成了一个关于中医药文献本身的知识图谱。

3. 中医养生知识图谱

探索和研究中国传统的颐养身心，增强体质，预防疾病，延年益寿的理论和方法，并用这种理论和方法指导人们保健活动，并系统梳理中医养生方法与体质、证候、疾病等因素之间的关系。

4. 中药研究知识图谱

面向中药研究，根据中药领域模型的特点，构建了一个包括中医疾病，方剂，中药，中药化学成分，药理作用，中药实验，化学实验方法在内的中药本体。进而，基于本体实现了一系列数据库的集成，从而构建了一个中药知识图谱。

5. 中医证候知识图谱

构建中医证候知识图谱，对中医证候学的知识体系进行系统梳理和精确表达，汇集证候、疾病、方剂、中药、症状等方面的知识，支持中医证候学研究和临床决策。

6. 中医特色疗法知识图谱

中医特色疗法是指代表中医特点的传统疗法，具有简、便、验、廉、使用安全、无毒副作用的特点。通过构建知识地图，对中医特色疗法进行系统梳理，揭示领域内部知识点之间的相互关系。

7. 中医经方知识图谱

从中医古籍文献中提取历代医家针对经典名方及其治则、治法、用量和效果的论述。进而构建数学模型，设计并实现数据分析方法（如知识地图），支持领域专家研究经典名方量效关系的规律。

8. 中医名家学术传承知识图谱

以北京地区中医皮肤科代表流派为例，开发用于学术思想传承和文献整理的知识图谱，展示知识点之间的关联，辅助科研人员系统梳理中医名家（如朱仁康、赵炳南等）的师承关系、代表性方药等知识。

9. 中医美容知识图谱

在中医理论的指导下，系统收集中医养生美容的理论和方法，展示知识点之间的关联，为大众提供美容养生方面的知识服务。

10. 发布 herbnet

面向中药研究，根据中药领域模型的特点，构建了一个包括中医疾病、方剂、中药、中药化学成分、药理作用中药实验、化学实验方法在内的中药本体。进而，基于本体实现了一系列数据库的集成，从而构建了一个中药知识图谱。其规模等详细信息因其网站失效未能查清。

11. 中医药学语义网络框架

该知识库包括 127 种语义类型以及 58 种语义关系。其中，语义类型对应网络节点，语义关系对应节点之间的弧。语义网络框架为建立具体概念之间的语义关系提供参考和约束。以中医药学语言系统为骨架，将中医药领域现有的术语资源和数据库资源融合起来，构成大规模知识图谱。该知识图谱是 TCMLS 的一种自然的扩充，其知识内容更加丰富，因此对于中医药工作者和大众更具参考和服务价值。

另外，华东理工大学王梦婕等人于 2016 年研制出中文症状库，该本体库是一个包含症状实体和症状相关三元组的数据集。中文症状库的数据来自 8 个主流的健康咨询网站、3 个中文百科网站和电子病历。本体库目前共含 617499 个三元组关系和 135485 个实体。同年，Vrije University of Amsterdam 的黄智生等人发布乳腺癌临床试验知识库，共收集了 4665 个乳腺癌的临床试验数据，生成其对应的语义数据。协同研制出乳腺癌知识图谱，集成了乳腺癌相关的知识、数据资源，包括乳腺癌临床试验数据、乳腺癌医学指南、乳腺癌电子病历、乳腺癌临床试验数据语义标注、乳腺癌医学文献等，数据规模超过两千两百万三元组。中国科学院自动化研究所曾毅等人于2016年发布哺乳动物脑结构公共本体（CUMBO），该项目由国际神经信息学协调委员会神经科学本体项目组共同提出。在参与此项目过程中，中科院自动化所类脑智能研究中心科研人员在公共术语的基础上对哺乳动物脑结构公共本体进行了如下贡献：

（1）脑组织间通过“sub-class of”和“part-of”关系进行组织；

（2）为每个术语分配了URI；

（3）为每个术语添加了到DBPedia的链接；

（4）为术语添加了中文翻译；

（5）为使用OWL版本的哺乳动物脑结构公共本体提供了教程。

同年，中国科学院自动化研究所类脑智能研究中心发布脑科学关联知识图谱，该项目通过数据与知识集成、文献自动分析与挖掘，构建了脑科学领域关联知识图谱。图谱包含多尺度的脑结构（脑区、神经元、蛋白质、基因、神经递质）与各种认知功能、脑疾病之间的关联关系。

2019年，由北京大学计算语言学研究所、鹏城实验室人工智能研究中心智慧健康医疗课题组、郑州大学自然语言处理实验室共同构建的中文医学知识图谱CMeKG2.0版正式上线，该系统对原有系统进行了多维度、多层次的扩展和深化，多源异构的医学资源进行人机交互的知识提取和知识融合，在此基础上增加了症状类知识，并对儿科疾病进行详细描述。该系统目前包含11076种疾病，18471种药物，14794种症状，3546种诊疗技术的结构化知识描述，不仅涵盖疾病的临床症状、发病部位、药物治疗、手术治疗、鉴别诊断、影像学检查、高危因素、传播途径、多发群体、就诊科室等，还有对药物的成分、适应症、用法用量、有效期禁忌症等30余种常见关系类型的描述，CMeKG描述的概念关系实例及属性三元组数目达100余万。描述医学知识的概念关系实例及属性三元组数目总数达 1566494 个。CmeKG 检索截面如图 1–5 所示。

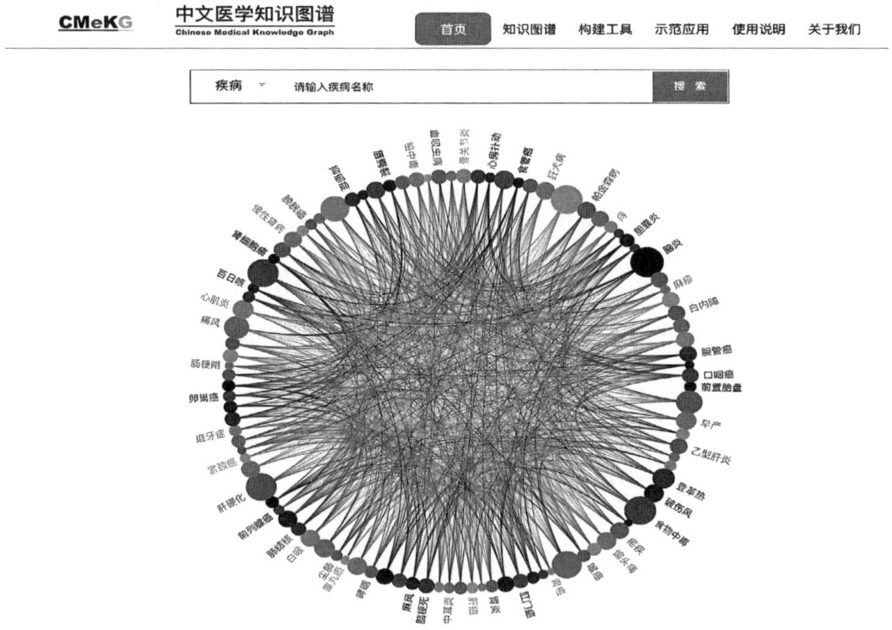

图 1–5　CmeKG 检索界面图

另外，中国中医科学院中医药信息研究所也着力构建面向中医药领域的知识图谱（http：//www.tcmkb.cn/kg/index.php），实现中医药知识资源的有效整合，从而提供全面、准确、智能的知识服务。相继构建了中医药学语言系统（含 127 种语义类型和 58 种语义关系）、中医特色疗法知识地图（35 种中医特色疗法的相关属性知识）、中医经方知识图谱、中医养生知识图谱、中医学术传承知识图谱、中医美容知识图谱、中医临床知识图谱、中医特色诊疗技术知识图谱、赵炳南传承知识图谱等。从中医特色疗法、证候、地区、人物、文献、科室等多个层面进行了中医药知识的结构知识描述。

“COVID–19”以来，基于 COVID–19 论文集的学术知识图谱（云南省高效数据科学与智能计算重点实验室，2020 年 8 月）、战疫——新冠专利知识图谱临时版本（厦门智融合科技有限公司，2020 年 8 月）在 OpenKG 的组织下，与同济大学、浙江大学、东南大学、PlantData、文因互联、小米人工智能实验室、武汉科技大学、复旦大学、海知智能等单位的多名知识图谱技术专家联合构建新冠病毒相关知识图谱，目前已在 OpenKG 上公开发布“新冠百科图谱 1.0 版”“新冠科研图谱 1.0 版”“新冠临床图谱 1.0 版”“新冠热点事件图谱 1.0 版”“新冠开放知识图谱 · 数据规范”“新冠防控图谱”“新冠物资图谱”“新冠产业图谱”等。以上知识图谱均为藏医药领域本体的构建提供了可行的方法论助力，画出了最初的藏医药领域本体蓝图。

综上所述，以《四部医典》为核心的藏医药理论研究历史久远，理论完善，体系健全。“藏医药浴法——中国藏族有关生命健康和疾病防治的知识与实践”列入联合国教科文组织人类非物质文化遗产代表作名录，13 项藏医药产品和疗法相继被列入中国非物质文化遗产名列。藏医药在国际上获得高度认可，我国针对藏医药文化的传承和创新相继施行多个鼓励和推崇政策。完整的理论体系和庞大的文献数据部署了藏医药面向未来现代化的历史使命。弘扬民族医学，发展民族医学，其首要任务是研究如何将传统藏医药的知识传承和现代化发展有效结合。该问题关涉如何传承医药知识？如何保护藏医药文化？如何探索藏医药现代化发展模式？以及如何构建科学而系统的产业链和让藏医药走向世界等一系列问题。

藏医药知识传承和现代化发展是一项复杂的系统工程，藏医药本体构建成为集传承与现代化有效结合的研究方法。藏医药本体库构建研究需要突破和解决藏医药理论框架整理到技术工具开发，再到本体实践应用等多项关键瓶颈问题，过程复杂，工程浩大，荆棘丛生。如何通过本体方法来组织和管理藏医药学基础理论、疾病、症状、症候、方剂、药材、药形、药味、治疗方法等知识，从而更好地传承、创新中藏医药事业，普及推广中藏医药服务，扶持促进中藏医药发展事业成为目前藏医药研究现代化过程中最为破解的难点之一。所幸在理论和方法上，WordNet、UMLS、CMeKG等国内外本体系统均对藏医药本体构建研究给予了莫大借鉴，利于我们博采众长，取得全新突破。

从现有方法探析可知，传统的手工方式和热点机器学习方法均不能单独完成藏医药领域的本体构建研究。传统纯手工方式虽可保证质优，然费时耗力，且自动化程度低下，知识表示和工程范围均受到一定限制。藏语作为数据稀疏语言的现实背景，又阻滞了最新机器学习方法在藏医药领域本体构建上实战和应用落地。如此分析，唯独以文本分析作为切入点，在手动模式的基础上介入自动技术的方法方可完成藏医药领域本体构建的理论和方法创新研究。

第二章　本体从哲学范畴到人工智能领域的演进

人工智能在其发展过程中形成了符号主义学派、联结主义学派及行为主义学派[①]。迄今面世的这三种人工智能范式，分别从理性推导、经验学习和互动学习视角去理解和模拟人类的认知本质问题，建立了基于知识表示、人脑神经网络和感知与行动的人工智能系统或智能体。藏医药领域本体的构建研究在本质上是一种基于人工智能的方法研究。因此，对于本体的认知方法在本课题中是具有理论导向性作用的。认识论在此处可视为一种对人工智能演替进行哲学阐释的主线。很显然，哲学认识观在宏观意义上为人工智能思想和决策方法提供多方启示。那么“本体”在哲学领域的认识方法对于它在人工智能领域的认识具有什么样的启示作用？二者存在哪些相同点？二者又如何完成对于彼此理论的相互渗透和相互影响？对于以上问题的全面认知，既是哲学中如何去认识“存有实体”的根本方法，也是人工智能领域中探究“本体”何以给机器表示语义知识的最终答案。

“本体”（ontology）最早源于哲学，是对“存有”的系统化解释，用于描述事物本质。本体的哲学概念逐渐被引用到知识工程中，在开发知

① 熊立文．人工智能、哲学与逻辑 [J]. 中山大学学报（社会科学版），2003，（43）：226–227.

识系统时用于领域知识的获取[①]。本体概念的人工智能演进是通过对人类智能或认知活动的模拟范围、类型扩展后不断提升本身模拟能力的过程，这个过程与哲学认知观密切关联。对此，人工智能创始人麦卡锡（John McCarthy）明确表示，“人工智能已经从分析哲学与哲学逻辑研究中获益”。哲学与人工智能间有着独特而内联的互补关系。对于人工智能而言，哲学能够揭示人工智能的认识论根基，尤其是对于符号主义、行为主义和联结主义等纲领范式的哲学认知观。逻辑实证主义将人工智能中的认识活动看作是以逻辑为基础的符号推理过程或计算活动[②]。这一认知观在符号主义人工智能中得到了透彻的贯通和体现。如卡尔纳普（Paul Rudolf Carnap）的“哲学就是逻辑分析方法”的分析哲学思想启发了皮茨（Walter Pitts）、西蒙（Herbert Simon）、所罗门诺夫（Ray Solomonoff）等人工智能创始人的人工智能思想。而后期的符号主义人工智能也深受弗雷格（Friedrich Ludwig Gottlob Frege）和罗素（Bertrand Arthur William Russell）的数理逻辑以及早期维特根斯坦（Ludwig Josef Johann Wittgenstein）《逻辑哲学论》[③]哲学思想的影响。

联结主义人工智能是建立在人工神经网络基础上的深度学习算法，该方法根据人类经验数据所提供的信息来生成模型、提炼规律、形成知识，它与经验主义认识论相关联。与联结主义方法相对而言，机器学习方法就是要模拟并实现大脑中从经验积累到一般规则归纳的过程，与人类的大脑学习方法相似。实际上，联结主义方法完成了符号主义认识论原则和哲学范式的重大“转型”，解决了符号主义学派在人工智能应用中的瓶

① 翟林．领域本体的半自动构建方法研究与实现 [D]. 南京：东南大学，2005.

② 肖峰．人工智能与认识论的哲学互释：从认知分型到演进逻辑 [J], 中国社会科学，2020（6）：49–71.

③《逻辑哲学论》是路德维希维特根斯坦的主要著作，也是逻辑实证主义的早期重要著作。作者在本书中断言哲学的任务只是对语言进行逻辑分析，即日常语言的明确化，该思想对后来分析哲学的发展产生巨大影响。

颈问题。同样，以“强化学习”为代表的行为主义范式既是一种哲学认识论，也是认知心理学的重要流派，它更是一种认识论上的转型。行为主义方法从一个仅能行使认知功能（“像人一样思考”）扩展到“像人一样行动”的功能。简而言之，人工智能与人类的认识观已经形成了一种同理、同构、同行、同情的多重关系。可以说，以上三种范式的人工智能认识观，表达了“持何种认识论或认知观，决定着设计出何种范式的人工智能”的哲学思想。哲学认识论对于人工智能的阐释，恰好能够对人工智能的发展方向进行科学预判，进而推进智能算法和认知类型间的融合。此外，人们也可以从人工智能视角去阐释哲学认识论。相反，正确梳理人工智能与哲学认识论之间的互补关系是人工智能取得全新突破的关键所在。

如上所述，藏医药领域本体构建研究作为人工智能研究的一个重要案例，同样也会在不同程度上受到哲学认识论的影响。该影响主要体现在藏医药领域中对于实体的认识论和分类、医学知识的组织以及人工智能中本体构建的思想体系。因此，对于藏医药领域本体的哲学认识论阐释能够对人工智能的全局框架概念、知识本体的理论体系、领域知识的组织方式乃至本体知识的获取手段和表示方法起到引导性作用。在所有任务中，阐释关键词“Ontology”在藏医药领域本体构建研究中的认识观显得尤其重要。

第一节　知识本体词源考究及其术语翻译

由于“Ontology”在哲学领域和人工智能领域中的含义不尽相同，词源考究和术语厘定对于概念认识具有重要影响。在哲学领域，“Ontology”

的词源可追溯到古希腊哲学家亚里士多德（384–322 B.C.）时期，其研究范畴几乎遍及整个古希腊哲学领域，对人类哲学发展的影响颇为深刻。“Ontology”在西方哲学早期研究史上是作为一门研究实体主义或实体中心主义的哲学形态而存在，后被降格定义成一种“研究关于存在方式的学说”。相比而言，人工智能领域中的“ontology”研究历时较短，作为一门研究逻辑理论表述的学问，被赋予不同含义。

一、哲学“本体论”词源详考

Ontology（本体论）在哲学中被划为形而上学的理论分支①，通俗上，被哲学界简单定义为“对世界上客观存在物的系统描述”。西方哲学范畴中 Ontology 研究内容丰富，涉及面极为广泛，该理论既与认识论相对，又与“现象学”（Phenomenology）相对。当“Ontology”（一般首字母大写②）作为研究客观事物存在的本质问题时，它与“认识论”（Epistemology）相对，“Ontology”研究客观存在，而认识论研究主观认知，即人类知识的本质和来源。而当“ontology”（一般首字母小写）表示“形成现象的根本实体”时，它便与“现象学”相对立。

从词源学视域考察，“Ontology”派生于拉丁文“Ontologia”，拉丁术语是其直接词源，但非最终词源。拉丁术语“Ontologia”派生于希腊语，由 ὄν③（onto–，Genitive Case ὄντος，ontos 表示“本质”或“是”，本义是“关于存在”，同 eon，Sein，being）④和 –λογία（逻各斯，–logia，与“哲

① 施太格缪勒 . 当代哲学主流 . 上卷 [M]. 北京：商务印书馆，1986：31.

② Guarino、Nicola and Pierdanieli Giaretta. Ontologies and Knowledge Bases:Towards a Terminological Clarification[EB/OL].Towards Very Large Knowledge Bases. N. J. I. Mars. Ed. IOS Press, 1995:25–32.

③ 希腊语动词 ὄν 是“εἰμί（eim í，等同于 'to be' or 'I am'）”的现在分词时态。

④ 详见参文：Online Etymology Dictionary. ontology (n.). https://www.etymonline.com/word/ontology#etymonline_v_7042, 2017–10–25.

学理论”同义）组合而成[①]。因此，希腊词汇“ὄνλογία”是现存最早的“Ontology”词源记录。与其对应的拉丁词汇“Ontologia”（Ontology）则是首次在德国哲学家雅各布·洛哈德（Jacobus Lorhardus）的哲学名著《Ogdoas Scholastica》（八艺，1606年）中出现，相继被Rudolf Göckel（Goclenius）、Gottfried Wilhelm Leibniz等人沿用。英语词汇“Ontology”首次于1664年被《Oxford English Dictionary》收录，简释为“存在的科学或研究”，定义为探究世界的一切“本原”或“基质”的哲学理论。

英文词汇“Ontology”、德文的“Ontologie”、法文的“Ontologie”以及拉丁词汇“Ontologia”的根本词源均是希腊词汇“ὄνλογία”。Ontology区分世界为可感世界与可知世界，它与中国先秦哲学及魏晋玄学中的分类方法完全不同,且古汉语中并无“系词”（onto-）概念[②]。佛教哲学中的“空色二界”分类也植根于梵语。由此可言，Ontology在中国本土哲学中暂未发现完全与之对应的术语。现如今普遍使用的“本体论”等汉译术语，实际上并非中国传统哲学中固有的概念，它是从“Ontology”转译过来的，属于“再创造”词汇。自“Ontology”被汉语学术界引进以来，普遍使用“本体论”与之对应。然而从“本体”的词源和语用考究，它在严格意义上并非与“Ontology”完全等同。“本体”在汉语中的使用历史可追溯至春秋战国时期。《大学中庸》有“但为气禀所拘，人欲所蔽，则有时而昏；然其本体之明，则有未尝息者”,《周易》中的“正，谓本体”“敬，则本体之守也”等。其中，“本”为草木之根，引申基础之义。“体”则表示肢体、体态之义。西方哲学范畴中的“Ontology”是研究存在的一切事物，为存在的一切事物建立科学的理论，范围甚是广泛。然而，汉语中的“本体”则仅有“事物本身”之义，表示“实体”，无法完全对称。据查，

① εἰμί. Liddell, Henry George; Scott, Robert. A Greek-English Lexicon at the Perseus Project, https://www.beichengjiu.com/biology/177838.html, 2018-11-18.

② 俞宣孟 .Ontology与语言问题[J]. 上海：上海社会科学院学术季刊 ,1997(03):95-103.

汉语现用“本体”一词共有 7 种义项：

（1）用于表示事物的原样或自身。如《后汉书 · 应劭传》中，“又集驳议三十篇，以类相从，凡八十二事。其见《汉书》二十五,《汉记》四，皆删叙润色，以全本体”。

（2）表示主体。如《文心雕龙·诸子》中,“然繁辞虽积,而本体易总，述道言治，枝条五经”。

（3）表示原有体制、格局。北魏《水经注 · 河水四》中，“余按 周处此志……更为失志记之本体，差实録之常经矣”。

（4）“本体”与“本”同义，引申为根本的。

（5）佛教中将诸法的根本自体或与应身相对的法身称作本体。《大日经》卷七：“一身与二身，乃至无量身，同入本体（ཚོས་དབྱིངས།）。”

（6）在计算机科学与信息科学领域，本体实际上就是对特定领域之中某个概念及其相互之间关系的形式化表达（Formal Representation）。

（7）“本体”源自西方哲学一个基本分支，形而上学的，关注的是分析“存有”的各种划分类型或认知模式，且尤其关注“共相”与“殊相”之间的关系、本征性质与非本征性质之间的关系以及本质与存在之间的关系。可知,虽然西方哲学中的“Ontology”与古代汉语中所使用的“本体”意义相近，然其范畴却大相径庭。古汉语中所使用的“本体”仅表示实体本身的意思，词义较为狭窄，而西方哲学范畴下的“Ontology”则是一种表示研究一切存在事物的本质或本原问题的科学理论，二者相差明显。

二、“本体论”和“本体”的术语翻译

哲学术语“本体论”（Ontology）和人工智能术语“本体”（ontology，知识本体）的术语翻译问题一直是学界重点研究的课题。19 世纪 70 年代，日本哲学家西周（にしあまね，1829—1897 年）将“Ontology”汉译为“理体学”,之后相继被日本学者译为“实体学”“本体论”“实有论”

“存在论”，日本哲学界现普遍使用“存有论”为其标准术语。自19世纪后期，国内开始广泛研究Ontology，取得了丰硕成果。基于学者对于系词“on”的不同理解，学者们在“Ontology”的术语翻译问题上各抒己见，至今仍有争论。国内学者先后将“Ontology”译为“万有学”（卫礼贤）、“在”或“存在论”（熊伟译《形而上学导论》、陈嘉映译《存在与时间》）、“实体论”（陈大年）、“是论”（陈康译注柏拉图《巴曼尼德斯篇》、汪子嵩、王太庆等）、“本体学”（常守义）等。国内学者在“Ontology”的术语汉译问题上仍旧保持争辩和批判态度，然而“本体论”已然具备更高的通俗性，通过“转译”，也基本能够表达西方哲学中的“Ontology”概念。本体论虽然是外来词，但翻译为中文后，与原来的Ontology已经有了很大的区别，“转义”效果显著。故而在中国，“本体论”已经具有比西方的Ontology丰富得无可比拟的“转义”。这种“转义”包括了人类对世界上一切“最高”“最终”“最根本”“最普遍”“最重要”的事物（或事件、事情、事实、事理等）的追求，既包括人类对各种经验的和超验的“逻辑”“原理”“范畴”的把握和运用，也包括人类“溯本求源式的意向性和无穷无尽的指向性思维”及其所获得的成果，是人类“超越有限，指向无限”从而能动地实现人生根本意义的终极关怀。在哲学领域，“Ontology”应当译成“本体论”。

至20世纪80年代，术语“Ontology”在人工智能及其他领域广泛引用，它被赋予了具有专业性质的新义，称其为ontology（一般首字母小写表示人工智能领域的“知识本体”）。由于国内学者对于“Onto”的阐释视角不同，导致“Ontology”在人工智能领域中也出现译名不统一现象[①]。通过主词添加修饰语的手段，相继出现了“本体论”“本体”“本体科学”“知

① 冯志伟．关于术语ontology的中文译名—“本体论”与“知识本体”[C]．厦门大学．第六届汉语词汇语义学研讨会论文集．厦门大学：福建省语言学会，2005:67-69.

识本体”“概念集”“本体模型”等不同译名,其含义单一清晰[①]。考虑“本体论”已在哲学界使用广泛,况且由“ontology”或其派生词“ontological”所组成的复合术语已然不少。为了与哲学界的通用译词保持一致,本文秉承冯志伟先生的汉译名称,统一将人工智能领域中的“ontology”概念翻译为“知识本体”,简称“本体”,以区分哲学范畴中的“本体论”研究。如此,ontology Sharing(本体共享)、ontology Fusion(本体融合)、ontology Translation(本体翻译)、ontology Library(本体资源中心或本体图书馆)、ontology -based MT(基于本体的机器翻译)、ontology-driven IS(本体驱动的信息系统)、ontology Aware IS(本体敏感信息系统)、ontological Engineering(本体工程)、ontological Adequacy(本体适度性)等专业术语译词才能既不失原义,又能保证译词精简。

从词源来说,“Ontology”一词派生于希腊语“ὄνλογία”,而对于“ὄν”的不同理解则是出现多个汉译术语的关键所在。从字面意思分析,希腊语中的“ὄν”是动词兼系词 einai(相当于英文的 to be)的分词和动名词极其复数形式[②]。动词兼系词“ὄν”在希腊语中的适用极为普遍,含有该词的语言结构也是非常基础的。由于“ὄν”或者“on”在西方哲学中是具有最普遍性质的范畴,其藏译词汇,也应该具有同样的普遍性。除了译词“གཞི་གྲུབ་སྨྲ་བ།”外,藏语中并没有能够与“Ontology”完全相对应的哲学专用术语,更何况“Ontology”在人工智能领域属于一个全新概念。针对哲学和人工智能领域中没有固定的“Ontology”藏译术语现象,现提供两种不同术语藏译:其一,旧词新意手段;其二,新词创造方法。针对“Ontology”诸多思想在藏文化和藏族传统哲学中也多有涉及,且其深度可观,旧词新意方法显得更加妥当。

基于学界对于“ὄν”的理解不甚相同,“Ontology”概念在其汉译过

① Gruber T.R. What is an Ontology? 1992:http://www.ksl.stanford.edu/kst/what-is-an-ontology.html

② 杨学功 . 关于 ontology 的译名问题 [J]. 科技术语研究 ,2004(04):15-18.

程中出现了“是论”“本体论”“存有论”等多个不同术语。“是论”“本体论”“存有论”三种汉译名词可依次藏译成“ཡིན་པ་སྨྲ་བ།”“གཞི་གྲུབ་སྨྲ་བ།”“གནས་པ་སྨྲ་བ།”，另有更多不同译法可供选择。但是，如果将古希腊词汇“ὄνλογία”置为源语言，在构词上不难发现，“Ontology”藏译成“ཡོད་པ་སྨྲ་བ།”最为妥当。原因有二：其一，“ཡོད་པ”在藏语中属常用系词之一，也是保证译词准确性的关键因素。“ཡོད་པ”在藏语中具有表示“存在”或“表示肯定”的概念，与希腊源词“ὄν”完整对应。“སྨྲ་བ”则表示“思想理论”，对应于拉丁文希腊语“λογία”及其拉丁文“-logia”。二者具有同样的普遍性，且词位分布相同。其二，在藏语因明学中，“ཡོད་པ”与“གཞི་གྲུབ”等义①,并不排斥现有藏译术语“གཞི་གྲུབ་སྨྲ་བ།”。“ཡོད་པ”是“能够被正确认识的对象”（ཚད་མས་དམིགས་པ་ཡོད་པའི་མཚན་ཉིད།），与西方哲学中的“onto”相对应。“ཡོད་པ”从本质上可以进行如下分类，传统藏语中的“ཡོད་པ”二分项及其释义简述如下：

（1）分为“客体”和“主体”二项

“客体”（ཡུལ།）：亦称对镜。心之所明了、现见及证悟者。指一切物质、精神，以及不相应性的实体和虚空等非实体事物，即一切所知界。（བློས་རིག་པར་བྱ་བ་སྟེ། བློས་མཐོང་བར་བྱ་བའམ་རྟོགས་པར་བྱ་བ། དཔེར་ན། བེམ་ཤེས་ལྡན་མིན་གྱི་དངོས་པོ་དང་། ནམ་མཁའ་ལ་སོགས་པའི་དངོས་མེད་ཀྱི་ཆོས་རྣམས་ཏེ། ཤེས་བྱ་དང་དོན་གཅིག་པའོ། །）

“主体”（ཡུལ་ཅན།）：亦称有境或有境者。能涉入自境而与之相应的事物。指一切能解说之声音、内心、感觉器官及补特伽罗。（རང་ཡུལ་ལ་འཇུག་པའི་ཆོས་ཏེ། རང་ཡུལ་ཅི་རིགས་དང་ལྡན་པའི་དངོས་པོ། རྗོད་བྱེད་ཀྱི་སྒྲ་དང་། བློ་དང་། དབང་པོ། གང་ཟག་རྣམས་སོ། །）

（2）分为“实有”和“无实有”二项

“实有”（དངོས་པོ།）：事，性，实有法。具有功用，能生起各自取识和各自后续自果之一切色法、心法及不相应行法。（དོན་བྱེད་ནུས་པ་སྟེ། རང་འཛིན་

① 东噶·洛桑赤列.东噶藏学大辞典（藏文）[M].北京：中国藏学出版社,2012：1815.

ཤེས་པ་དང་། རང་གི་རྒྱུན་ཕྱི་མ་ལ་སོགས་པའི་རང་འབྲས་སྐྱེད་པའི་དོན་བྱེད་ནུས་པའི་གཟུགས་ཤེས་ལྡན་མིན་འདུ་བྱེད་རྣམས་སོ། །)

"无实有"（དངོས་མེད།）：无有功能，即不能发生作用者，如虚空等一切无为。（དོན་བྱེད་ནུས་སྟོང་སྟེ་དོན་བྱེད་མི་ནུས་པ། ནམ་མཁའ་ལྟ་བུ་འདུས་མ་བྱས་པའི་ཆོས་སོ། །)

（3）分为"法"和"有法"二项

"法"（ཆོས།）：法被梵音译作"达磨"。义谓"能维持其自体者"。古印度佛学家世亲所著《注疏明论》中说达磨一词有十种含义。（སྤྱིར་ཆོས་ལ་ལེགས་སྦྱར་སྐད་དུ་དྷརྨ་ཞེས་པ་དང་། དོན་ནི་རང་གི་ངོ་བོ་འཛིན་པ་ལའོ། །དེ་ཡང་འདོད་འཇོ་ལས། ཐམས་ཅད་འཛིན་པས་ན་དྷརྨ་སྟེ་ཆོས་སོ། །ཞེས་གསུངས། དཔེར་ན། ཤེས་བྱ་ལ་ཆོས་ཞེས་སྒྲོར་པའི་རྒྱུ་མཚན་ནི་རང་གི་མཚན་ཉིད་འཛིན་པས་ན་དེ་ལྟར་བརྗོད།)

"有法"（ཆོས་ཅན།）：有法。别名前陈、前旬、所别、自性等。因及法二者所依存之处。如在以所作性为因，证成声是无常之论式中，声上具有所作性之因及无常之法二者，故声是有法，亦即宗之主词。（རྟགས་ཆོས་གཉིས་དང་ལྡན་པའི་གཞི་སྟེ། དཔེར་ན། བྱས་རྟགས་ཀྱིས་སྒྲ་མི་རྟག་པར་བསྒྲུབ་པ་ན། སྒྲ་ནི་ཆོས་ཅན་ཡིན་ཞིང་། སྒྲ་ལ་རྟགས་བྱས་པ་དང་ཆོས་མི་རྟག་པ་གཉིས་དང་ལྡན་པ་ལྟ་བུའོ། །)

（4）分为"所诠"和"能诠"二项

"所诠"（བརྗོད་པ།）：所诠即叙述的内容。从名言、符号所了知之含义。如说柱、瓶等各自名称所了解其所指对象之一切所知事物。（བརྡ་ལས་གོ་བར་བྱེད་པ་སྟེ། དཔེར་ན། ཀ་བ་དང་། བུམ་པ་ལྟ་བུ་རང་རང་གི་མིང་བརྗོད་པ་ལ་བརྟེན་ནས་རང་ཡུལ་གོ་བར་བྱེད་པའི་ཤེས་བྱའི་ཆོས་ཐམས་ཅད་དོ། །)

"能诠"（རྗོད་བྱེད།）：能诠，名言。以名号、语文论述对境事物时可以听闻之声。如一切实词及语句等。（བརྡའི་དབང་གིས་རང་ཡུལ་གོ་བྱེད་ཀྱི་མཉན་བྱའམ་སྒྲ་མིང་དང་ཚིག་ལྟ་བུའོ། །)

（5）分为"殊相"和"共相"二项

"殊相"（རང་མཚན།）：亦称"自相"。由各自特性表明其存在之实有事物，即不由内心思维假名安立，而是外境本身实际存在者，如柱及瓶等不待断除应破分及现起概念，而自身现于现量中之一切有为法。（རང་གི་མཚན་ཉིད་ཀྱིས་གྲུབ་པའི་དངོས་པོ་སྟེ། རྟོག་པས་བཏགས་པ་ཙམ་མ་ཡིན་པར་ཡུལ་རང་ངོས་ནས་གྲུབ་པའི་དངོས་པོ། ཀ་བ་དང་བུམ་པ་ལ་སོགས་པ་དགག་བྱ་བཅད་པ་དང་དོན་སྤྱི་འཆར་བ་ལ་མི་ལྟོས་པར་མངོན་སུམ་གྱི་ངོར་རང་ཉིད་འཆར་དུ་ཡོད་པའི་འདུས་བྱས་ཀྱི་ཆོས་རྣམས་སོ། །）

"共相"（སྤྱི་མཚན།）：共相即抽象。非外境本身实际存在而但由内心思维假立为有的事物，如虚空等有待于断除应破分及现起概念之一切无为法。（ཡུལ་རང་ངོས་ནས་གྲུབ་པ་མ་ཡིན་པར་རྟོག་པས་བཏགས་པ་ཙམ་གྱི་ཆོས། ནམ་མཁའ་ལ་སོགས་པ་དགག་བྱ་བཅད་པ་དང་དོན་སྤྱི་འཆར་བ་ལ་ལྟོས་དགོས་པའི་འདུས་མ་བྱས་ཀྱི་ཆོས་རྣམས་སོ། །）

（6）分为"总体"和"别体"二项

"总体"（སྤྱི།）：共，总，同。成为各自支分或内容统一、归属的事物。如云"所知"，统属一切常法及实有法，故名为总。（རང་གི་གསལ་བ་ལ་རྗེས་འགྲོ་ཅན་གྱི་ཆོས་ཏེ། ཤེས་བྱ་དང་། དངོས་པོ་རྟག་པ་ལྟ་བུ། རང་གི་གསལ་བ་ཞེས་བྱེ་བྲག་པ་དང་ཁྱབ་བྱ་ལ་རྗེས་སུ་ཞུགས་ཤིང་ཁྱབ་པའི་ཆོས། ཤེས་བྱ་ནི་རྟག་དངོས་ཐམས་ཅད་ལ་ཁྱབ་པས་སྤྱི་ཡིན་པ་ལྟ་བུའོ། །）

"别体"（བྱེ་བྲག）：差别，分支。自有其从属于总体的别体事物。如云金瓶、陶瓶等，共有其总体之瓶，而皆是总体瓶之别体。（རང་ལ་ཁྱབ་བྱེད་དུ་འཇུག་པའི་རང་གི་རིགས་ཡོད་པ་ཅན་གྱི་ཆོས། དཔེར་ན། ཁྱབ་བྱ་གསེར་བུམ་དང་རྫ་བུམ་སོགས་ལ་ཁྱབ་བྱེད་རང་གི་རིགས་བུམ་པ་ཡོད་པས་དེ་དག་བུམ་པའི་བྱེ་བྲག་ཡིན་པ་ལྟ་བུའོ། །）

随着本体论研究逐渐成为一个跨学科时髦词汇，应当高度重视该术语的藏译问题。藏语中虽然没有"Ontology"的对应词汇，但是西方哲学"Ontology"中所研究的实体、物质、属性等领域内容在藏文化传统哲学中也均有体现，形成了独特的哲学基本范畴理论。以上二分项"客体"和"主体""实有"和"无实有""法"和"有法""所诠"和"能诠""自相/殊相"和"共相""总体"和"别体"是藏因明乃至整个藏族传统文化中主要探讨的论点，对于整个藏文化的形成具有重要影响。如此看来，"ཡོད་པ།"的分类、研究内容与哲学 Ontology 的定义、研究范畴基本相同。基于"ཡོད་པ།"和"གཞི་གྲུབ།"在藏族因明学中具有同义关系，且考虑"Ontology"

在两种领域中的概念并不完全相同，现暂将哲学领域中的“本体论”藏译为“ཡོད་པ་སྨྲ་བ།”；人工智能领域中的“本体”翻译为“ཤེས་བྱ་གཞི་གྲུབ།”。在一定程度上，两个藏译词在保证原词结构的前提下，也在概念定义和范畴上保证了原译词的语义对等性。

第二节　哲学本体的研究范畴及其概念拓展

本体论是古希腊哲学的核心研究领域，属于形而上学的理论分支，是研究客观事物存在本质的哲学分支。本体论是古希腊哲学思想的主题形态，是奠定古希腊乃至整个西方哲学的基本框架。依此，哲学领域中的本体论当属基础理论科学①。“Ontology”在西方哲学界被广泛定义为“对世界上客观存在物的系统的描述”。基此共性，哲学范畴中的“Ontology”概念衍生了人工智能领域中沿用至今的“ontology”概念，这现象既是一种科学方法论上的沿袭，更是一种方法上的拓展和补足。因此，哲学界对于“Ontology”的概念定义方式及其理论范畴的研究对于人工智能领域的“语义网”（Semantic Web）、“本体”（ontology）、“知识图谱”（Knowledge Ontograph）等概念尤为重要。阐述并梳理 Ontology 在西方哲学中的定义方式及其研究范畴是人工智能领域本体构建研究中极其重要的先决条件之一。

一、哲学本体论研究范畴

Ontology 在西方哲学界被普遍视为形而上学理论分支，其研究范围极

① 本文参照德国哲学家沃尔夫（Wolff Christian，1679—1754）对于科学的分类方法，沃尔夫将科学二分为理论科学和实践科学。

其广泛，主要涉及哪种存在的实体可以称其为“存有”的理论依据，即实体的概念定义问题；“存有”实体的分组问题，即实体的分类问题；以及实体在层级结构中的关系问题和基于关系异同的细类等问题。针对以上问题，西方哲学、汉文化及佛教哲学中的观点不尽相同，各成体系。但是，它们分别对宇宙事物的生成、存在状态、认知方式、发展变化等进行了不同刻度的探究，形成了一种相互影响、异同并存的发展模式。然而基于不同的研究目的和受用对象，在人工智能领域中，“ontology”的研究范畴产生了一些变化。其研究范畴从“研究实体中心主义的学问”演变成一门研究“逻辑可操作性概念体系”[①] 的方法。

（一）哲学范畴中的本体论研究范畴

从哲学思想的源流来看，宇宙生成论和万物分类说是产生人类认识观和世界观的胚胎，也由此孕育出相关神话、学说、哲学等不同学科文化，以期解释以人为中心的天地万物源自何处？其本源是什么？以什么样的规律或秩序存在等问题。对西方哲学而言亦是如此。自米利都学派（Miletus）开始，希腊早期哲学家就致力于探索组成万物的最基本元素“本原”（或译为“始基”），探究世界的本原或基质。在西方近代哲学中，哲学家们试图将世界的存有模式归结为某种物质的、精神的实体或某个抽象原则。就世界的本原问题相继提出不同观点：

（1）巴门尼德（Parmenides）提出了唯一不变的本原“存有”，使关于“存有”的研究成为这一时期的主题。

（2）亚里士多德（Aristotle）认为哲学的主要研究对象为实体，而实体或 ontology 的问题是关于本质、共相和个体事物的问题。亚里士多德将研究实体或本体的哲学置于第一哲学的位置。从此，Ontology 研究焦点开始转向本质与现象、共相与殊相、一般与个别间的关系探讨上。

（3）笛卡尔首先把亚里士多德所谓的“研究实体或本体的第一哲学”

① 全如瑊 . Ontology 译成什么？—兼谈翻译与术语 [J]. 科技术语研究，2004(4)：11-12.

称作“形而上学的本体论”。

（4）17 至 18 世纪，莱布尼茨（Gottfried Wilhelm Leibniz）和沃尔夫（Wolff Christian）则试图通过纯粹抽象的途径建立一套完整的，关于一般存在和世界本质的形而上学体系，即独立的本体论体系。尤其是沃尔夫在后期将一般和普遍看作是脱离个别、单一而独立存在的本质和原因。

（5）康德（Immanuel Kant）一方面否定在抽象本体论的基础上建立形而上学的可能性，另一方面又借用与认识论相割裂的、先验的哲学体系来代替 Ontology。康德强调 Ontology 所要研究的只能是事物的普遍性质及物质的存在与精神存在之间的区别。

（6）黑格尔（G.W.F.Hegel）在唯心主义基础上提出本体论、认识论和逻辑学统一原则，并从“纯存在”的概念出发构造了存在自身辩证发展的逻辑体系，对后期的 Ontology 研究产生重要影响。

以上观点由于主观主义学派、客观主义学派、相对论学派等流派在不同时期对于 Ontology 的研究各有侧重，从而导致哲学领域中的 Ontology 概念显得更加难以厘定，对于实体的分类体系也是更难统一。纵然如此，它在西方哲学范畴中最为根本的分歧导因可归为概念定义、实体分类及其属性关系问题。对此，不同流派的哲学家各抒己见，又进一步衍生了不同的哲学问题。概念厘定，先从范畴认知开始。西方哲学中关于本体论的研究论域可概述如下：

（1）如何称其为存有？（“What can be said to exist?”）

（2）何为物质物体？（“What is a thing?”①）

（3）如何将存有物质进行范畴分类（如果有）？（“Into what categories, if any，can we sort existing things?”）

（4）存有的意义是什么？（“What are the meanings of being?”）

---

① Isham, C. J. 1995. Lectures on Quantum Theory: Mathematical and Structural Foundations. London: Imperial College Press. ISBN 1-86094-000-5. pp. 63-71.

（5）实体所存有的不同模式是什么？（“What are the various modes of being of entities?”）

（6）存在是否为一种属性？（Is existence a property?）

（7）哪些实体（如果有）是基本的？（Which entities，if any，are fundamental?）

（8）是否所有实体皆为对象？（Are all entities objects?）

（9）对象的属性如何与对象本身连接？（How do the properties of an object relate to the object itself?）

（10）物质的属性是否真实存在？（Do physical properties actually exist?）

（11）什么是物理对象？（What is a physical object?）

综上所述，哲学界对于Ontology的研究历史久远，其研究对象和范畴在不同历史阶段亦不尽相同，研究焦点亦是各有侧重。纵然如此，西方哲学中关于ontology的研究始终围绕“存有”的基质、存在方式和认知方法等问题展开。

（二）人工智能领域中的知识本体研究范畴

在哲学领域中，Ontology研究所有客观现实的抽象本质，研究范围极其广泛。相比而言，人工智能领域中的ontology则是缩小了其原有的研究范畴和内容，被赋予全新定义，成为一门涉及客观世界事物存在的认知、理解、结构与表达的学问。正如德国学者Studer在1998年给出的ontology定义“本体是共享概念模型的形式化规范说明”。在人工智能领域，ontology研究可视为一种基于语义的知识描述方式，是描述特定学科领域知识的一个通用概念模型，其研究内容范畴也与哲学范畴的不甚相同。人工智能领域的ontology研究归根结底就是讨论如何表达共识，也就是明确共享概念的规范化和形式化问题。人工智能领域的知识本体研究范畴不外乎语义知识的“共享”（share）、“概念化”（Conceptualization）、“明确性”（Explicit）和“形式化”（Formal）。简单来说，如何通过对于概念、术语及其相互关系的规范化描述来勾画出某一领域的基本知识体系和描述语言就是人工智能领域 Ontology 的基本研究范畴和内容。

根据描述和刻画建模对象的详细程度为视角来分析，人工智能领域的本体研究既包括上层的概念范畴和知识分类研究，也包括中、底层的实体个例和技术方法研究。根据本体表示的形式化程度和对于领域的依赖程度，人工智能领域的本体可以进一步划分为顶层本体、领域本体、任务本体及应用本体四类。其中，顶层本体是对于上层范畴概念的研究，主要研究空间、时间、事物、对象、事件、状态、行为等通用概念，独立于特定的领域知识；领域本体则是研究特定领域中的相关术语、词汇、关系等知识，对于领域性知识的依赖性较强；任务本体与领域本体处于同一层研究开发阶层，任务性较强，用来定义通用任务或知识推理活动；应用本体是底层范畴概念的研究，是对于特定应用的描述，“它既可以引用涉及特定的领域本体中的概念又可以引用出现在任务本体中的概念”[①]。

与哲学领域的 Ontology 相比，人工智能领域中的 ontology 研究范畴略显微小，然而也从上层的时空概念贯穿至底层的词汇个体上，类（Concept）、关系（Relation）、函数（Functions）、公理（Axioms）及实例（亦称个体，Individuals）等无一不被囊括在内。在构建领域性知识本体时，其研究范畴不仅包括特定领域的知识结构和文本表达方式，也包括 ontology 自身及其组成元素（即建模元语）的概念定义，本体的构建原则、方法及步骤，本体描述语言以及本体中常用的关系等。

二、Ontology 概念定义及其应用拓展

在西方哲学中，Ontology 作为理论哲学的基础，是“关于存在的理论”。

① 梁晔，周海燕．本体论与语义 Web [J]. 北京联合大学学报（自然科学版），2007（67）：40.

而在人工智能中，ontology 是作为一种“探讨如何对真实世界中存在实体进行有系统的说明和描述”的学说。Ontology 在哲学和人工智能领域的研究方法、范畴各有不同，知晓两个领域中的 Ontology 研究领域尚不足以完全认识本体本身，唯有拓展到概念定义方式才能全面掌控领域性本体的构建思想。定义是在不改变目标事物本身的前提下对事物做出的明确价值描述，是用于表述对于特定概念的认识。人工智能领域的 ontology 概念从哲学范畴引用，却又脱离了原有的哲学意义，二者对于该术语的概念定义亦不尽相同。转借后的定义仍然处于不断发展的变动状态，使得“如何定义 Ontology？”成为一个悬而未决的议题。以下简单述评 Ontology 在哲学和人工智能中的不同定义。

（一）哲学术语 Ontology 的概念定义

哲学界对于术语“Ontology”的定义不尽相同，这些定义或从哲学思辨出发，或从知识分类视角出发，最近更有从人工智能和知识工程视角进行定义的。Ontology 在哲学界经历了“世界基质研究”到亚里士多德时期的“关于存在的科学”，产生了“先验本体论”“始基本体论”“批判本体论”“实体本体论”“属性本体论”“理念本体论”“神学本体论”等多个学派。因此，Ontology 研究范畴和概念定义在不同学派背景下的显现也各不相同。据研究，“Ontology”在百科全书、词典中的注释显得相当宽泛，且义项不完整，其释义可大致概括如下：

1. Ontology 是一门“形而上学”的分支学说

（1）The branch of metaphysics that deals with the nature of being.

（主要研究存在本质的形而上学分支理论。）

——Cited from[Dictionary of the English Language①]、[Collins English

① American Heritage® Dictionary of the English Language, Fifth Edition. Copyright © 2016 by Houghton Mifflin Harcourt Publishing Company. Published by Houghton Mifflin Harcourt Publishing Company. All rights reserved.

Dictionary①]、[Random House Kernerman Webster's College Dictionary②]

（2）philosophical inquiry into the nature of being itself，a branch of metaphysics.

（对存在本身的本质进行哲学的探究，是形而上学的一个分支。）

——Cited from [Ologies & –Isms③]

（3）Ontology is the branch of metaphysics concerned with the nature or essence of being or existence，the opposite of phenomenology，the science of phenomena.

（本体论是与存在或存在的本质或本质有关的形而上学的一个分支，与现象学、现象科学相反。）

——Cited from [Farlex Trivia Dictionary④]

（4）Ontology is the metaphysical study of the nature of being and existence.

（本体论是对存在和存在本质的形而上学研究。）

——Cited from [Thesaurus，based on Wordnet 3.0⑤]

（5）The branch of philosophy that deals with the nature of being.

（研究存在本质的一个哲学分支理论。）

——Cited from [Dictionary of Unfamiliar Words⑥]

2. Ontology 是逻辑理论预设的一组实体

（Logic）Logic the set of entities presupposed by a theory.

---

① Collins English Dictionary – Complete and Unabridged, 12th Edition 2014 © HarperCollins Publishers 1991, 1994, 1998, 2000, 2003, 2006, 2007, 2009, 2011, 2014.

② Random House Kernerman Webster's College Dictionary, © 2010 K Dictionaries Ltd. Copyright 2005, 1997, 1991 by Random House, Inc. All rights reserved.

③ Ologies & –Isms. Copyright 2008 The Gale Group, Inc. All rights reserved.

④ Farlex Trivia Dictionary. © 2012 Farlex, Inc. All rights reserved.

⑤ Thesaurus, Based on WordNet 3.0, Farlex clipart collection. © 2003–2012 Princeton University, Farlex Inc.

⑥ Dictionary of Unfamiliar Words by Diagram Group Copyright © 2008 by Diagram Visual Information Limited.

（逻辑理论所假定的一组实体。）

——Cited from [Collins English Dictionary]

3. Ontology 泛指宽泛意义上的“形而上学”

（loosely）Metaphysics.

（泛指形而上学理论本身。）

——Cited from [Random House Kernerman Webster’s College Dictionary]

4. 知识本体（人工智能）

Ontology –（computer science）a rigorous and exhaustive organization of some knowledge domain that is usually hierarchical and contains all the relevant entities and their relations.

（本体是指计算机科学中对某些领域知识的严格、详尽的组织方式，通常具有层级关系，且包含所有相关实体及其关系。）

——Cited from [Thesaurus，based on Wordnet 3.0]

以上几种百科辞典对于“Ontology”的释义并不完全等同，义项较多，对其理论认识有深有浅。定义厘定多为哲学领域的 Ontology 而作，但其语用范畴不仅限在哲学领域内，向人工智能领域也有所延展。对于以上四种不同义项，可进一步将其归纳为哲学范畴中的 Ontology 和人工智能领域的 Ontology 二项，二者在概念定义上既有渊源关系，又相互区别。

正如由黑格尔引述，由沃尔夫第一次表述的概念所述，Ontology 即是“论述关于 Being 及其作为一、善这样抽象的、完全普遍的哲学范畴，在这种抽象的形而上学立，进一步产生出偶性、实体、因果、现象等范畴”①。作为哲学分支理论的 Ontology（本体论），它研究的是以“being”为核心的各种范畴，需要回答什么是事物（things）？什么是本质（essence）？回答当事物发生改变时，本质是否仍然存在于事物之中？概念（concept）是否存在于我们的心智（mind）之外？怎样对世界上的实体（entities）

① 黑格尔 . 黑格尔哲学史讲演录·第 3 卷 [M]. 贺麟，王太庆，译 . 北京：商务印书馆 .1982：265–267.

进行分类等一系列问题，所以它是一门研究存在本质的哲学。确切来说，哲学范畴中的“本体论”主要指“存在”“形成”及“现实”等直接相关的概念，它以“存有”的基本类别和关系为主要研究项目①。Ontology 是一门通过逻辑方法去构造哲学原理的学问。顾名思义，哲学范畴中的本体论是研究“存有”（being）问题的理论，是一切“存在”的最终本性，这种本性需要通过认识论得到认识，因而研究一切“存在”的最终本性可简单称之为“本体论”。

（二）人工智能术语 ontology 的概念定义

德国经院学者郭克兰纽（Goclenius，1547—1628 年）首次将 Ontology 定义为“对世界上客观事物的系统描述”。自此，Ontology 概念顺利从哲学范畴引用到人工智能领域的过程，并逐渐开展本体概念的意义变迁与理论充实过程。1977 年，Bunge 提出“Ontology 是关于真实世界的基本特性哲学理论②”，强调 Ontology 作为“探讨如何对真实世界中存在的实体进行有系统说明”的作用。借此，Ontology 在人工智能领域被认为是一种应用哲学③，是作为一种“知识建模的理论和知识体系的组成部分”。

在人工智能界，明确给出本体定义的是 Neches 与 Gruber 等人，他们给出的定义最能反映当前本体研究的本质。他们首次将人工智能领域的 ontology 定义为“组成主体领域的词汇的基本术语及其关系，以及用于组合术语和关系以定义词汇的外延规则”（An ontology defines the basic terms and relations comprising the vocabulary of a topic area，as well as the rules for combining terms and relations to define extensions to the vocabulary④）。1993年，

① “Ontology.” Merriam-Webster Dictionary. Retrieved 3 May 2020.

② Bunge,M(1977).Treatise on Basic Philosophy:Vol 3: Ontology I: The Furniture of the World, Boston, MA:Reidel.

③ 李善平，尹奇，胡玉杰，等．本体论研究综述 [J]. 计算机研究与发展，2004（41-7）：1041-1052.

④ Neches, R. Fike, R. Finin, T. Gruber,t Patil,R etc. Enabling technology for knowledge sharing, AI Magazine, 12(3)：36-56.

Tom Gruber 又将其修改为当前最为盛行的 Ontology 定义，即“本体是概念模型的明确的规范说明①”。Borst 在此基础上，通过自己的博士毕业论文给出了本体的另外一种定义，即“本体是共享概念模型的形式化规范说明②”。而后，国内外学者从理论或应用的视角出发，相继提出不同的概念定义。此外，国内外学者对于 Ontology 的认识具有一定差异，现将 1990 年至今所提出的不同定义简述如下：

（1）1990 年，Wand、Yair、Weber 与 Ron 等人将 Ontology 简单理解为“事物、事物属性以及事物的状态”（Things，Properties of Things，and State of Things③）。他们在其咨询系统中应用了建模技术来描述问题领域，并将其技术的构成元件（Construct）与规则（Rules）通称为文法。同时提出“表达映射”（Representation Mapping，从真实世界的概念与文法的对照）和“说明映射”（Interpretation Mapping，用文法来解释和说明真实世界系统）等概念，为后期 Ontology 研究夯实基础。

（2）1993 年，Tom Gruber 将 Ontology 定义简化为“概念化的一个形式的规范说明”后，又于次年提出“本体是关于共享概念化的协议，共享概念化则包括用于建模领域知识的概念框架和用于它们之间通信的特定内容的协议”（ontologies are agreements about shared conceptualizations, shared conceptualizations include conceptual frameworks for modeling domain knowledge；content-specific protocols for communication among④）。

（3）Guarino 对于 Ontology 的认识与 Gruber 基本相符，认为 Ontology 是“对于概念化范畴的明确描述（An ontology is an explicit specification

① Gruber T. Ontolingua: A translation approach to portable ontology specifications[J]. Knowledge Acquisition5(2), 1993:199-200.

② Borst W.N. Construction of Engineering Ontologies. PhD Thesis. Enschede：University of Twenty,1997.

③ Wand, Yair and Weber, Ron(1990), An Ontological Model of an Information System, Software Engineering, IEEE Transaction on, Vol.16 Issue.11:1282-1292.

④ Gruber T. SRKB mailing list.(cite from Uschold, M., Gruninger,M.(1996), Ontologies: principles, methods and applications, The knowledge engineering review, 11(2).

of a conceptualization.）[①]”。Guarino 依照 Ontology 内涵的概念架构和主题不同，将 ontology 分为术语本体论（Terminological Ontologies）、咨询本体论（Information Ontologies）、知识建模本体论（Knowledge Modeling Ontologies）三种。1998 年，Guarino 又根据 Ontology 的用途[②]，将其分为顶级本体（Top-Level Ontology）、领域本体（Domain Ontology）、任务本体（Task Ontology）、应用本体（Application Ontology）。1998 年，Guarino 提出“本体是由一系列用来描述真实世界实体的特定词汇，加上一系列关于词汇特定意义的明确假设而构成。这些词汇与假设各自表示了真实世界的概念与关系，并由此形成了基本的逻辑理论”的观点。除此之外，Guarino 还提出了概念共享（shared conceptualization）及逻辑理论（logical theory）等重要特性定义。认为 Ontology 实际上是“以已经定义的词汇来描述存在的实体，并且以一定规格表示出这些实体间的关系与存在的意义，进而形成在此专业领域中可以解释的知识架构”。他的研究对后期的本体定义和分类产生了宝贵的借鉴意义。

（4）Schreiber（1995 年）与 Van Heijst（1997 年）对 Ontology 持有相同的认识，他们将其定义为“是能够存在于知识代理人心智中原件的原理”（Ontology is a theory of what entities can exist in the mind of a knowledge agent.）。

（5）1996 年，Micheal Uschold 博士提出本体含义，认为本体是“一套术语词表以及术语含义的规范说明”（Ontology is a vocabulary of terms and some specification of their meaning[③]）。

① Guarino,N. Formal ontology, conceptual analysis and knowledge representation, International Journal of Human-Computer Studies，1995：625-640.

② Guarino,N. Formal Ontology and Information Systems[J]. Trento Italy：Formal Ontology in Information Systems.Proc. Of the 1st International Conference. IOS Press(amended version), 1998：6-8.

③ Uschold、Mike and Michael Gruninger. Ontologies: Principles, Methods and Applications[J] .Knowledge Engineering Review . Vol.11, 1996(2) :93-136.

（6）Swartout 认为 Ontology“是一组概念，用来描述知识领域，建立知识的陈述”。并在 1997 年与 Patil、Knight 等人合作发表的文章中重申“本体是一组用于描述领域的分层结构的术语，可以用作知识库的骨架基础”（an ontology is a hierarchically structured set of terms for describing a domain that can be used as a skeletal foundation for a knowledge base①）。

（7）Borst（1997 年）与 Studer 对于 Ontology 的定义基本相同，都认为 ontology 可定义为“被共享的概念化的一个形式的规格说明”（an ontology is a formal specification of a shared conceptualization.），并且通过与 Chandrasekaran、Benjamins 三人共同发表文章来补充说明“本体属于人工智能领域中的内容理论，研究特定领域知识的对象分类、对象属性与对象间的关系，为领域知识的描述提供术语”②。

（8）William 与 Austin（1999 年）认为，本体是“用于描述或表达每一领域知识的一组概念或术语，可用以组织知识库较高层次的知识抽象，也可用来描述特定领域的知识”③。如此一来，ontology 便可作为一种知识表达的基础工程，也能够避免重复的领域知识分析，并且由于统一的术语和概念，使得知识共享的目的可能实现。

（9）Staab 以后的学者对于 Ontology 的认识与理解，朝向将概念具体化以及往知识、咨询工程应用层次倾斜的现象益发明显。认为“ontology 是一个领域超层次（meta level）的描述，是对领域规格的一个抽象的、概念性的或者正式化的呈现”④。旨在提供分项的词汇，解决人、组织及软件系统彼此间在不同的背景、语言、工具及技术之间构成的障碍，改善

① Swarout B.R, Patil K, Knight T.R, Toward Distributed Used of Large-scale Ontologies[J]. Ontological Engineering, AAAI-97 Spring Symposium series.1997：138-148.

② Chandrasekaran.B、Josephson J.R、Benjamins V.R. What are ontologies, and why do we need them?[J], IEEE Intelligent systems, 1999 Jan/Feb:20-25.

③ William S. Austin T. Ontologies[J]. IEEE Intelligent systems, 1999 Jan/Feb:18-19.

④ Staab R, Studer R, Schnurr, Hans-Peter, Sure, York. Knowledge Processes and Ontologies[j]. IEEE Intelligent Systems,2001:2-10.

沟通品质，提升知识复用与共享。

（10）对此，Soergel 于 2001 年归纳和整理了国内外著名学者对于 Ontology 的不同定义，分别给予了 Ontology 在哲学领域、人工智能领域及知识工程领域的三种不同定义[①]。将人工智能领域的 Ontology 定义为“本体是一种工程产品，由用来描述现实的一部分的特定词汇，加上一组关于词汇的预期含义的明确假设，以及一个概念化的规范”（ontology is an engineering product consisting of a specific vocabulary used to describe a part of reality，plus a set of explicit assumptions regarding the intended meaning of the vocabulary words，a specification of a conceptualization）。在知识工程领域的将其定义为“是一种趋向于形式化和逻辑化的理论，通常是概念、关系、属性、值、约束、规则、实例”（is a toward a formal，logical theory，usually concept，relations，properties，values，constraints，rules，instance）。

（11）2001 年，W3C 发明人 Berners-Lee 等人在《The semantic web》[②]一文中定义，本体是指涉“词与此之间的关系，在形式上已定义清楚的档案或文件”（…for them an ontology is a document or file that formally defines the relations among terms）。

（12）2003 年，国内学者吕星学根据 Guarino 前述组成关系，将 Ontology 定义以如下逻辑形式表达：

Def：O={V，E，R}

O：Ontology（知识本体）

V：Vertex（特定领域内的实体与概念点集合）

E：Edge（实体属性或特性）

R:Relation（特定领域内实体间、实体与个体、实体与属性间的关系）

① Soergel D. Thesarau and ontologies in digital libraries turorial[J]. joint conference on digital libraries(JCDL 2001). Roanoke VA USA, 2001：694.

② Berners Lee T, Hendler J and Lassila O. The Semantic Web[J]. Scientific American, 2001(http://www.sciam.com/2004/6/27visited).

通过以上几种定义的梳理不难看出，早期的ontology（知识本体）只是信息组织的一种形式，它与语义网（Semantic Web）的产生具有千丝万缕的关联。而今，知识本体已成为一种构建知识体系的关键技术，是一种集领域知识规范的知识表达、共享、重用的人工智能方法。知识本体在人工智能领域围绕术语、术语关系、规则、概念化、形式化的规格说明、领域知识、表达与共享等关键词产生了多个不同定义。知识本体在其概念定义上也经历了“一个非形式的概念化系统”到“一个逻辑理论表示的概念系统”，从“一个定义了组成主体领域词汇的基本术语和关系以及用于组合术语和关系以定义词汇的外延规则”,再到Tom Gruber的“是概念模型的明确规范说明”和Studer的“是共享概念模型明确的形式化规范说明”等多个不同的演化过程。在以上几类定义方式中，Tom Gruber和Studer（1998）给出的定义被引用最多。该定义包含四层含义，即概念模型（Conceptualization）、明确性（Explicit）、形式化（Formal）和共享性（Share）。其中，概念化是指通过抽象出客观世界中一些现象的相关概念而得到的模型，概念模型所表现的含义独立于具体的环境状态；明确性指本体所使用的概念及在这些概念之上的约束都有明确的定义，没有二义性；形式化是本体能够被计算机所处理，不是自然语言，而是计算机可读的；共享性指本体体现的是共同认可的知识，反映的是相关领域中公认的概念集合，它所针对的是团体而不是个体，反映在领域中公认的术语集合。

尽管国内外学者对于知识本体仍存不同定义方式，但是从内涵上来看，本体在哲学领域和人工智能领域具有多个相同之处，都被当作是一种特定领域内部不同主体之间进行交流（对话、互操作、共享等）的一种语义基础，即一种由Ontology提供一种为机器服务的共识来完成知识交流与理解的手段。在本质上，哲学范畴和人工智能领域中的Ontology都是研究连接、整合人类对于外部世界的认识与描述方法。二者区别在于，哲学范畴中的本体论是启示人们如何去认识外部世界的真理，而人工智能领域的知识本体则是诠释外部世界如何被机器所理解的方法。

第三节　构建知识本体的深层哲学意义

对于“存有”的基质、分类及认知方式的研究与知识本体的构建息息相关。以上哲学问题不仅是构成西方哲学认识论的核心要素，也是决定本体构建方法论的根本条件。宇宙生成论和宇宙构式图对于哲学的意义主要体现在人类探寻世界万物真理的认识论问题上。在广义上，宇宙生成论对于人类的世界观和认识观起到指导性作用。Ontology 在哲学领域中多以研究客观事物存在的本质问题等为根本任务，在西方哲学、中国哲学、佛教哲学中都属于基础理论科学[①]范畴。然而，对于领域性知识本体的构建而言，宇宙生成论也同样具有深层的哲学指导意义。对于人工智能领域的知识本体构建而言，事物的认知方式直接构成知识本体的结构体系。

Ontology 在西方哲学上的发展源远流长（2000 年以上），自成理论体系。但总体上，Ontology 的发展路程崎岖不平，在存有、物体及物理现象的概念定义、关系及其意义等问题上具有不少分歧。其中，哲学家对于“什么是事物（things）？”“其本质（essence）是什么？”“概念（concept）是否存在于我们的心智（mind）之外？”“如何进行实体（entities）的分类？”等问题展开了激烈的争论。“宇宙生成论”即宇宙本原问题始终是贯穿古希腊哲学的主导线索，更是研究本体论的根本问题。宇宙生成

① 德国哲学家沃尔夫（Wolff Christian，1679—1754）将科学二分为理论科学和实践科学，前者包括本体论、宇宙论、心理学和神学，而后者则包括伦理学、政治学和经济学。

论在东西方哲学思想源流中可谓是占据绝对核心位置的。它从表层解决了宇宙如何构成？何为物质物体？哪些实体（如果有）是基本的等根本哲学问题。

不同民族文化和学派理论对于宇宙生成论和结构说的认识论不尽相同，甚至天差地别，导致对于同一事物的认识方式和描述方式各有所异，由此同一事物在不同文化背景下的本体描述也会截然不同。简单而言，不同的宇宙生成论形成不同的认识观和世界观，也造就了独特的民族性和地域性知识特征。宇宙生成论和构式图是构成文化独特性的元素之一，更是决定领域性本体构建的根本因素。因此，宇宙生成论不只是认识事物和描述事物的根本途径，它对于领域知识的形成和知识范畴的定形具有决定性作用。“西方哲学的 things 概念，重在其元素和结构。古希腊的巴门尼德、柏拉图、亚里士多德等人关于事物整体、种类事物及具体事物等问题形成了自己的理论体系。”① 西方哲学中的 things 概念中，既包含“物”，也包含“事”。它以三个层次表达出来，从宇宙层面看，Beings（是本身），即 things 是形上的、抽象的和静态的；从种类层面看，即 ιδεα（理式），things 呈现为理式—实物—艺术之间的模仿关系；具体事物，即 substance（实体性的本体）呈现为十范畴与四因②。对这三个层面进行总括，宇宙生成论与本体构建可简单用四个词汇以概括之，即实体、可分类、逻辑、明晰。

宇宙生成论，即宇宙本原问题，始终是贯穿古希腊哲学的主导线索，更是研究知识本体体系的根本问题。古希腊哲学中的宇宙生成论经历了从“自然论”到“知识论”的演进过程，因此希腊哲学中的宇宙生成观

① 引自张法的博客“西方哲学中 thing（事物）概念：起源，内蕴，演变”，文章地址为：http://blog.sina.com.cn/s/blog_4de351700101cckx.html.

② “十范畴四因”是亚里士多德在《范畴篇》里提出的哲学基本概念，十范畴为实体、数量、性质、关系、地点、时间、姿势、所有、主动、被动；“四因”即一个事物的形式因、目的因、质料因和动力因，四种原因最后可归结为质料和形式。

具有“朴素唯物主义”“唯心主义”“唯物主义”等多重属性。对于宇宙生成论而言，基质是 Ontology 研究中的重点要素。西方哲学界对于事物本质的研究现有两种不同观点，分别以巴门尼德（Parmenides）和康德（Emmanuel Kant）为代表。巴门尼德提倡事物的本质是独立于人体感官的学说，他认为事物虽有变化，但其本质不变，具有唯物主义色彩。而德国哲学家康德则认为事物的本质不仅仅由事物本身决定，也受到人们对于事物的感知或理解的影响，“我思故我在”，相对偏向唯心主义认识论。“从整个古希腊哲学的走向而言，是倒向唯心主义，最后甚至与宗教神学合流”①,其宇宙生成问题既与自然万物相关,又离不开“神学”色彩。以古希腊为核心的西方哲学中的宇宙论思想，从试图寻求某种具体的物质作为构建世界统一性的基础，到将脱离物质的“精神”看成宇宙本原的唯心主义理念，最终亚里斯多德之后的希腊晚期理论将关于宇宙论的哲学迅速滑向宗教神学，把哲学引向僧侣主义的怀抱，合流到“神创说”当中，使哲学更具唯心主义色彩，实现了宇宙论与神学的完美结合。

对于“宇宙生成论”，古希腊哲学家们对其提出万物始基的基质问题并对自然万物的生成和存在方式做出全面的解释。首先，米利都学派（Miletus）的泰勒士（Θαλῆς Thalês，前 624—前 546 年？）提出“始基”和“生成”，并认为宇宙万物由“水”构成。米利都学派的阿拉克西曼德（Ἀναξίμανδρος，约前 610—约前 546 年）则批判泰勒士的观点，认为宇宙最初是从他所称的阿派龙（apeiron）或“无限”中分离出来的“热”和“冷”构成②。同为米利都学派代表人物的阿那克西美尼（Ἀναξιμένης ὁ Μιλήσιος，前 586—前 526 年）则认为万物的始基复归于具体的物质形态“气”体，不同形式的物质是通过气体的聚散而产生，并认为“火”

① 曹招根 . 简论古希腊哲学中宇宙生成论思想 [J]. 徐州师范学院学报 , 1996（1）：29–30.
② 弗兰克 · 梯利 . 西方哲学史（增补修订版）[M]. 伍德增补 , 葛力译 . 北京 ：商务印书馆 , 1995.

是最精纯的空气[①]。爱菲斯学派（Ephesian school）的创始人赫拉克利特（Heraclitus，前 544—前 480 年）继承了米利都学派的传统，也同样认为“火”是万物的本原。万物由火而产生，又复归于火，而这种活动遵循一定的规律。此外，毕达哥拉斯学派（Pythagorean School）则针对宇宙的生成提出独特论点，认为“数”是万物的始基。[②]该学派认为科学的世界和美的世界是按照“数组”就绪的。古希腊爱利亚学派（Eleatic School）哲学家赛诺芬尼（Ξενοφάνης ὁ Κολοφώνιος，约前 570—前 475 年）作为区分真实信仰和知识的第一人，他在其诗作中提倡宇宙万物源于“水”，但其本质为“神”的说法，为宇宙的产生和存在裹上了一层神秘感。[③]关于古希腊哲学中宇宙的产生和基质，从“一元说”发展为“二元说”，乃至“多元说”。关于宇宙生成“二元论”，伊比鸠鲁学派（Epicureanism）的原子论唯物主义者们以及德谟克利特（Demokritos，约前 460 年—约前 370 年）等一致认同“一切事物的始基石原子和虚空”[④]。而斯多葛学派的唯心主义者们则提出宇宙有两个本原即“主动”和“被动”的本原的学说。古希腊哲学中，关于宇宙生成和存在的本原问题，还有多元学派，认为宇宙是由多种基质组成，以爱利亚学派（Eleatics）的著名哲学家恩培多克勒（Empedocles，约前 495—前 435 年）为代表。恩培多克勒作为“最早的也是最不完善的多元论者”[⑤]，他沿承了巴门尼德关于“存在”即永恒的观点，承认存在是永生的、不可毁灭的，但是他又认为存在是由水、火、土、气四种微粒由爱与恨聚合和分散造成的，进而提出“宇宙循环论”。

① Kirk, G.S., J.E. Raven, and M. Schofield.《"Anaximenes of Miletus." The Pre-Socratic Philosophers》[M]. Cambridge: Cambridge University Press, 1984. 143-144.

② 苗力田 . 古希腊哲学 [M]. 北京：中国人民大学出版社，1989：81.

③ Osborne, Catherine. "Chapter 4".《Presocratic Philosophy: A Very Short Introduction》[M]. Oxford UP. 66-67. Print.

④ 北京大学外国哲学史教研室 . 古希腊罗马哲学 [M]. 北京：商务印书馆，1961：46.

⑤ 引自斯通普夫所著的古代希腊哲学第一节《西方哲学史：从苏格拉底到萨特及其后》第八版修订版，由世界图书出版社出版发行。

从历史的视角考察，古希腊哲学经历了“神创论”到“自然论”，最后重新合流到“神创论”的宇宙生成观。在古希腊文化末期，新柏拉图主义（Neo-Platonism）哲学家普罗提诺（Plotinus,204—270年）则认为“太一”是世界万物的最高本原①，同时主张有神论和神秘主义。而古罗马哲学家斐洛尤迪厄斯（Philo Judeaus，前25—40年）则尝试将宗教信仰与哲学理性相结合，将“太一”等同于“神”②。

西方哲学范畴下的Ontology则与汉文化中的“本根论”具有一定相同之处。虽然二者的研究范畴各不相同，但概念较为相近，二者都是研究整个宇宙客体的描述和认识方法。中国哲学中的本根论是一种关于研究产生和构成天地万物的原始物质的宇宙观，是探索关于开始（万物所从出，宇宙之所始）、终极根据（万物都要“有所待”才能产生，“有所待”表示所依赖的条件。本根则是大化之所待，“所待”则用来表示宇宙万物产生的终极原因）及统摄（统摄万有的宗主。“品质万变，宗主存焉”）的哲学理论。以“宇宙生成论”和“物质分类说”为核心的宇宙观对一个民族的“文化形态”产生极其深远的影响，该影响恰是形成“同领域体系异构”现象的关键因素。西方哲学观乃至整个西方文化是以“本体论”思想为架构框架，从而构成独特且专属于西方的知识本体架构。对于中国文化而言亦是如此,中国文化中的“阴阳”“道器”“有无”“理气”等范畴对其整个宇宙观乃至特定理论范畴的影响非常深厚。葛兆光先生指出古代中国的神造宇宙、道论、阴阳说、五行说等宇宙论只是一个粗略的分类。③对此，李锐④也从宇宙生成论的源头将其划分为神话型、数术型、有生于无型、自生型等四种。这样的划分方法仅作为一种理想形态的存在，且“女娲造人”“盘古开天”等神话类型的宇宙生成论都

① 北京大学外国哲学史教研室 . 古希腊罗马哲学 [M]. 北京：商务印书馆，1961：162.
② 黑格尔 . 哲学史讲演录 [M]. 北京：商务印书馆，1995：182.
③ 葛兆光 . 道教与中国文化 [M]. 上海：上海人民出版社，1987：22-54.
④ 李锐 . 中国古代宇宙生成论的类型 [J]. 江淮论坛，2020（01）：54-59.

联系着一种指导行为的准则，为推天道以明人事而作。所以说，不同的宇宙观衍生不同的知识体系，也造就不同的知识本体。

关于宇宙生成论问题，中国哲学自先秦、两汉时期就开始对其进行了一定的探索。中国哲学将世界本原和统一性问题皆归属于本根论（宇宙生成论）范畴。[①] 早在西周之时，就有“先王以土与金、木、水、火杂，以成百物”（《国语·卷十六·郑语》）的说法。而到春秋、战国时期，学术界出现了“诸子蜂起”“百家争鸣”局面，宇宙生成相关学说和思想愈发丰富。然而，中国哲学中首次构建宇宙生成图式的应该首推道家学说。道家在殷、周关于阴阳之气和五行说的基础上把宇宙本原归结为道，道同万物的关系，推崇“道生一,一生二,二生三,三生万物”（《老子》42 章）思想。后来，庄子进一步充实道家关于宇宙生成的思想。老、庄关于构建宇宙生成的模式，从战国至秦汉，一直被后续道家所沿袭。东汉王充等人则认为元气与天地万物是相生的关系，认为“天地合气，万物自生”“人，物也，万物之中有智慧者也。其受命于天，禀气于元，与物无异”。至今，中国哲学中的本根论从一元论发展至二元论乃至多元论，衍生了不同的宇宙生成观，梳理了本根与事物之间的关系。中国哲学中的本根论先后以道论（老子）、太极论（最早见于《易传·系辞上》中）、唯气论（也称为元气本体论，张载）、元气一元论（董仲舒）、理气论（朱熹）、唯心论（孟子、陆九渊）及多元论为代表。中国的本根论思想在一定程度上与西方哲学中的 Ontology 相对应，但是，二者具有一定的差异。譬如，中国哲学中事物与“本根”的渊源关系，并非如西方哲学中所认为的现象与背后的实在关系，而是源与流、根与枝的关系。

藏文化中对宇宙生成问题有过一定探索。在藏语中，虽然没有能够与“Ontology”或本根论完全等同的专用术语，但也重点探讨了宇宙生成

① 杨义银，赵明．从宇宙生成论到本体论——王弼哲学再认识 [J]. 西南师范大学学报（人文社会科学版），1992（02）:19–25.

和物质分类等多个相关问题，且影响了对于宇宙事物的认识方法和描述方式。藏族学者在吸收印度佛教思想的基础上，融合苯教的思想观念，阐述了自己关于宇宙形成的看法和宇宙图式[①]，具有独特的见解和学说。其宇宙生成观在一定程度上影响了藏民族认识事物的方法，并反映在多部典籍文献中。佛教对于宇宙生成论的基本观点是“缘起性空”和“唯心”。以此阐发宇宙万物皆由因缘聚合而生，其本身并无独立的自性。至于具体的缘起机制与过程，则众说纷纭，不同宗派相继提出了诸多缘起论。如小乘佛教提出的业感缘起论，大乘瑜伽行派提出的赖耶缘起论，《大乘起信论》提出的真如缘起论，大乘华严宗提出的法界缘起论，以及密宗提出的六大缘起论等。在吸收了大乘唯识宗、华严宗有关观点的基础上，大乘禅宗更提出了自心顿现论。认为宇宙间一切万法，都在人的自性清净心之中，众生只要去掉“妄念浮云盖覆”，就能发露出森罗万象，众生本来面目便可顿然显现。

藏文化中对于宇宙生成论的思想具有多元性特征，通俗上可分为苯教宇宙生成论思想和藏文化宇宙生成论思想。藏族宗教文化中主要围绕“缘起说”探讨宇宙的本原和生成问题，具体可从不同视角分为“十二缘起说”[②]“四缘说”[③]“四谛缘起说”[④]“六大缘起说”[⑤]及“四重缘起说”[⑥]，认为宇宙万物并非由某种精神或神秘的神灵的创造，而是因缘和合而生

① 乔根锁，魏冬，徐东明 . 藏汉佛教哲学思想比较研究 [M]. 上海：上海世纪出版股份有限公司、上海古籍出版社，2012：54–55.

② 藏族传统文化中的“十二缘起”又名为十二因缘、十二缘起或十二有支，分别是无明、行、识、名色、六入、触、受、爱、取、有、生、老死等十二个要素。

③ 四缘分别是指因缘、所依缘（即所缘缘）、等无间缘、增上缘。是佛教继承了唯识大师世亲在对以前提出的各种因缘种类删繁就简的基础上完成。

④ 所谓四谛即苦谛、集谛、灭谛、道谛。即宗喀巴大师所言之“若有苦谛，生苦之集、灭苦之灭、能灭之道，亦皆以理，故有四谛。”

⑤ 印度密宗将《中阿含·度经》中提出的地、水、火、风、空、识六大作为宇宙万有缘起的基本元素。

⑥ 指宁玛派的四重缘起是指业因缘起、相依缘起、相对缘起、相碍缘起。

或聚众缘而起[①]。而藏族苯教对于宇宙生成问题的探索也经历了缘主创造论、龙母本原说、卵本原说[②]、四大元素说[③]及自然形成论[④]等发展历程，具有独特的宇宙形成论和宇宙图式。

缘起论是藏族传统文化在对印度佛教缘起论体系的直接继承下完成了本地的二次发展，在藏文化中占有重要地位。在其发展、完善过程中，逐渐形成了多元性特征。对于宇宙构成的本原而言，藏文化中继承了印度佛教中的四大、五大、六大之说，甚至在《楞严经》中有七大之论。“大”具有既能造一切色法（物质性事物），又遍及一切色法之意。关于宇宙万有缘起之基本元素，大乘、小乘、宁玛派及密宗等不同宗派所持的观点也不尽相同。其中，原始佛教把土、水、火、气作为始基，在“业力缘起”的作用下依次构成宇宙万物，在《西藏王统记》[⑤]等多部文献皆有记录。密宗在顺世论的四大元素说基础上，又填补“空”（ནམ་མཁའ།）、“识”（རྣམ་ཤེས་ཀྱི་ཁམས།）二项，形成六大元素说。此后，密教又在六大元素说的基础上，进一步提出“事”“理”“时”（དུས།）等概念，从心物平行的二元论走向万物有灵论[⑥]，探讨世界的本质和现象及其相互关系。其中，五行本原思想对藏文化的形成具有重大意义，是其最为重要的有机组成部分。通俗意义上，藏文化中的五行分别为土、水、火、气、虚空五个元素（历算学中则多与汉文化中以金木水火土为组成元素的阴阳五行说相同）。

关于五行学说的起源与分类问题，历来说法纷纭歧异。五行（五大，即地、水、火、风、空）思想作为藏文化的骨架之一，它首先从古印度引进，随后在藏族聚居区经过萌芽、发展、成熟、定性的过程，最后再

① 刘俊哲．藏传佛教缘起思想及其宇宙生成论意义 [J]. 民族学刊，2010，1（01）：127–133+167.
② 刘俊哲．藏族苯教宇宙观的形成与演变 [J]. 中华文化论坛，2014（8）：162–164.
③ 夏察·扎西尖参．藏宝库诠释 [M]. 西海地图绘制印刷厂，2001：3.
④ 夏察·扎西尖参．西藏苯教源流（藏文）[M]. 北京：民族出版社，1987：9.
⑤ 萨迦·索南坚赞．西藏王统记（藏文）[M]. 北京：民族出版社，1995：3–4.
⑥ 尕藏加．密宗——藏传佛教神秘文化 [M]. 北京：中国藏学出版社，2007：35–36.

到后世学者的修补、圆融，其一以贯之的发展理路影响了藏医药学乃至整个藏文化中对于事物的认识方法。譬如，五行思想始终贯穿在《四部医典》医疗诊治中对于药味形成的认识方法中。在《四部医典》第二部分的第 19 年“论说医典”中明确提及药味的形成与五行直接相关，并一一阐述了土、水、火、气、虚空对药味形成的作用，即“རྟེན་ནི་འབྱུང་བ་ལྔ་ལས་སྐྱེ་འགྱུར་ཏེ། །ས་ཡིས་གཞི་རྟེན་ཆུས་བརླན་མེ་ཡིས་རྨོད། །རླུང་གིས་བསྐྱོད་བྱེད་ནམ་མཁས་གོ་ཕྱེ་བས། །དེས་བསྐྱེད་གྱུར་ཀྱང་ཤས་ཆེར་རོ་གཅིག་མིན། །ས་ཆུ་མེ་ས་ཆུ་མེ་ཆུ་དང་རླུང་། །མེ་རླུང་ས་རླུང་གཉིས་གཉིས་རོ་དྲུག་སྐྱེད། །”。

由上可知，宇宙生成论从整体思维出发，力图解决世界的统性问题，这是它在哲学史上的有益探索。宇宙生成论统一认为，如果找到了经验世界中多样性现象所自来的那个“本原”或者“基质”，也就解决了世界的统一性。认识了宇宙事物的本质，也就解决了人类对于世界万物的认识方式。如此便对宇宙构成始基问题有了固定的认知模式，也从不同层面回答了什么是物理对象、哪些实体是基本的、如何认识实体、是否所有实体皆为对象等一连串问题。

哲学范畴中的 Ontology 是指一切存在的最终本性，是关于存在的哲学。当本体论表示“形成现象的根本实体”时，它与“现象学”相对立。现象学的基本特点主要表现在方法论方面，即通过回到原始的意识现象，描述和分析观念（包括本质的观念、范畴）的构成过程，以获得有关观念的规定性（意义）的实在性明证。并且认为只有在这个基础上，才能廓清传统哲学中那些概念的真实意义，从而重新说明传统哲学中的问题，并深入开展各个领域的研究。①

随着 Ontology 在哲学领域得到充足发展，逐渐被其他学科引用。尤其在人工智能等前沿学科领域中，Ontology 是用来表示领域性知识或一种表示知识的语言形式，最终形成一种“源自哲学范畴而又不完全等同

①《外国哲学大辞典》编辑委员会. 外国哲学大辞典 [M]. 上海：上海辞书出版社，2008：262.

于哲学本体”的全新概念。在人工智能领域，知识本体至少具备两层含义：其一与其领域知识本身有关，其二则与该领域的知识描述语言相关。不管 Ontology 在藏医药领域中是作为借代其知识本身的一个代名词，或是作为一种描述藏医药领域性知识的语言规则，都与表示物质时空关系的宇宙观、个体对于藏医药体系的认识观以及认知方法密切相关。因此，构建藏医药领域本体研究始终无法脱离领域知识背后的宇宙观和方法论。此项研究需将 Ontology 的相关哲学理论作为本体构建的本质问题看待，逐一入手，循序渐进，逐步梳理。进而研究哲学范畴中的 Ontology 与人工智能中面向应用的 ontology 在其概念定义、研究对象、客体描述方式、体系分类上所存在的渊源关系及区别之处。

鉴于此，Ontology 目前已经在计算机科学、知识工程、数字图书馆、语义网、信息检索等多个不同领域受到格外青睐。人工智能领域的知识本体作为一种能够在语义知识层次上描述信息系统的概念建模工具，现已然成为语义理解中不可或缺的知识资源。正确认识本体概念对医药类本体的构建具有重要影响，是本书研究的基础理论部分。在 Ontology 的概念认知上,从亚里士多德提出“Ontology 是一门关于存在的学说和研究”发展到 1977 年 M.A.Bunge 首次提出“Ontology 是一门关于真实世界的基本特性哲学理论，用以探讨如何对真实世界中存在的实体进行有系统的说明”的概念，Ontology 概念在哲学领域发生了质的突变。Ontology 概念、研究范畴及其研究方法在哲学领域的发展和演进衍生了如今人工智能领域普遍采用的定义，即斯坦福大学 Gruber 教授提出的“Ontology 概念模型的明确的规范说明”（英文原句也有被翻译成“是一种形式化的，对于共享概念体系的明确而又详细的说明”），Neches 等人所定义的“Ontology 是一个给出构成相关领域词汇的基本术语和关系，以及利用这些术语和关系构成的规定这些词汇外延规则的定义”。Ontology 由哲学范畴引申至人工智能领域，并生发出内涵的变迁与充实，最终形成带有哲学色彩的科学技术概念。Ontology 思想在人工智能领域的沿用和发展与其在哲学领域的发展具有一定的渊源关系。人工智能领域的知识本体与哲学领域的 Ontology 研究相互区别，其差异性在概念定义、研究范畴、客体描述方式、体系分类上等方面均有体现。Ontology 在人工智能领域和哲学界相互影响，相辅相成，形成了多次内涵的变迁与充实。对于人工智能领域的 ontology 研究而言，唯有考其滥觞所处，讨类知原方法才是明确 ontology 在人工智能领域的概念界定、客体描述方式、体系分类，以及最终构建领域性知识本体的可行渠道。

词源考察和术语厘定对于知识本体研究的重要性毋庸赘述。本章第一部分通过考察本体论的词源，以证出处的倒向式探索方式，从历时层面考究了术语 Ontology 的词源派生、意涵变迁，以及对其具体意义进行细致分析和研究。针对 Ontology 术语在不同语言和不同学科领域中的翻译混乱现象，文章从语法、语义以及词汇惯用性等不同视角对其术语翻译厘定问题进行了详细的解析和研究。认为虽然转译哲学术语“本体论”在语法和词义上均不能完全与“Ontology”相对应，然而从其通用性来看，该术语比“实有论”“存在论”“是论”“理体学”“本根论”更被大众所接受。在藏语中，暂未产生与“Ontology”或“本体论”完全对应的哲学专用术语，本文首次尝试将哲学术语“Ontology”藏译为“ཡོད་པ་སྨྲ་བ།”。在构词上,“ཡོད་པ།”和“སྨྲ་བ།”前后两个义素分别与希腊源词“ὄν”与“–λογία”完整对应。在词义上，“ཡོད་པ།”作为藏因明学中长期辩论的最根本问题，与西方哲学领域中的概念定义、研究范畴基本等同，保证了“信达雅”的基本翻译准则。由于“Ontology”在哲学和人工智能领域内的研究方法和内容各有差异，学界出现多个不同的汉译术语，文章沿用冯志伟先生的观点，认为“Ontology”在人工智能中充当语义理解的知识支撑时候,应当将“知识本体”作为其汉译术语,将“ཤེས་བྱའི་གཞི་གྲུབ་སྨྲ་བ།”或“གཞི་གྲུབ་སྨྲ་བ།”作为其藏译术语。

以上倒向溯源式的探索能够正确梳理和认识本体论在不同学科领域

中的发展脉络，更能远瞻本体研究的未来前景。文章通过梳理“Ontology”在哲学和人工智能各自领域中的研究对范畴和概念定义，界定知识本体实际上就是一种通过详细的描述方法定义出来的概念或者概念体系，是一种详细描述抽象事物的具体方法。而后，从不同视角探讨了宇宙生成论和构式图是如何影响我们对于“存有”的认识、表述过程，以及对于领域性知识的直接作用。在知识本体中，对于“存有”概念的范畴分类方法、属性关系认定研究是不可或缺的。本文通过梳理和引用不同西方哲学学派理论和藏文化中对于“存有”进行的不刻度的范畴分类和对于属性关系的认定研究，撰述了通俗分类、具体知识分类、属性、关系等概念在《四部医典》知识描述方式以及在构建《四部医典》领域知识本体过程中所起到的直接作用。

众所周知，语言具有表情达意、思维指示、文化记录等多项交际功能。而由于语言符号本身就是不断发展和变化的，所指实体也具有多重属性特征，并且语言与外界“第三因素”具有多重联系，所以，所指与能指或音响形象与概念之间也不可能呈现严格的完全对应关系。由此产生知识本体构建模型中的特定实体与该实体所对应的语言符号之间在实际意义上不具有对等性断言。实体概念需要通过多项实体属性与关系的约束和绑定才能完成完整表述，而这正是知识本体构建过程最为复杂重要的内容之一。

第三章 《四部医典》本体知识表示方法

《四部医典》是一套语言精简、内容完整、系统健全的藏医药理论书籍，具有悠久的传承历史。与其他藏医药文献相比，《四部医典》的理论影响力更加深远、知识覆盖面更加广泛、体系结构更加健全。因此，《四部医典》在其知识结构上更加具有得天独厚的优势，是现存藏医药理论书籍中最适合用于藏医药本体构建研究的典范。藏医药知识的语义复杂性决定了该领域本体表示语言所必备的性能条件。在现有完整医药体系的基础上，如何给机器表示藏医药相关知识是一项大课题。

第一节 《四部医典》及其版本

在藏医药领域本体构建研究中，对于《四部医典》的文献源考、版本对勘以及文本知识的本体描述方法探索均极其关键，每个模块均有重要研究意义。《四部医典》全称《甘露精要八支秘诀续》（藏语称“བདུད་རྩི་སྙིང་པོ་ཡན་ལག་བརྒྱད་པ་གསང་བ་མན་ངག་གི་རྒྱུད་ཅེས་བྱ་བ་བཞུགས་སོ། །”），是一部集藏医药理论精华与医疗实践于一体的藏医药权威工具书，誉名“藏医药百科全书”。《四部医典》分别由《根本医典》《论述医典》《秘诀医典》和《后续医典》四部典籍集合而成，其作为藏医学中最根本的医典，与中国传统医学中的《黄帝内经》、印度阿输吠陀医学中的《妙闻全集》、希腊医学中的《希波克拉底全集》、阿拉伯医学中的《阿维森纳医典》相齐名。

《甘露精要八支秘诀续》别称《八支甘露心要秘密教授续》(孙景风直译),汉语简称《医方四续》或《医药四续》。众所周知,“续”在汉语中具有“继承”“续编”之义,“རྒྱུད།”在藏语中也具有“传统”“相续”“一脉相承”之义,表示该著作是由多人接力合作著写。然而严格来讲,“རྒྱུད།”与“续”在词汇概念上并不完全等同。在普遍意义上,“རྒྱུད།”在藏语中具有另外一层意思,它与梵文单词坦特罗(Tantra)相对应,隶属“大乘”[①](ཐེག་ཆེན་བྱང་སེམས།),特指与密乘有关的经典著作,可译作“密宗”或“密乘”。然而,“续”在汉语中除了“本续者”外,并不具有表示“密宗”或“密乘”之义。如此看来,译名“医方四续”中的“续”可理解为藏语单词“རྒྱུད།”,而藏语单词“རྒྱུད།”则不能完全等同于“续”或“本续者”之义。

《四部医典》系统阐明了维持人体正常生理功能的关键在于三大因素(“隆”“赤巴”“培根”)、七大物质基础(饮食精微、血、肉、脂肪、骨、骨髓、精)、三种排泄物(大便、小便、体汗)、“三诊理论”(望、闻、切)和治疗疾病的“四友原则”(饮食、起居、内服药物、外治),相继以文物文献名义入选《中国档案文献遗产名录》和《世界记忆亚太地区名录》[②]。

《四部医典》全书共有 240826 个音节字(含垂直符),175012 条单词,1317 个句行,内容非常宏大。从文本结构来看,《四部医典》分别由《根本部》《论述部》《秘诀部》《后续部》四个经部组成,共 158 章,

① 莲花大师著,多杰杰博整理 . 五部遗教 [M](藏文). 北京:民族出版社 . 1986:62.

②《四部医典》入选《中国档案文献遗产名录》引自网易 [引用日期 2015-05-17];藏医药巨著入选《世界记忆亚太地区名录》,人民网 [引用日期 2018-06-19]。

见图 3–1。

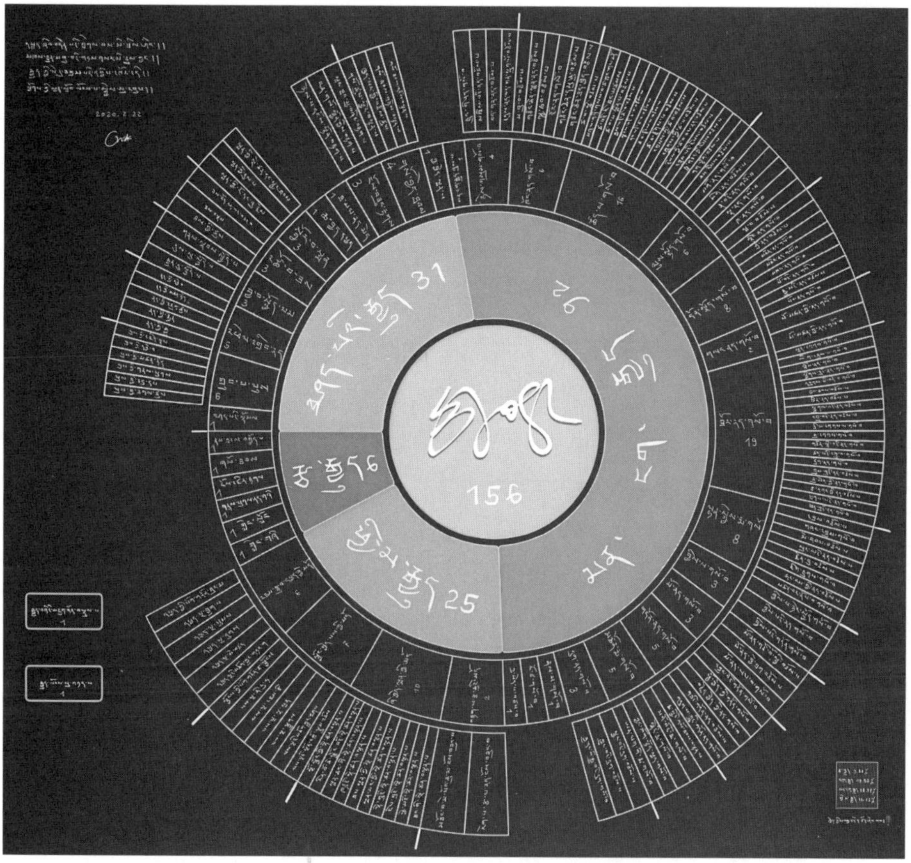

图 3–1 《四部医典》文本结构展示图[①]

第一部《根本部》（ཙ་བའི་རྒྱུད།）共 6 章，概括性地介绍了人体生理、病理、诊断及治疗的基本知识，该经部用比喻阐述法高度概括了其他三部的内容，是整篇《四部医典》的总纲性阐述篇章。

第二部《论述部》（བཤད་པའི་རྒྱུད།）共 31 章，详细介绍了人体生理、解剖，疾病发生的原因及规律、卫生保健知识、药物性能、诊断方法和

①《四部医典》文本结构展示图是西藏藏医药大学 2020 级学术型硕士研究生吉合本加原创作品。该图片系经作者授权使用。

治疗原则等内容，是全面阐述藏医学理论的理论性部分。

第三部《秘诀部》（མན་ངག་གི་རྒྱུད།）内容最多，共92章，主要阐述各种疾病的病因、临床诊断、治疗方法、饮食起居等内容，是临床医学部分。

第四部《后续部》（ཕྱི་མའི་རྒྱུད།），亦称《诊治部》，共25章，主要论述切诊和尿诊，各种方剂和药物的配伍、功能、药材的炮制、开方途径及外治法（放血、艾灸、火灸、外敷、拔罐）等内容。本部主要是系统阐述诊法、用药、施治的诊治部分。

《四部医典》在最后另附《四部医典结束要义》一章和《诸续概说》一章。

一、《四部医典》文献源考

《四部医典》影响广泛，是所有从事藏医药教学、研究、诊治工作人员所必读的典籍文献。在对《四部医典》进行全方位文本分析之前，对其文献进行正本清源的研究是非常必要的。据查阅，《四部医典》在文献来源、作者、成书年代等根本问题上存在诸多疑点，学者众说纷纭。关于文献缘由的分歧多因宗教流派不同而导致，主要有以下5种：

（一）源自“经”说

认为《四部医典》属于“经”（佛说经，བཀའ་འགྱུར།）者以释迦牟尼在印度药林居四年时所言有关医药学方面的谈论作为所引依据，认为《四部医典》当属“经”。如贡曼贡曲彭达所著的《医学如意宝》中说：“医药传经显见学，水晶之镜属口传。三怙主著属随许。医诊四续属加持”，认为《四部医典》属经类之加持类（“经”可分口传、随许、加持等三种）。认为《四部医典》属于“佛经说”者的另一项依据在于：首先其题名和偈语中所体现出的浓厚原始佛教色彩。其中，书名中的古印度词汇“八支”（ཡན་ལག་བརྒྱད་པ།）为主要论据。其次，《四部医典》在整个文本中采用“问答式”（佛祖与道徒间）文本叙述，与常规“佛经说”文本的叙述方式高度吻合。最后，文本中出现多个与古印度有关的梵语关键词，且频次较高。文本中的高频关键词“极乐净土药王城”、治疗咒语等均是有力佐证。

然而本文认为，虽然《四部医典》在文献题名、叙述方式、关键词等上与佛经“论”中典籍多有耦合之处，但《四部医典》源自佛经的说法恐难成立，不能依此断言。仅以题名中的“八支”来说，“八支理论”①首次出现在古印度吠陀时期（前2000—1000年）长寿吠陀（Ayurveda）的医学理论中，唐代称“八医”（拔除医方，利器医方，身病医方，鬼病医方，小儿方，解毒药科，长寿药科，强精药科②）。《四部医典》虽然采用了古印度“八支”的名称为书名，然而其实际内容和结构与八支理论并不完全协调，“八支”轮廓不清。因此，以题名关键词“八支”作为《四部医典》源自“经”者的论据，恐难成立。另外，藏文献中移植或借用古印度文化中的理论框架、词汇概念的现象自古有之，如藏文化“大小十明”也是沿用了古印度的学问分类体系。“七岁之后，渐授五明大论：一曰声明，释诂训字，诠目疏别；二工巧明，伎术机关，阴阳历数；三医方明，禁咒闲邪，药石针艾；四曰因明，考定正邪，研核真伪；五曰内明，究畅五乘因果妙理。”③虽然，《四部医典》在形式上饱受佛教文化的浸染、熏陶，编者或因其宗教情感而将《四部医典》塑造成一部与佛教最为贴切的产品也不是完全不可能，因此不能称其源自“佛经说”，《四部医典》并非直接源于“经”。同理，也不可否认《四部医典》与原始佛教具有非常密切的关系。

（二）源自“论”说

关于《四部医典》是属于经还是属于论（后人编著的论典，丹 bstan

---

① 婆罗贺摩（又译大梵天 Brahma）创造的吠陀经中将八支分为：外科（Salya），头颈部疾病治疗（Salakya），毒物治疗（Agada），妇科及小儿病治疗（Kumara Bhrtya），内科病治疗（Kaya cikitsa），魔鬼病治疗（Bhuta Vidya），强精科（Vajikarana），返老还童科（Rasayana）。

② 程之范．印度古代医学简介 [J]. 中华医史杂志，1953（1）.

③ 玄奘．大唐西域记・卷二 [M]. 上海：上海出版社，1997：36.

vgyur）的问题，学界争论数载。多名学者在认同《四部医典》受到佛教文化影响的前提下，提出《四部医典》属于“论”的观点。如大学者苏卡·洛追杰布（ཟུར་མཁར་བློ་གྲོས་རྒྱལ་པོ།）在《四部医典之经论分析 · 驱暗明灯》（རྒྱུད་བཞིའི་བཀའ་དང་བསྟན་བཅོས་རྣམ་པར་དཔྱད་པ་མུན་སེལ་སྒྲོན་མེ་ཞེས་བྱ་བ་བཞུགས་སོ། །）中说道：“那么《四部医典》被认为是佛说经，这样是否正确呢？现予以阐述。倘若不认为是经类，西藏的上下贤愚人士难以置信。故对那些只重表面词句而不视其义的人，不得不说成是经类。其实从饮茶、瓷碗、验便等占卜理论和‘杜鹃鸣’等词语看，它很明显是西藏本地的典籍。”

（三）源自“生命吠陀”医学说

另有说法认为，《四部医典》是一本印度医学译本，由大译师毗卢遮那（lo chen bee ro tsa na）翻译，云丹贡布在后期对它进行补充和注释，且补充说明目前所能见到的几种版本已不是原来版本了。对此，法国学者 P · Huard 也持有相同观点，认为《四部医典》是古印度医学理论“生命吠陀”（Ayurveda，亦译长寿吠陀、阿输吠陀）的回忆录（6 世纪）。就“生命吠陀”来说，它作为印度最古老的医学体系，与《四部医典》中的多个理论学说具有不同程度的耦合之处，二者在五种基本元素（土、水、火、气和空间）、四种生命构成要素（身体、感觉、精神、灵魂）、三种体液（气、胆汁、黏液）、七种基本组织（血液、原生质、肌肉、脂肪、骨、骨髓和精液）、问诊方式上均有相似之处。二者相同之处或为借鉴，或是直接搬抄而来。然而，二者具有最根本的区别。首先，“生命吠陀”医学主讲“植物”和“药物”，而《四部医典》内容更加丰富，对于医学基础理论、人体生理、病理、疾病诊断方法、治疗原则、疾病预防、药物的说明更加全面。其次，古印度“生命吠陀”主要以“八支理论”（astāngāni）为核心医学框架。“八支理论”的医学框架体系，除了与第三部《秘诀医典》的章节结构比较契合外，在《根本医典》《论述医典》及《后续医典》中并未寻得任何契合的踪迹。与“生命吠陀”相比，《四部医典》对于生命疾病的内容探讨更加的系统和全面。另外，“八支理论”作为“生命吠陀”医术的分类总纲，《妙闻本集》(Sustura Samhitā) 开篇就对其进行了详细说明：“八支”或“八术”① 依次是 salya-tantra（论诸疮）、shālākyā-tantra（论针刺首疾）、kāya-chikitsā（治身患）、bhūta vidyā（论鬼瘴）、kaumāra-bhritya（童子方）、Agada-tantra（论恶揭陀药）、rasāyana-tantra（长年方）、vājikarana-tantra（论足身力方）。《四部医典》的第三部《秘诀医典》进而将疾病细分为“三因”疾病、消化类疾病、总论热症、上半身疾病、器官疾病、生殖器私处疾病、零杂疾病、并发性疮类、儿科病类、妇科病类、精神病类、伤病科类、毒症类、养生类、养精类十五支九十二章。二者虽有一定渊源关系，但其文本布局、医学架构和疾病数量均不完全相同。

（四）源自苯教医学说

据雍仲苯教的第一本“医典”记载，敦巴辛饶之子杰布楚西（དཔྱད་དུ་ཁྲིད་ཤེས།）后来成为了敦巴辛饶的医学继承人，杰布楚西将辛饶弥沃切（གཤེན་རབ་མི་བོ་ཆེ།）用象雄文所撰写的医学论著《甘露库本玉经》（约前1800年）编纂后重新命名为《苯医四部》②（གསོ་རིག་འབུམ་བཞི།）。据学者研究，“《甘露库本玉经》(《甘露医术九经》中唯一流传后世的苯教医学文献）与《四部医典》内容相似度高达 85% 以上”③。经《苯医四部》与《四部医典》的比较研究发现，二者的文本体裁、文献名称以及每个经部的命名方式也略有不同。具体表现在以下几点：一、文本体裁不同。《苯医四部》基本采用“形散神聚”的散文方式书写，写法灵活，形式自由，表述语言不受韵律限制；而《四部医典》则是采用韵律诗作为主要描述体裁，语言精简，对仗工整。二、文献名称不同。《苯医四部》藏语全称为

① 陈明．“八术”与“三俱”：敦煌吐鲁番文书中的印度“生命吠陀”医学理论 [J]. 自然科学史研究，2003（1）：27.

② 青海省藏医药研究所，藏医药经典文献集成编委会．苯医四部 [M]. 北京：民族出版社，2006.

③ 朱国祥．谈藏医学文献《四部医典》“源流”与保护 [J]. 兰台世界，2013（17）：128.

“གསོ་རིག་འབུམ་བཞི་ཞེས་བྱ་བ་བཞུགས་སོ། །”（汉译：苯医四部），《四部医典》藏语全称为“བདུད་རྩི་སྙིང་པོ་ཡན་ལག་བརྒྱད་པ་གསང་བ་མན་ངག་གི་རྒྱུད་ཞེས་བྱ་བ་བཞུགས་སོ། །”（汉译：甘露精要八支秘诀续）。后者重点体现“八支”“秘诀续”等关键词。三、经部命名方式不同。《苯医四部》中的第一部称“བདུད་རྩི་སྨན་གྱི་མདོ་དགུ་ལས་གསོ་རིག་རྩ་བ་ཐུགས་འབུམ་མཁའ་སྔོན་བཞུགས་པ་དགུ་ཕྱོགས་ལེགས་སོ། །”，第二部称“ཐུག་བསྡལ་ཞི་བྱེད་གསོ་བྱེད་དཔྱད་འབུམ་ཁྲ་བོ་ཞེས་བྱ་བ་བཞུགས་པའི་དབུས་ཕྱོགས་ལེགས་སོ། །”，第三部称“ཐུག་བསྡལ་ཞི་བྱེད་གསོ་བྱེད་ནད་འབུམ་ནག་པོ་ཞེས་བྱ་བ་བཞུགས་པ་ལེགས་སོ། །”，第四部称“ཐུག་བསྡལ་ཞི་བྱེད་གསོ་བྱེད་སྨན་འབུམ་དཀར་པོ་ཞེས་བྱ་བ་བཞུགས་པ་ལེགས་སོ། །”，与《四部医典》中的经部命名互不相同。

《苯教四部》和《四部医典》虽有诸多不同，然也异中存同。首先，两种医典都是由四个经部构成。其次，每一个经部中的章节内容和章节数量几乎相等。且《苯教四部》和《四部医典》的章节部署和内容基本相同。两种医典的第一部都是以生理病理、诊断方法、治疗方法等主要章节内容；第二部是以人体构造、病因、疾病、药物、行为起居以及饮食，章节内容基本相同；第三部也是以疾病名称为分类依据的病因、症状、治疗方法等内容；第四部也同样都是以诊断方法、药物治疗作为主要章节内容。另外，二者的章节数量也基本相同，《苯教四部》和《四部医典》的第一部章节数量对比为 7 ∶ 6，第二部章节数量对比为 31 ∶ 31，第三部章节数量对比为 94 ∶ 92，第四部章节数量对比为 32 ∶ 27。从现有文献来看，《四部医典》源自苯教医典的说法难以证实，而《苯教四部》和《四部医典》具有一定的同源关系则是不言而喻的。

（五）源自宇妥·宁玛云丹贡布，后经众人多次修订、充实

《四部医典》由宇妥·宁玛云丹贡布编著，后继学者对其进行了不同程度的修订补充，这是普顿·唐杰钦巴和达仓译师为主的学者所持有的观点。宇妥·宁玛云丹贡布先后赴往印度、尼泊尔等地，拜师著名医学家班钦扎德瓦、达那希拉等，习得印、尼的医学经典和特殊秘诀，在继

承原有藏医学知识的基础上，后赴五台山学习《配药矍》（法）、《体腔内部洞察》等内地“汉”医学知识，积累大量医学理论知识和临床经验。终于，在八世纪末他编著了《四部医典》。到了 11 世纪时，宇妥・宁玛云丹贡布的第 14 代后裔宇妥・萨玛云丹贡布吸收《月王药珍》（公元 8 世纪中期《སྨན་དཔྱད་ཟླ་བའི་རྒྱལ་པོ།》）的精华，对《四部医典》的内容作了进一步充实和修订。该段历史在松顿·益希（宇妥萨玛之弟子）所著的《史说・善业之钩（德格版）》中也有记录。另有著名学者第司・桑杰嘉措以及地方政府对《四部医典》进行了多次的校对与修订。

关于《四部医典》的文献来源问题，众说不一。在以上五种观点中，第五个观点最具说服力。首先，宇妥・宁玛云丹贡布的个人求学经历能够说明现有《四部医典》为何受到印度医学的影响。其次，该观点与多数历史文献中的表述基本契合。从现有《四部医典》的内容来看，它是在广泛吸纳本土医学、古印度“生命吠陀”医学、汉地医学、大食医学、羊同国医学、阿夏医学、苏毗医学等理论精华的基础上编撰而成，且经过多次修订和充实。古印度典籍《八支要义》、本地医学典籍《无畏的武器》、大食医学典籍《མགོ་སྔོན་བསྡུས་པ།》和《དེ་པོ་ཆ་བྱ་ནེ་ཙེ་གསུམ་གྱི་དཔྱད་པ།》（大食医师噶列诺在藏地书写）、象雄典籍《轮王小册》、汉医学典籍《医法大论》（藏语译名称（སྨན་དཔྱད་ཆེན་མོ།）等医学典籍在文成公主入藏时，由摩诃弟瓦（མ་ཧ་དེ་བ།）和尚和达磨郭卡完成藏译。《月王药诊》（藏语称“སྨན་དཔྱད་ཟླ་བའི་རྒྱལ་པོ།”，在金城公主联姻后，由数名藏汉医僧合作译成）以及《索玛惹扎》等医药典籍均对《四部医典》文本的形成产生了重要影响。因此，《四部医典》是一本在参考多方医学精华基础上，结合本地医学理论和临床经验而形成的藏医药百科全书。

二、《四部医典》版本研究

16 至 18 世纪期间，《四部医典》修订力度较大，对原版本更新较为频繁，出现多种版本，国内相继刊印北京木刻版（“པེ་ཅིང་པར་མ།”，由“བླ་མ་སྨན་རམས་པ་ཡེ་ཤེས་དཔལ་འབྱོར།”资助刊印和修订）、扎塘版（“གྲྭ་ཐང་པར་མ།”，公元1546年，由“སྡེ་བ་ཡར་རྒྱལ་པོ།”资助刊印，宿喀洛追杰波修订）、山南罗若版（“ལོ་རོ་པར་མ།”或“ལོར་པར་མ།”，由“མི་དབང་མེས་ཚོད་གྲགས་པ།”资助刊印，由“ཚེ་དབང་བསམ་འགྲུབ།”修订）、贡布版（“སྣམ་པོའི་པར་མ།”，由“སྤྱིལ་སྐུ་ནོར་བུ་རྒྱལ་མཚན།”资助刊印，由“སྨན་བླ་དོན་འགྲུབ།”修订）、达旦版（“རྟག་བརྟན་པར་མ།”，由“ཀུན་དགའ་བཙན་པའི་རྒྱལ་མཚན།”资助刊印，由“ལྷུན་ཕྱིངས་པ་བདུད་རྩི་འགྱུར་མེད།”修订）、总噶版（“རྫོང་དཀར་པར་མ།”，由“ཁྲི་ལྡེ་བསོད་ནམས་དབང་ཕྱུག”资助刊印，由“ཕྱོང་སྨན་རད་ནའི་མིང་ཅན།”修订）、甘丹平措林版（“དགའ་ལྡན་ཕུན་ཚོགས་གླིང་པར་མ།”，由“རྒྱལ་དབང་ལྔ་བ་ཆེན་པོ།”完成资助刊印和修订）、布达拉版（“རྩེ་པོ་ཏ་ལའི་པར་རྗེས་མ།”，由第司桑杰嘉错修订）、药王山版（“ལྕགས་པོ་རིའི་པར་མ།”，由“དེ་མོ་རྒྱལ་ཚབ་པ།”和“མདོ་ཁམས་པ་ཆོས་ཀྱི་སེང་གེ”修订）、德格版（“སྡེ་དགེའི་པར་མ།”，由“ཆོས་རྒྱལ་བཙུན་པ་ཚེ་རིང་།”依据布达拉版本刊印）、塔尔寺版（“སྐུ་འབུམ་པར་མ།”，由“སྐུ་འབུམ་ཁྲི་ཐོག་བཅུ་པ་ཟི་བ་ཧྲ་རམས་པ།”资助刊印）、拉卜楞寺版（“བླ་བྲང་པར་མ།”）及一部金汁手写版。在所有《四部医典》版本中，“扎塘版”（1546年）被普遍认为是最早的《四部医典》木刻板[①]，该版本字迹清晰、保存完好，中间附有手绘彩色插图。见下图3–2［图为国家图书馆馆藏清雍正十年（1732年）刻本藏文《四部医典·诀窍部》（秘诀本），此图由普宁寺医学院大圣医叶西贝觉（ཡེ་ཤེས་དཔལ་འབྱོར།）资助刊刻，由第二世阿嘉活佛洛桑丹贝尖参（1708—1768年）作了后续。］：

① 对于《四部医典》版本最早的言论，西热桑布在《藏文“元版”考》（中国藏学2009年第1期：47页）中认为，最早的《四部医典》木刻板当属1311年在大都刊印的《甘露要义八支秘密诀窍续（四部医典）》。该木刻板的规格为开本64.5×14厘米，板框56×9厘米，共319页，每页6行，页面左方是藏文字母记号，右方是汉文页数。然而，罗辉等人通过《〈四部医典〉北京木刻版的初步介绍》，发现该版本是清乾隆时期印刻的。对此，本文不作过多叙述，暂且认同通俗说法。

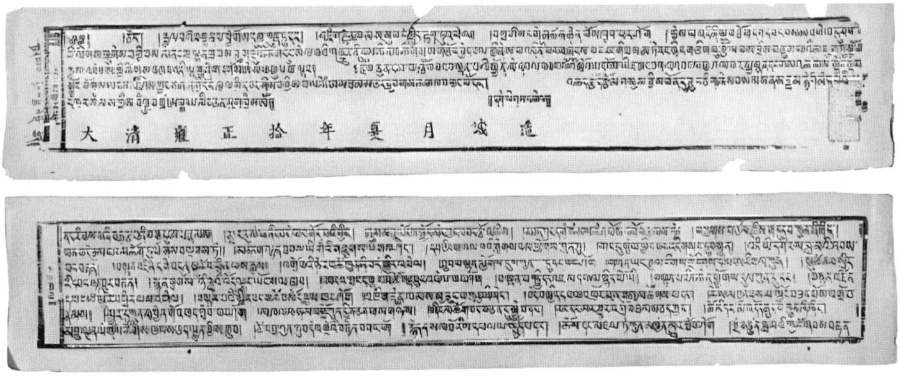

图 3-2　清雍正版《四部医典我・诀窍部》样图

对于几种藏文《四部医典》版本来说，由于各版本的修订人员、修订时间不同，以及藏文作为拼音文字的属性等多种原因，造成它们在其版本说明和文字表述上存在较大差异。《四部医典》中的版本说明以纯文字形式书写，内容相对简要，附注于每个经部的末尾之处。对于藏医药领域本体研究而言，不同的版本说明虽然不会直接影响藏医药概念体系的确立，但是，版本说明的主要内容即修订本的渊源关系、修订者、修订场所、刊印资助等信息是《四部医典》本体研究中不可或缺的部分，更是构成文本体系的重要部分。以下是各版本中对于《四部医典》根本部的版本说明：

（1）德格版跋文（སྡེ་དགེ་པར་མའི་པར་བྱང་།）

བདུད་རྩི་སྙིང་པོ་ཡན་ལག་བརྒྱད་པ་གསང་བ་མན་ངག་གི་རྒྱུད་ལས་རྩ་བའི་རྒྱུད་ཅེས་བྱ་བ་རྫོགས་སོ།།

（2）扎塘版跋文（གྲྭ་ཐང་པར་མའི་པར་བྱང་།）

༄། །ཡར་རྒྱབ་ཆོས་ཀྱི་རྒྱལ་པོའི་རྒྱལ་ཛ་དེ། །བློ་གྲོས་རྒྱལ་པོའི་དབྱུག་གུས་བསྐུལ་བའི་ཚེ། །

གསོ་རིག་བསྟན་པའི་ལོ་ཏོག་རྒྱས་བྱེད་པའི། །མི་ཟད་ཆོས་ཀྱི་ཆར་བ་འདི་ཕབ་བོ། །

（3）贡布版跋文（སྨམ་པོ་པར་མའི་པར་བྱང་།）

༄། །རྒྱ་གར་གྱི་པཎྜི་ཏ་ཁ་ཆེ་ཟླ་བ་མངོན་དགའ་དང་། བོད་ཀྱི་ལོ་ཙྪ་བ་བཻ་རོ་ཙ་ནས་བསྒྱུར་ཏེ། རྒྱལ་པོ་ཁྲི་སྲོང་ལྡེའུ་བཙན་ལ་གཏད་དོ། །

རྒྱལ་པོས་བསམ་ཡས་དབུ་རྩེའི་པར་ཁང་ཀ་བའི་ནང་དུ་སྦས༔ དེ་ནས་གྲྭ་བ་མངོན་ཤེས་ཀྱིས་གཏེར་ནས་གདན་དྲངས་པའོ། །

སྨན་གྱི་རྒྱུད་སྡེ་རིན་ཆེན་གཏེར། །འཕྲོག་པོ་སྙོ་ཡི་རྒྱུན་འཛིན་ཚུལ། །གཞུང་ལུགས་རྫོགས་པའི་བ་ཚ་ཅན། །

དག་བྱེད་རྩ་རྒྱུད་ནོར་བུའི་འཕྲེང་༔ །ཁུངས་བཙུན་འགྲེལ་བཤད་རོལ་མཚོ་ནས། །རྣམ་དཔྱོད་སྦྲང་རྩིའི་བུ་ཡིས་བླངས། །

ཕན་བདེའི་འཕྲུལ་མཆོག་གྲུམ་མདའ་ནས། །བསྒྲུབས་ཏེ་རི་བོ་ཤྲཱིར་བཞུགས། །ཤུ་བྷམསྟུ་སརྦ་ཛ་ག་ཏཾ། །

（4）达旦版跋文（ཏག་བརྟན་པར་མའི་པར་བྱང་།）

༄། །རྗེ་བཙུན་ཏཱ་ར་ནཱ་ཐའི་ཐུགས་རྗེའི་ཤུགས། །རབ་འབྱམས་བརྒྱད་ཁྲི་བཞི་སྟོང་ཆོས་ཀྱི་སྒོ། །

མ་ལུས་དགོས་འདོད་སྩོལ་བའི་འཕྲུལ་འཁོར་ལས། །རྒྱུད་འདི་འགྲོ་བ་ཡོངས་ཀྱི་དཔལ་དུ་བཀོད། །

（5）甘丹平措林版跋文（དགའ་ལྡན་ཕུན་ཚོགས་གླིང་གི་པར་མའི་པར་བྱང་།）

༄། །ཡར་རྒྱབ་ཆོས་ཀྱི་རྒྱལ་པོའི་རྒྱལ་ཇ་དེ། །བློ་གྲོས་རྒྱལ་པོའི་དབྱུག་གུས་བསྐུལ་བའི་ཚེ། །གསོ་རིག་བསྟན་པའི་ལོ་ཏོག་རྒྱས་བྱེད་པའི༔ །

མི་ཟད་ཆོས་ཀྱི་ཆར་བ་འདི་ཕབ་པོ། །སྤྲུལ་ཞིང་ལྷ་ན་སྡུག་པའི་གྲོང་ཁྱེར་ནས། །རིག་པའི་ཡེ་ཤེས་གཟུགས་གཞན་ཡོངས་བསྒྱུར་བའི། །

སྲོག་འཚོའི་མཆོད་སྦྱིན་འགྱེད་མཁས་བྱང་ངོས་པ། །གསོ་རིག་དར་རྒྱས་བྱེད་པོས་བསྐུལ་བ་ལས། །ཡན་ལག་བརྒྱད་དང་ལྡན་པའི་བདུད་རྩིའི་བཅུད། །འཁྲུལ་མེད་གླེགས་བམ་ཟ་མ་ཏོག་འཁྱིལ་བ། །སྐར་ཡང་ཡིད་བཞིན་འདོད་པ་འཇོ་བའི་པར། །སྡེ་བཞིའི་དཔལ་ལྡན་པོ་ཏ་ལ་ནས་སྤེལ། །

（6）布达拉版跋文（རྩེ་པོ་ཏ་ལའི་པར་རྙིས་མའི་པར་བྱང་།）

༄། །ཡར་རྒྱབ་ཆོས་ཀྱི་རྒྱལ་པོའི་རྒྱལ་ཇ་དེ། །བློ་གྲོས་རྒྱལ་པོའི་དབྱུག་གུས་བསྐུལ་བའི་ཚེ། །གསོ་རིག་བསྟན་པའི་ལོ་ཏོག་རྒྱས་བྱེད་པའི༔ །མི་ཟད་ཆོས་ཀྱི་ཆར་བ་འདི་ཕབ་པོ། །སྤྲུལ་ཞིང་ལྷ་ན་སྡུག་པའི་གྲོང་ཁྱེར་ནས། །རིག་པའི་ཡེ་ཤེས་གཟུགས་གཞན་ཡོངས་བསྒྱུར་བའི། །སྲོག་འཚོའི་མཆོད་སྦྱིན་འགྱེད་མཁས་བྱང་ངོས་པ། །གསོ་རིག་དར་རྒྱས་བྱེད་པོས་བསྐུལ་བ་ལས། ཡན་ལག་བརྒྱད་དང་ལྡན་པའི་བདུད་རྩིའི་བཅུད། །འཁྲུལ་མེད་གླེགས་བམ་ཟ་མ་ཏོག་འཁྱིལ་བ། །སྐར་ཡང་ཡིད་བཞིན་འདོད་པ་འཇོ་བའི་པར། །སྡེ་བཞིའི་དཔལ་ལྡན་པོ་ཏ་ལ་ནས་སྤེལ། །

（7）药王山版跋文（ལྕགས་པོ་རིའི་པར་བྱང་།）

༄། །ཀྲཱིཾ་ཀ་གཉིས་པོ་འདི་གྲྭ་ཐང་སོར་བཞག་དུས་༧གོང་ནས་པར་བྱང་ལ་གནང་བ། སྤྲུལ་ཞིང་ལྷ་

ནས་སྡུག་པའི་གྲོང་ཁྱེར་ནས༑ ། རིག་པའི་ཡེ་ཤེས་གཟུགས་གཞན་ཡོངས་བསྒྱུར་བའི། །སྲོག་འཚོའི་མཆོད་སྦྱིན་འཕྲེད་མཁས་བྱང་ངོས་པ། །གསོ་རིག་དར་རྒྱས་བྱེད་པོས་བསྐུལ་བ་ལས། །ཡན་ལག་བརྒྱད་དང་ལྡན་པའི་བདུད་རྩིའི་བཅུད། །འཁྲུལ་མེད་གླེགས་བམ་ཟ་མ་ཏོག་འཁྲིལ་བ། །སླར་ཡང་ཡིད་བཞིན་འདོད་པ་འཇོ་བའི་པར། །སྡེ་བཞིའི་དཔལ་ལྡན་པོ་ཏ་ལ་ནས་སྤེལ། །

༈ ཨ་ཧོ་རྒྱལ་བ་བཀའ་རྒྱུད་ཆེན་ཡིད་བཞིན་ནོར། །བྱང་ཟུར་མཁས་པས་བྱི་དོར་ལེགས་མཛད་ཀྱང་། །སླར་ཡང་སྐྱོན་བཅད་ཏྲི་ཡིས་སྤགས་པ་ཀུན། །སྨན་རའི་ཤེས་བརྟེན་ཕྱུང་རིགས་དཔྱད་གསུམ་གྱིས༑ །ལེགས་པར་བཀྲུས་པའི་བསམ་འཕེལ་དབང་གི་རྒྱལ། །འགྲོ་ཀུན་བསོད་ནམས་རྒྱལ་མཚན་རྩེར་བཀོད་པས། །མི་དགེ་ཟུག་རྔུའི་དབུལ་བ་དྲུངས་ཕྱུང་ནས། །ཚེ་ནོར་བདེ་བའི་དངོས་གྲུབ་ཆར་དུ་བསྒྲིལ། །སྲིད་ཞིའི་འདྲེན་པ་ཕྱུག་ན་པད་དཀར་འཆང་། །བྱམས་མགོན་སྤྲུལ་སྐུར་བྱོན་བར་རྟག་བརྟན་ཅིང་། །དགའ་ལྡན་ཕྱོགས་ལས་རྣམ་རྒྱལ་ཕོ་བྲང་ཆེའི། །ཆོས་སྲིད་དཀར་ཆའི་ཟླ་བཞིན་གོང་འཕེལ་ཤོག །ཅེས་པའི་སྨོན་ཚིག་འདི་༧མི་རྗེ་སྨན་རའི་སྐབས་བསྟུལ་འདུག་པ་སོར་བཞག་ཐོག རབ་ཆོས་ཀུན་འཛིན་ས་བྱི་ལོར་གཞུང་ས་མཆོག་ནས་པར་གཞི་གསར་བསྐྲུན་མཛད་པའི་པར་འདི་ལྕགས་རི་རིག་བྱེད་འགྲོ་ཕན་གླིང་དུ་བཞུགས། །སརྦ་མངྒ་ལཾ། །

（8）北京木刻版跋文（པེ་ཅིན་པར་མའི་པར་བྱང་།）

༄༅། །ཤློ་ཀ་གཉིས་པོ་འདི་གྲྭ་ཐང་སོར་བཞག་དུས་༧གོང་ནས་པར་བྱང་ལ་གནང་བ། སྤྲུལ་ཞིང་ལྟ་ནས་སྡུག་པའི་གྲོང་ཁྱེར་ནས༑ ། རིག་པའི་ཡེ་ཤེས་གཟུགས་གཞན་ཡོངས་བསྒྱུར་བའི། །སྲོག་འཚོའི་མཆོད་སྦྱིན་འཕྲེད་མཁས་བྱང་ངོས་པ། །གསོ་རིག་དར་རྒྱས་བྱེད་པོས་བསྐུལ་བ་ལས། །ཡན་ལག་བརྒྱད་དང་ལྡན་པའི་བདུད་རྩིའི་བཅུད། །འཁྲུལ་མེད་གླེགས་བམ་ཟ་མ་ཏོག་འཁྲིལ་བ། །སླར་ཡང་ཡིད་བཞིན་འདོད་པ་འཇོ་བའི་པར། །སྡེ་བཞིའི་དཔལ་ལྡན་པོ་ཏ་ལ་ནས་སྤེལ། །

༈ ༈ ཨ་ཧོ་རྒྱལ་བ་བཀའ་རྒྱུད་ཆེན་ཡིད་བཞིན་ནོར། །བྱང་ཟུར་མཁས་པས་བྱི་དོར་ལེགས་མཛད་ཀྱང་། །སླར་ཡང་སྐྱོན་བཅད་ཏྲི་ཡིས་སྤགས་པ་ཀུན། །སྨན་རའི་ཤེས་བརྟེན་ཕྱུང་རིགས་དཔྱད་གསུམ་གྱིས༑ །ལེགས་པར་བཀྲུས་པའི་བསམ་འཕེལ་དབང་གི་རྒྱལ། །འགྲོ་ཀུན་བསོད་ནམས་རྒྱལ་མཚན་རྩེར་བཀོད་པས། །མི་དགེ་ཟུག་རྔུའི་དབུལ་བ་དྲུངས་ཕྱུང་ནས། །ཚེ་ནོར་བདེ་བའི་དངོས་གྲུབ་ཆར་དུ་བསྒྲིལ། །སྲིད་ཞིའི་འདྲེན་པ་ཕྱུག་ན་པད་དཀར་འཆང་། །བྱམས་མགོན་སྤྲུལ་སྐུར་བྱོན་བར་རྟག་བརྟན་ཅིང་། དགའ་ལྡན་ཕྱོགས་ལས་རྣམ་རྒྱལ་ཕོ་བྲང་ཆེའི། །ཆོས་སྲིད་དཀར་ཆའི་ཟླ་བཞིན་གོང་འཕེལ་ཤོག །ཅེས་པའི་སྨོན་ཚིག་འདི་༧མི་རྗེ་སྨན་རའི་སྐབས་བསྟུལ་འདུག་པ་སོར་བཞག་ཐོག རབ་ཆོས་ཀུན་འཛིན་ས་བྱི་ལོར་གཞུང་ས་མཆོག་ནས་པར་གཞི་གསར་བསྐྲུན་མཛད་པའི་པར་འདི་ལྕགས་རི་རིག་བྱེད་འགྲོ་ཕན་གླིང་དུ་བཞུགས། །སརྦ་མངྒ་ལཾ། །

བཟང་ཙུ་ཟེའི་བོད་སོག་ཆོས་ཀྱི་སྒར་ཁང་། ཙ་རྒྱུད། དཀུ་ཡོན།

（9）拉卜楞寺版跋文（བླ་བྲང་པར་མའི་པར་བྱང་།）

༄།། སྭ་སྟི། ཐུབ་བསྟན་འཛིན་མར་སྐལ་བཟང་ཞིང་བའི་ཚོགས། །ཕན་བདེའི་ལོ་ཏོག་ལོངས་སུ་སྤྱོད་པའི་ཕྱིར། །བཀྲ་ཤིས་གཡས་སུ་འཁྱིལ་བའི་ཆོས་གྲྭ་ལས། །ཆོས་སྦྱིན་བདུད་རྩིའི་གྲུ་ཆར་འདི་ཕབ་པོ། །

除版本说明外，以上版本在具体的文本表述上也具有较大差异。经过 10 种版本与德格版的对勘结果[①]得知，各版本在文字表述上的差异主要体现在字词拼写上。文字表述互不一致的现象在每个经部中均有体现。经对勘统计，发现 12 种版本的根本部有 133 处字词互不一致，论说部有 1255 处字词不相一致。其余二部中也存在较多不一致之处。藏文属于拼写文字的本质属性是直接导致字词拼写方式不同的原因。按照《四部医典对勘本》中的文字对勘结果分析，导致 12 种版本存在差异的主要原因如下：

（1）字词拼写不同

在 12 种藏文版本中，字词拼写不同而导致文字表述不同的现象最为普遍。其中，藏文单词拼写不同的现象相对较少，仅有“སྐྱིགས་བུ་སྨོམས་དད།”与“སྨོམས་དད་སྐྱིགས་བུ།”等少数单词。相对而言，造成版本文本差异的主要原因是藏文音节词的拼写不同。所对勘的音节项或是近音，或是近形。按照对比文本中的差异性，具体有基字不同的音节如“མཆེར”与“མཚེར”“དཀུ”与“དགུ”，前加字不同的音节如“ངལ་གསོ”与“ངལ་སོ”“ངོས་བཟུང”与“ངོས་གཟུང”，后加字不同的音节如“སེཙ་འབྲུ”与“སེ་འབྲུ”“མེན་ཐུར”与“མེ་ཐུར”，再后加字不同的音节如“རྙིང”与“རྙིངས”“ཉིད་གཞུང”与“ཉིད་གཞུངས”，上加字不同的音节如如“རྩང་པ”与“ཙང་པ”“དཔྱི་རྐེད”与“དཔྱི་ཀེད”等。

（2）内容增补

对勘结果显示，有些版本中添加语言单位的现象也是导致 12 种版本

① 丹增顿珠编著，若尔盖县藏医药研究所整理．四部医典对勘本 [M]．成都：四川民族出版社，2019.

文本差异的原因之一。不同版本中所添加的语言单位包括动词添加、格助词添加、其它虚词添加、词添加以及句子和段落添加。譬如“贡布版”在根本部篇名“བདུད་རྩི་སྙིང་པོ་ཡན་ལག་བརྒྱད་པ་གསང་བ་མན་ངག་གི་རྒྱུད（+ཅེས་བྱ་བ）ལས་དུམ་བུ་དང་པོ་རྩ་བའི་རྒྱུད་བཞུགས།（+སོ）”中依次添加了“ཅེས་བྱ་བ་”和“སོ”，导致该版本与其他版本在文本表述上产生差异。

（3）内容遗漏

诸版本间尚有少许章节布局错落和局部内容遗漏的现象。如德格版“ངོ་མཚར་རྩ་བདུན།”（鬼脉诊断）章节中关于“གདོན་ཟླ་བརྟག་ཚུལ།”（鬼魔诊断法）的 7 个诗句在达旦版、山南罗若版、宗噶版中错落在“དྭ་རྩ་བརྟག་པ།”（喜脉诊断）章节的末端。达旦版中缺少“འཇིགས་རིང་དངངས་ཤིང་རྫོ”至“སེམས་མི་བདེ།”，丢失了大量文本内容，遗漏总页数达 12 页。

另外，部分版本中也有句子简化的现象。如，德格版根本部中的原句子“བཞི་བརྒྱ་རྩ་བཞི་སྟེ། བསྡོམས་པས་སྟོང་དང་དྲུག་བརྒྱ་བཅུ་དྲུག་འགྱུར།”，在贡布版、甘旦平措林版、扎塘版中则删减了后置句子“བསྡོམས་པས་སྟོང་དང་དྲུག་བརྒྱད་བཅུ་དྲུག་འགྱུར།”。

在以上 12 种版本中，德格版的刊印时间较晚（1733 年），是按照第司桑杰嘉措的布达拉宫版本为母本进行刊印的，字迹清晰，且审校质量较好。德格版比其他版本更适合作为本文《四部医典》文本分析的版本对象。

《四部医典》不同版本的文字差异虽然不足以直接影响藏医药领域本体的构建研究。然而，“正字”作为造成“术语应用”的障碍之一，是本体构建的附加标准，是本体中规范使用“标准术语”① 的基本保障。在严格意义上，“规范化的医学术语集就是术语医学领域的知识本体”②。由于藏医药术语研究涉及内容较多，本文将另设篇章进行专门研究。

截至目前，国内外医学界相继刊印多个《四部医典》非藏文译本。

---

① J Arpirez, A Gomez-Perez,etc. Agent : An Ontology-based WWW Broker to Select Ontologies[J]. Arpireaz-Vega,1998.

② 郭玉峰，刘保延，李平，周雪忠．知识本体与中医临床术语规范化工作 [J]. 中华中医药学刊 .2017, 25（7）: 1369.

《四部医典》汉译本有孙景风节译本（译本称《西藏传本印度古代医经》上海市卫生局于1957年5月内部印行）、李永年全译本①、散文全译本②、李多美全译本（2000年，西安出版社出版）、偈颂体繁体竖排版（2004年台湾元气斋出版社有限公司以1983年版李永年中译本为蓝本，出版了偈颂体韵文形式的繁体竖排版《四部医典》）。另有敏珠尔道尔吉译翻译的蒙译木刻版，巴得玛也夫（P.A.Badmaev）翻译的俄节译本，波茨涅耶夫（A.Pozdneev）翻译的俄节译本，芳村修基翻译的日节译本，由热琼仁波切·甲白衮桑（རི་ཆུང་རིན་པོ་ཆེ་འཇམ་དཔལ་ཀུན་བཟང་།）完成的英节译本，艾默瑞克（R E Emmerick）翻译的英节译本，伊丽莎白·芬克（Elisabeth Finckh）翻译的英节译本及伊丽莎白·芬克（Elisabeth Finckh）翻译的德节译本等。

第二节　基于经典方法的《四部医典》知识表示

人类的智能活动以知识为基础，知识在广义上包含事实、规则和控制策略等不同类型。如何使机器能够像人类思维过程一样进行推理、判断、学习、决策等各种信息加工是人工智能研究的最终目的。采取什么样的知识表示方法让机器理解世界知识和人类语言则是真正实现“人工智能”的重中之重。

狭义的知识表示方法专指面向机器的知识表示方法，是适用于机器理解的形式化知识模型。深度学习方法在自然语言处理领域所面临的“不可解释性”局限和难点至今未能完美攻克。数据特征空间和人类语义空

① 宇妥·云丹贡布，等．四部医典[M].李永年，译．北京：人民卫生出版社．1983.

② 马世林，罗达尚，毛继祖，王振华，等．四部医典[M].上海：上海科学技术出版社．1987.

间之间的鸿沟亦是机器决策过程中最为核心的瓶颈问题。针对以上问题，多方法、多模态研究逐渐成为人工智能研究中的最佳研究范式，相关专家更是提出“第三代人工智能”[①]理念。第三代人工智能的发展路径必然是融合第一代的知识驱动方式和第二代的数据驱动的方式，同时利用知识、数据、算法和算力等四个要素，建立新的可解释和高鲁棒的人工智能理论与方法。其中，知识本体资源库的建设是人工智能技术的关键要素，它在 NLP 研究中不可或缺，是机器实现知识推理、判断、预测、推荐等类似人类思考能力的关键所在。因此，通用知识图谱研究和领域性本体构建研究在国内外获得格外青睐，其重要性在诸多领域愈发突显。如何对所存储的知识进行应用，其中最关键的就是要能够进行知识的推理，而知识的获取方法、表示形式和手段决定了知识推理的形式和难度。在领域性本体构建研究中，在攻破如何解决拟人类智能活动的难点之前，如何将现有知识表示成机器可理解的结构化语言的难点成为所有问题的重中之重。如此，《四部医典》的本体知识表示研究自然成为藏医药本体构建的关键因素，是藏医药本体构建研究的坚实基石。

知识表示对于本体构建具有重要的影响。知识表示可以理解为知识本体逻辑层面的表示方法，即数据模型，是将世界经验、事实、思想等知识符号化、形式化、模型化的过程。以拟人视角对领域知识进行表示，强调知识表示和控制之间的关系，而对于本体构建而言，知识推理、知识计算和知识应用是使得机器进行“信息智能处理”的关键因素。知识表示通过有效方式将人们对于世界的认知组织起来，使得知识系统能够得以搭建并支持高效的知识推理。因此，知识的表示形式和方法直接决定“智能处理”的形式和难度。适当选择有效的知识表示语言和正确使用知识表示方法将极大地提高人工智能问题的求解效率。

知识表示在本质上是一种“研究计算机表示知识的可行性、有效性

① 张钹，朱军，苏航 . 迈向第三代人工智能 [J]. 中国科学：信息科学 . 2020，50（9）：1281.

的一般方法，是把人类知识表示成机器能够处理的数据结构和系统控制结构的策略”[①]。为了机器能够像人类一样进行推理、判断、学习、决策等智能活动，迄今为止，相继提出状态空间表示法、逻辑表示法、语义网络表示法、框架表示法、脚本表示法、基于语义网的知识表示等知识表示方法。面向机器处理的知识表示方法是一种“知识工程师对领域知识的事实和关系的一种模型化”[②]表示研究。因此，不同的知识表示方法直接影响《四部医典》本体知识的表达和推理能力。

用于《四部医典》的知识表示方法不仅需要具备强大的知识表达性能（Expressiveness）和知识计算效率（Efficiency），知识表达的完备性更是辨析知识表示方法优劣的重点考察项。以下通过多种语义知识表示方法的对比，试图探索适用于描述《四部医典》的知识表示方法。

一、《四部医典》逻辑知识表示法

逻辑知识表示法根据其复杂程度可细分为命题逻辑、一阶谓词逻辑、高阶逻辑三种。其中，命题逻辑（Propositional Logic）定义了具有真假值的原子命题，通过合取词（∧）、析取词（∨）、否定词（¬）、蕴含（→）、当且仅当（↔）等逻辑连接符将多个原子命题组合成复合命题，且根据逻辑连接词的真值表进行语义自动推理。命题逻辑的知识表示能力强大、形式简单，且推理效果极佳。然而，命题逻辑在本质上是对于陈述实体的真假值判断，它以命题作为基本逻辑单元，以判断作为事实陈述目的。尤其对于藏医药范本《四部医典》而言，知识表示不仅要表示事实的真假值，还需完整描述实体概念及其他语义关系。由于逻辑表示方法本身的定位和性能局限性，使其无法完整描述藏医药知识。

谓词逻辑也是逻辑知识表示法的一种，是一种基于梳理逻辑的说明

① 徐宝祥，叶培华.知识表示的方法研究[J].情报科学，2007（5）：690–694.

② 马创新.论知识表示[J].现代情报，2014，34（3）：22.

性知识表示，它通过使用高度形式化的符号语言来表示对象、性质、状况和关系等。谓词逻辑有一阶逻辑和高阶逻辑之分。一阶谓词逻辑是在命题逻辑的基础上引入全称量词（∀）和存在量词（∃），使得一阶逻辑可以量化实体和概念集合（不能量化谓词）。两种量词均能表达对象集合属性，可以实现对象集合的量化描述，如此便无须逐一列举所有对象。在本质上，谓词逻辑是一种形式语言，谓词逻辑通过逻辑连接符（逻辑算子），可以表示实体的状态、属性、概念等事实性信息。对于藏医药知识表示来说，一阶谓词逻辑具有以下优点：一、谓词逻辑能够把藏医药相关实体的属性以及实体间的多种语义联想显式地表示出来，其表示方法的结构性较好。如："རླུང་ནི་དབྱི་ཀེད་ལ་བརྟེན་སྨད་ན་གནས།" 可表示为 "∀ དབྱི་ཀེད་ལ་བརྟེན（རླུང）" ∧ "∀ སྨད་ན་གནས（རླུང）"（表示所有隆病位于下半身腰部）。除外，尚能表达实体关系及语义限制等。二、一阶谓词逻辑具有严密的形式化语法、语义、推理规则。三、一阶谓词逻辑能够将语义知识快速转换为计算机内部形式，算法实现相对便捷。然而，"一阶谓词逻辑的逻辑归结只是半可判定性的，且无法表示不确定性知识"①。

谓词逻辑作为一种知识产生式表示方法，它难以表示过程性知识和不确定知识，而且当表示知识中的属性、谓词和命题数量增大时，其推理过程因为符号的组合爆炸问题，计算复杂性呈指数级增长态势。因此，基于谓词逻辑的《四部医典》知识表示存在方法自身的缺陷，如知识推理过程比较耗时，工作效率较低。尤其是在基于一阶逻辑的《四部医典》知识表示中，量词只能用于实例变元。虽然一阶谓词逻辑所不能表示的语义知识基本上都可以用高阶谓词逻辑来表示，高阶谓词逻辑也允许量词可用于命题变元和谓词变元，由此构造起来的谓词逻辑就是高阶逻辑，然而高阶谓词逻辑过于复杂，应用能力较差，推理效果不佳。

---

① 田昊奋，漆桂林，陈华钧．知识图谱方法、实践与应用 [M]. 北京：电子工业出版社，2019：43.

二、《四部医典》的“语义网络”知识表示法

语义网络（Semantic Network）“通过语义关系连接的概念网络，它将知识表示为互相连接的点和边的模式”[①]。语义网络作为一种有向图表示的知识系统，其表示方法多样，灵活性极高，能够表示《四部医典》中与疾病、治疗、症状等概念相关的实例关系、分类关系、属性关系、聚合关系等多种藏医药实体关系。如：实例关系（ISA）表示该事物是另一个事物的实例。《四部医典》原文“སྤོས་དཀར་ཐལ་ཀ་རྡོ་རྗེ་སོ་མ་ར། །སེང་ལྡེང་སྐྱེར་པ་ཚ་སེར་སྨན་གྱི་སྡེ། །”，在语义网络表示方法中可以用“ISA”关系表示语义基原“སྤོས་དཀར་”“ཐལ་ཀ་རྡོ་རྗེ”“སོ་མ་ར”“སེང་ལྡེང”“སྐྱེར་པ”与“ཚ་སེར་སྨན་གྱི་སྡེ”之间的实例关系。如：<སྤོས་དཀར，ISA，ཚ་སེར་སྨན་གྱི་སྡེ><ཐལ་ཀ་རྡོ་རྗེ，ISA，ཚ་སེར་སྨན་གྱི་སྡེ><སོ་མ་ར，ISA，ཚ་སེར་སྨན་གྱི་སྡེ><སེང་ལྡེང，ISA，ཚ་སེར་སྨན་གྱི་སྡེ><སྐྱེར་པ，ISA，ཚ་སེར་སྨན་གྱི་སྡེ> 等。

严格而言，语义网络与一阶谓词具有相同的表达能力，不同的是语义网络“用最简单的一种统一形式表示所有知识，比较有利于计算机的存储和检索”。语义网络知识表示方法按照论元[②]个数将关系分为一元关系、二元关系、三元关系及多元关系。一元关系可以用一元谓词 P（X）表示，一元关系可以表示藏医药实体与概念的性质与属性等。二元关系用二元谓词表示，用“P（X，Y）”表示，能够表示藏医药中概念与概念之间的关系、概念与实例之间的关系等。三元关系及多元关系用多个二元关系的组合来表示。如《四部医典》原文语句“རྒྱུ་ནི་རྩུབ་སོགས་ཉོ་ལྡན་སྙིང་གསོག་ལ། །སྟོང་བས་ལྡང་ཞིང་ཟས་ཟོས་ཞི་བར་འགྱུར། །”，可分别用三个二元关系来表示其语义知识，即 <སྙིང་གསོག，ལྡང，སྟོང་བ> 和 <སྙིང་གསོག，ཞི་བར་འགྱུར，ཟས>、<སྙིང་གསོག，ཞི་བར་འགྱུར，ཟོས>。第一个二元关系表示“སྙིང་གསོག”的病因，后两个二元关

① 赵军. 知识图谱 [M]. 北京：高等教育出版社，2019：39–43.

② 元（Argument）指一个动词在一个简单的基础句中所能关联的名词性成分的数量。该定义引自袁毓林：汉语配价语法研究 [M]. 北京：商务印书馆，2010 年 3 月，第 114 页。

系表示“རྒྱང་གསོག་”的两种治疗方法。

如上所述，语义网络表示法的知识推理和属性关系具有可继承性，因此具有相对高效的知识表示能力和推理能力。然而，就《四部医典》知识表示的应用而言，语义网络表示方法具有以下缺陷：首先，语义网络知识推理过程比较复杂，需要针对《四部医典》中不同的关系执行不同的处理操作，而且推理方法不够完善。其次，《四部医典》中对疾病、药物等概念具有非常清晰的定义，而语义网络表示法并没有对节点和边进行标准定义，用户完全可以自定义。最后，就方法本身而言，语义网络知识表示法中的语法和语义没有公认的、基于标准的形式表示体系。没有形式化的语法和语义表示体系，一方面会增加藏医药知识分享的难度，另一方面，会出现知识表示和知识实例难以分隔的局面。因此，无法完全表示《四部医典》藏医药本体知识。

三、《四部医典》“框架”知识表示法

明斯基（Marvin Minsky）提出的框架知识表示法通过模仿人类对于世界的认知模式，将现实世界中对象、概念的所有信息和知识存储在一起。[①]“框架知识表示法以强大的结构式表达能力和接近于人类思维过程的特性，被应用于多个领域专家系统的构建以及通用知识的表达。”框架方法同样由实体和关系构成，它具有上层“主体”和下层“槽”之分。上层主体表示某个特定的概念、对象或事件，下层槽（Slots）用来表示上层主体的属性以及事物之间的类属关系。当面临一个新概念时，就会匹配一个合适的框架，并根据实际情况对框架进行槽的填充。在槽中填入具体值，就可以得到一个描述具体事务的框架。槽的附加说明，即侧面（Facet）能够指出每个槽的取值范围和求值方法等。

① Marvin Minskey. A Framework for Representing Knowledge[J]. Massachusetts Insfiture of Technology, 1985.

框架知识表示方法中的框架关系在信息抽取、文本蕴含、语义解析和角色标注等自然语言处理任务中取得显著成果。对于《四部医典》藏医药知识的表示而言，框架知识表示法不仅能够描述藏医药中的实体概念，还能表示概念（框架）之间的多种关系，如继承关系（Inheritance）、前置关系（Precede）、使用关系（Using）、使动关系（Inchoative_of）、视角关系（Perspective_on）、子框架关系（Subframe）、参考关系（See_also）、因果关系（Causative_of）等，为《四部医典》知识体系的表示提供了可行策略。不仅如此，框架以层次化、结构化方式将世界知识的内部结构关系以及知识之间的特殊关系表示出来，能够说明事物的属性以及事物间的各种语义联想。框架方法提供了有效的知识组织手段，其知识表示相对全面，且对于概念层次结构的描述相对丰富，即可将其扩充为另外一些框架，如此对扩展性藏医药知识的表示也有保障。在理论上，框架知识表示方法与《四部医典》知识表示需求相吻合。图 3–3 表示了药材“蜀葵”的框架知识及其属性信息，如“蜀葵”的生长环境、花瓣形状、经柄特性、经柄高度、花朵色泽、果实形状及药材功效等。“蜀葵”框架以强大的结构表示其特有的属性信息。然而，框架法自身在知识表示能力上也具有不可避免的缺陷。基本框架形式的构建成本过高，很难实现知识体系的自动化构建；针对世界知识的复杂性，框架法具有无法

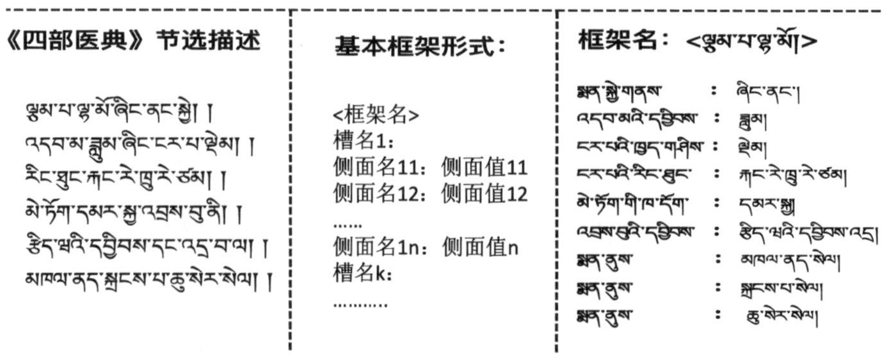

图 3–3　藏药材“蜀葵”的框架知识及其属性描述图

表示不确定性知识等天然缺陷。框架法自身的缺陷导致不同框架系统之间的框架对齐难度加大，也给基于非结构性文本的信息抽取增加难度。因此，框架法无法完全胜任《四部医典》藏医药知识表示的任务，在其形式表示理论、系统适应能力、自动化构建、知识表达能力和推理能力上有待进一步发展完善。

第三节　基于语义网的《四部医典》知识表示

语义网络知识表示方法、框架方法以及脚本方法在本质上都属于基于槽的知识表示方法，二者区别在于不同槽之间是否具有时序、概念层次和控制关系。三元组是最简单的槽结构，知识框架也可以看成是层次化的语义网络，脚本也是一种定义了时间和控制条件的槽结构。

传统语义网络方法能够简单直观地表示《四部医典》中的概念及其语义关系。然而语义网络方法至少存在以下缺陷：1. 节点和边的取值没有标准，完全由用户自定义；2. 由于缺乏标准，导致多源数据融合困难；3. 无法区分概念节点和对象节点；4. 无法对 schema 层进行定义。针对数据内容标签缺乏和语义关联推理性能问题等缺陷，Tim Berners Lee 首次提出语义网（Semantic Web）概念。语义网在传统 Web 基础上增加一个语义知识层，通过定义规范的语义、语言及知识概念结构构建方法，使得语义网成为机器可识别、交换和逻辑推理的知识表示方法，以期完成互联网信息的有效组织和智能化应用任务。语义网标准栈体系结构图[①]（Semantic Web Stack）及其分组如图 3-4 所示。

① 语义网标准栈体系结构图是2000年Tim Berners-Lee在XML2000会上提出的语义网的体系结构图。

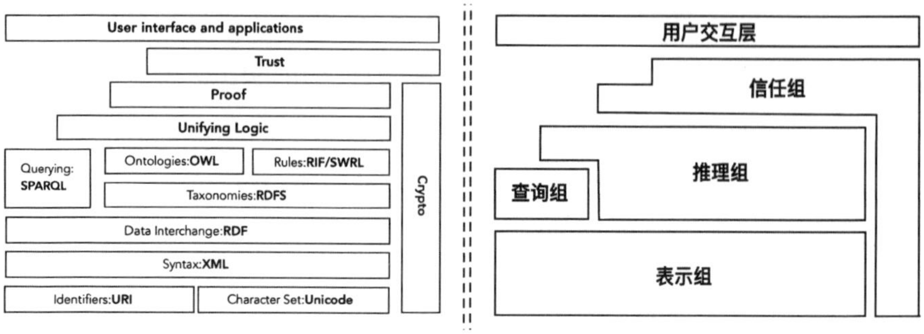

图 3–4　语义网标准栈体系结构图

语义网堆栈结构中各个组件对于《四部医典》的知识表示功能简单表述如下：

Identifiers：URI（标识符）：唯一对象资源标识符的规定简化了《四部医典》中复用概念、实例及关系的复杂程度，降低了知识推理难度。

Character Set：Unicode（字符编码）：规定了资源编码的统一形式。

Syntax：XML：XML 以标签形式组织《四部医典》数据，标签的嵌套结构定义了文档中的数据关系，适合藏医药数据的存储和传输。

Data Interchange（数据交换）：以 RDF 为核心的语义网数据交换层是一种基于 SPO 三元组的单纯资源描述形式。该模块能够描述《四部医典》中的资源以及资源之间的关系，增强了语义描述能力，建立了一种描述网络资源的通用框架。

Taxonomies：RDFS（分类）：规定了用于描述《四部医典》RDF 资源的属性和类的词汇表，并且提供了属性和类在语义上的层次结构。

Ontologies：OWL（本体）：用于帮助用户构建《四部医典》相关的轻量级本体。OWL 在 RDFS 的基础上增加了用于描述类和属性的术语，如 disjointClass、cardinality Restriction 等。

Rules：RIF/SWRL（规则）：RIF 是《四部医典》语义网规则交换格式，采用 XML 语言表达 Web 规则，适用于计算机执行操作。

Querying:SPARQL(查询):RDF 存储数据的《四部医典》语义查询图，能够检索和操作以 RDF 格式存储的藏医药知识。

Unifying Logic（统一逻辑）: 用以描述《四部医典》中的公理及其推理规则，实现逻辑推理操作。

Proof（验证）: 对于《四部医典》知识推理结果的验证，证明具体推理结果的有效性。

Trust（信任）: 根据验证层结果和一些数字签名，建立藏医药知识信任体系。

User interface and application（用户界面与应用程序）: 应用交互层。

藏医药领域的知识表示在其方法上需要满足“良好定义的语法、良好定义的语义、有效的推理支持、充分的表达能力、表达的方便性”[①]。语义网的提出为《四部医典》的知识表示迎来新的挑战和契机。

藏医药领域知识的表达方式决定知识表示所需具备的性能和条件。藏医药领域知识表示方法、除了需要具有灵活表示概念层级关系、实体定义与限制、实例与类的从属关系、不同类之间的关系等基本语义关系的能力外，还需具备强大的知识推理机制、规范化语法语义标准等。语义网现有 XML、XMLSchme、RDF、RDFS、OWL 等多种知识表示方法。语义网虽有 XML 等多种知识表示模式，然而不同方法在《四部医典》知识表示上的应用效果各不相同。

一、XML 可扩展标记语言

XML（eXtensibleMarkupLanguage）是一种结构化标记电子文件的知识表示语言，是从网页标签式语言（html）向语义表达语言的一次飞跃。XML 以文档为单位进行表示，由具有标签的可嵌套元素组成。《四部医典》本体知识用 XML 语言表示，具有以下优势：1. XML 作为一种元语

① 甘健候，姜跃，夏幼明 . 本体方法及其应用 [M]. 北京：科学出版社，2016：8.

言（Meta–Language），它使用规范方法来定义其他语言，规范性是表示《四部医典》本体知识的根本所在。2. 由于 XML 允许用户进行自定义标签，良化了《四部医典》本体知识到整个藏医药本体表示的可扩展功能。3.XMLSchema 定义了 XML 文档的结构，指出了 XML 文档元素的描述形式，是一种允许用户对自己的标记语言进行定义的源语言。能够用来标记《四部医典》中的数据本身、定义数据类型。

XML 作为一种机器可读文档规范，其文档内容通过元素来记录，元素可以进行自定义标签，且支持元素任意层次的嵌套。与其他知识表示语言相比，XML 的可扩展性和结构性更强。下例描述了一部藏文大藏经《戒律》中的基本信息：

<?xml version=“1.0”encoding=“UTF–8”?>

<!DOCTYPE html SYSTEM “url.dtd”>

< 文献位置 >བོད་རྟགས། འདུལ་བ། ༼ཅ༽（5）</ 文献位置 >

< 页码 >༼ཅ༽ 5–1–1a1~5–1–21b4</ 页码 >

< 藏文名 >TBtitle：སོ་སོ་ཐར་པའི་མདོ། </ 藏文名 >

< 藏文名拉丁 >TBtitleLatin：：so sor thar pa’I mdo</ 藏文名拉丁 >

< 别称 >aname：དགེ་སློང་པའི་སོ་ཐར་གྱི་མདོ། </ 别称 >

< 梵文名 >SKtitle：པྲ་ཏི་མོཀྵ་སཱུ་ཏྲ། </ 梵文名 >

< 梵文名拉丁 >SKtitleLatin：prātimokṣa–sūtra</ 梵文名拉丁 >

< 中文名 >CHtitle：《根本说一切有部戒经》唐義净译 </ 中文名 >

< 归敬颂 >’gyurphyag：ཐམས་ཅད་མཁྱེན་པ་ལ་ཕྱག་འཚལ་ལོ། </ 归敬颂 >

< 作者 >author：སངས་རྒྱས་ཤཱཀྱ་ཐུབ་པ། </ 作者 >

<译师>འཕགས་པ་གཞི་ཐམས་ཅད་ཡོད་པར་སྨྲ་བའི་འདུལ་བ་འཛིན་པ་སློབ་དཔོན་ཛི་ན་མི་ཏྲ་དང་། ཞུ་ཆེན་གྱི་ལོ་ཙྪ་བ་བན་དེ་ཅོག་རོ་ཀླུའི་རྒྱལ་མཚན་གྱིས་བསྒྱུར་ཅིང་ཞུས་ཏེ་གཏན་ལ་ཕབ་པ། །</ 译师 >

XML 对机器可读文档的结构进行了规范化表示，提供了定义互联网语义内容的语法基础。XML 利用 DTD（Document Type Definition）或

XML Schema 对本体所表达的领域知识进行结构化定义，然后通过其文档结构与表述内容来描述其中的本体知识。XML 为网络信息的规范化提供了语法上的标准支持,通过 XML Schema 也能够进行一定的语义知识表示。XML 中的标签和属性能够表示 Web 页面的语义知识内容，然而 XML 并不能有效表示完整的《四部医典》知识本体。正如上例中的自定义标签文献位置、页码、藏文名、藏文名拉丁、别称、梵文名、梵文名拉丁、中文名、归敬颂、作者、译师及其所对应的标签数值来说，虽然 XML 通过文档结构规范和自定义标签表示了所对应的知识内容，然而 XML 描述通常仅用于文本层面的语义描述，无法描述完整的知识本体。当然，XML 也可以通过数据嵌套的方法来表示文本信息中的实体、实体关系、实体属性等进行语义层面的描述。描述文本对象中的信息量远不足以描述一个实体的完整知识本体。总之，XML 无法在信息表达和处理方面提供规范的语义化支持，自定义标签以及嵌套标签也导致知识推理无法有效进行。

二、RDF 资源描述框架与 RDFS

XML 采用自定义式的元素和属性标签，该方法在一方面提升了知识表示的灵活性。在另一方面，XML 知识表示方法因其自定义式的标签，导致该表示方法在其知识共享和知识复用上面临全新的挑战。为了通过统一且无歧义的语义定义方式来促进知识链接和知识复用功能，W3C 在 XML 所提供的定义互联网语义内容的语法基础上，推出 RDF 数据模式和 RDFS 模式层。其中，RDF 能够解决如何无二异性地描述《四部医典》资源对象的问题，使得描述资源的元数据成为机器可理解信息。RDFS 则定义了一种模式定义语言，提供了一组定义 RDF 的抽象词汇集，为《四部医典》本体知识的表示提供了语法词汇上的支撑。

在常规语义网络方法中，节点和边的描述并没有规范标准，用户可以按需自定。因此导致两个问题：一是由于不同用户的定义方式不同，导致知识分享不便；另一个是无法区分知识描述和知识实例。语义网是一种基于 W3C 制定的标准，利用统一的形式对知识进行描述和关联，这种表示方法更便于知识的共享和利用。语义网通过语义具体化，让《四部医典》中的每个概念（实体、类别、关系、事件等）都有一个唯一的标识符，这种唯一性使得知识共享在更大领域、更大范围上成为可能。RDF 为资源描述提供 URI 全局标识符（Uniform Resource Identifier）、字面值和空白结点（Blank Node）三种基本元素。其中，URI 是符合特定语法的 Unicode（统一编码字符集）资源定位符，如 DBpedia 中的人物定位实 例 URI：<http：//dbpedia.org/resource/Max_Planck> <http：//xmlns.com/foaf/0.1/name> “Max Planck” @en.。如此，《四部医典》中所有的对象和关系名称、数据类型，均可用 URI 进行定位，以达到信息语义化、知识共享和复用目的。RDF 提供的字面值由字符串和表示数据类型的 URI 构成，例如 “1” ^^XS：integer 表示该字面值为整数类型。Blank Node 指没有 URI 的匿名结点，为存于 RDF 内部的特殊结构，不可被引用。

RDF（资源描述框架）在遵循 XML 表示语法的基础上，采用开放世界假设（Open World Assumption），定义了 URI 资源、属性和属性值的三元组来描述世界知识。RDF 假定任何复杂的语义都可以通过若干个三元组的组合来表示，这种三元组的形式为 “Subject-Property-PropertyValue” 或 “Subject-Predicate-Object”。所以从本质上说，RDF 的三元组模式基本能够表示藏医药领域中的知识信息。如语句 “བྱི་ཙེ་ན་ཙེ་ས་ངན་སྐྱེ། །ངར་པ་ས་འབྱར་ངར་པ་ཟླུམ། །རིང་ཐུང་སོར་བཞི་སོར་ལྔ་ཙམ། །སྐྱེ་ལུགས་སྣེ་སྔོན་ཙུང་ཟད་ཙམ། །མེ་ཏོག་གཡུ་ཡི་དྲིལ་ཆུང་འདྲ། །རིམས་ནད་མ་ལུས་སེལ་བར་བྱེད། །”（译:暗绿紫堇生贫地,茎贴地面圆柱形，长短四指或五指，形态略似灰灰菜，花朵状如小玉铃，治疗一切疫疠病）具有一个主语、8 个客体和 8 个属性名称的 URI，描述如表 3-1 RDF 结构所示的关系。

表 3–1 “暗绿紫堇”相关三元组抽取实例表

Subject	Predicate	Object
བྱ་ཉེ་ན（暗绿紫堇）	སྐྱེ་གནས（出生环境）	ས་ངན（贫地）
བྱ་ཉེ་ནའི་ངར་པ（暗绿紫堇茎部）	སྐྱེ་སྟངས（生长方式）	ས་འབྱར（贴地面）
བྱ་ཉེ་ནའི་ངར་པ（暗绿紫堇茎部）	གཟུགས་དབྱིབས（形状）	ཟླུམ（圆柱形）
བྱ་ཉེ་ནའི་ངར་པ（暗绿紫堇茎部）	རིང་ཐུང（高度）	སོར་བཞི་སོར་ལྔ（四五指）
བྱ་ཉེ་ན（暗绿紫堇）	སྐྱེ་ལུགས（形态）	སྙེ་སྔོན（灰灰菜）
བྱ་ཉེ་ན（暗绿紫堇）	མེ་ཏོག（花朵形状）	གཡུ་ཡི་དྲིལ་ཆུང་འདྲ（小玉铃）
བྱ་ཉེ་ན（暗绿紫堇）	ཁྲད་ནུས（性能）	རིམས་ནད་སེལ（治疗疫疠）

上表中的最后一行三元组记录亦可分别通过 RDF 语法或三元组展示图（图 3–5）予以表示：

<rdf：RDF>

<rdf：Description about =“http：//222/w3.org/Home/ བྱ་ཉེ་ན” >

<s：ཁྲད་ནུས > རིམས་ནད་སེལ </s：ཁྲད་ནུས >

</rdf：RDF>

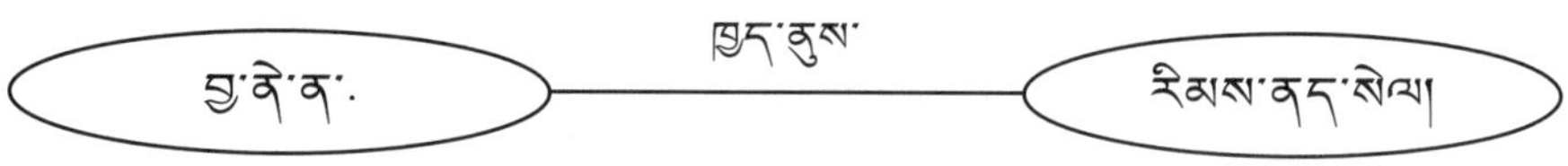

图 3–5 “暗绿紫堇”知识三元组 RDF 展示图

通过以上 RDF 表示代码可知，RDF 数据模式与语义网络并没有本质差异，二者间的差异在于，RDF 规范了所有的属性和概念，避免了语义网络不便于分享和难以区隔知识描述和知识实例的缺点。RDF 是抽象数据模型，所以也支持 RDF/XML、Turtle 和 N–Triple 等不同的序列化格式。

RDF 借助 URI 定位《四部医典》中的实体与关系，并在 XML 基础上采用简单三元组来描述相关资源，该方法为机器理解《四部医典》语义知识提供了新的契机。但是基于 RDF 自身的缺陷与不足，导致《四部医典》本体的 RDF 知识表示方法具有以下问题：RDF 只能表示实体与实体之间的关系、属性，但却无法定义实体的概念以及概念所具有的属性。RDF 不区分对象属性和数据属性，导致实体定义不全面。另外，标准 RDF 的无领域性优点同时也成了 RDF 的缺点，使得相同领域中的不同知识内容难以交互融合。如上所述，RDF 中的基本建模元语非常有限，没有给出任何定义属性词汇的机制。针对 RDF 的先天性缺陷与不足，再次提出一种用于描述 RDF 的轻量级语言，以此关注类别和属性的层次结构和继承关系等。RDFS 作为 RDF 的一种扩展，RDFS 通过定义概念、概念的属性、属性值、概念与概念之间的层级关系以及约束关系，为其提供了一组核心概念（类型系统）和一套语义表示机制，为后期领域性知识的开放共享和知识推理（子类的传递性）提供了基础支持。

RDFS 是一套模式规范语言（Schema Specification Language），该规范语言定义了一套可以扩充到其他领域的一组核心概念以及概念之间的层次关系和实例关系。为了 RDF 建模语言以实例化形式去描述具体领域中的实体、实体关系以及相关约束，RDFS 提供了模式定义语言词汇集合。现将 RDFS 提供的本体元语集合作简单介绍如下：

（1）rdfs：Resource RDFS 中最通用的类。含有 rdfs：Class 和 rdfs：Property 两个子类。当定义一个特定领域的 RDFS 模式时，这个模式定义的类和属性将成为这两个资源的实例。rdfs：Resource 本身也是 rdfs：Class 的一个实例。

（2）rdfs：Class 以此定义关于资源的所有类的集合。如藏医药材类（སྨན་རྫས་ཀྱི་རིགས།）、饮食类（ཟས་སྐོམ་གྱི་རིགས།）、药物类（སྨན་རིགས།）、疾病类（ནད་རིགས།）等。

（3）rdf：Property 和 rdfs：Class 雷同。以此定义关于资源的所有属性的集合。每个属性是一个 rdf：Property 的实例。如藏医药属性名称“བཅོས་

ཐབས”（治疗方法）。

（4）rdfs：subClassOf 定义类（class）之间的子类 / 超类关系，上层超类、中层子类和底层子类间是传递关系，因此可以进行推理运算。如超类疾病可以分为隆病（རླུང་ནད།）、赤巴病（མཁྲིས་ནད།）、培根病（བད་ཀན་ནད།）三个子类。超类和子类之间具有 rdf：subClassOf 关系。

（5）rdfs：subPropertyOf 定义属性（property）之间的层级关系，用来表示与 rdf：Property 之间的上下层关系。rdfs：subPropertyOf 是说明一个属性是另一个属性的特殊化。如藏医药治疗方法（བཅོས་ཐབས།）作为一种属性名称，治疗方法具有药剂治疗方法（ཞི་བྱེད་ཀྱི་བཅོས་ཐབས།）、能净治疗方法（སྦྱོང་བྱེད་ཀྱི་བཅོས་ཐབས།）、缓峻法治疗方法（འཇམ་རྩུབ་དཔྱད་ཀྱི་བཅོས་ཐབས།）、咒语治疗方法（སྔགས་བཅོས།）及饮食起居治疗方法（ཟས་སྤྱོད་ཀྱི་བཅོས་ཐབས།）等多个子属性。

（6）rdfs：Domain 用来表示属性的论域，即表示该属性的主体属于哪个类别的约束，是三元组中主语的类型约束。如藏医药属性名称“བཅོས་ཐབས།（治疗方法）”的 rdfs：Domain 为“ནད་རིགས།（疾病总类）”。

（7）rdfs：Range 用来表示属性的取值类型，简称值域，可以简单理解为三元组中宾语的类型约束。如藏医药属性名称“བཅོས་ཐབས།”（治疗方法）的值域 rdfs：Range 为“སྨན་རིགས།”（药物）、“ཟས་སྤྱོད།”（起居饮食）或“འཇམ་རྩུབ་དཔྱད།”（缓峻法）。

除外，RDFS 模式还定义了一套可以清晰描述本体的元语集合，如：rdfs：Literal、rdf：type、rdfs：comment、rdfs：label、rdfs：seeAlso、rdfs：isDefineBy 等多个抽象关键词汇。

与 XML 相比，RDF 解决了如何准确地描述资源对象的问题，使得描述资源的元数据成为机器可以理解的信息。并且，RDF 通过基于 XML 语法的明确定义模型，帮助建立语义协定和语法编码之间的桥梁，以此实现元数据的互操作能力。RDF 方法与 XML 方法的结合，更是实现了数据基于语义的描述，便于数据的检索和相关知识的发现。在 RDF 和 XML 结合的基础上，RDFS 提供了描述 RDF 资源的属性和类型的词汇表，给出定义新的属性词汇机制和扩充定义这些属性以及资源之间新关系的机制。

但是，面对《四部医典》错综复杂的语义关系，RDF 和 RDFS 的语义表达能力表现较差，在以下特征上的不足尤其显著：

（1）对于局部值域的属性定义。RDF 和 RDFS 通过 rdfs：range 定义了属性的全局性值域，然而无法说明该属性在具体场景中应用类时候的特殊值域限制。如无法定义“疾病 A 至少有一个症状”。

（2）等价概念的映射。RDF 和 RDFS 中无法定义两个或多个不同的类、属性与实例（个体，Individuals）之间是否具有等价属性。如概念“ཛ་ཏི”与“ཅ་སྤྱི”“ག་ཟ”三个概念在藏医药中同指一种植物树，三个同义词映射在 RDF（S）中无法表达。

（3）类的不相交性定义。无法声明相同类中不同子集间的不相交性关系，如不能表示不同药材不能相互配伍的语义关系。

（4）基数约束的声明。即对于特定属性值可能或必需的取值范围进行的基数约束。如无法定义《四部医典》中对于药量的基数约束。

（5）属性的特征描述。属性特性描述是知识推理和知识发现的基础知识表示，RDF（S）通过声明概念和属性的层级关系，表示了概念和属性的是上下层级关系。然而不能表示属性之间所具有的传递性、函数性、对称性、逆属性等。而以上属性特性对于藏医药知识表示尤其重要，如藏医药中“疾病 A 与药物 B”之间具有“治愈”和“被……治愈”的属性关系，通过声明两个具有逆关系的属性名称，可以分别描述“疾病 A 被药物 B 治愈”和“药物 B 治愈疾病 A”，且可以依此进行知识推理和发现。

第四节　基于 OWL 的《四部医典》藏医药本体知识表示

由于方法自身特质的缺陷与不足，XML、XML Schema（XSD）、RDF 及 RDF Schema 在《四部医典》知识表示和知识推理上的应用效果不佳。对此，W3C 在描述逻辑的基础上推出 OWL（Ontology Web Language）用以表示其他众多领域中的复杂语义知识。

OWL 使用逻辑的方式描述一个事物状态，因此它也是声明性的。OWL 作为 RDFS 的一个扩展，它不仅拥有像 RDFs 一样灵活的数据建模能力外，还添加了大量的预定义词汇来清晰地表达概念的定义及其关系，全方位表示实体、类别、属性、关系等多颗粒度、多层次语义关系。使其知识表示力更强、知识推理性能更佳，基本能够表示多个藏医药本体知识。

OWL 是“可被用于明确表示词汇体系中的概念及概念间关系的一种本体描述语言”[①]。W3C 相继发布 OWL1（OWL2 发布前统一称其为 OWL）和 OWL2，后者是前者的扩充。OWL1 共有三种形式，即 OWL Lite、OWL DL 及 OWL Full，前者为后者的子集。对于《四部医典》知识表示而言，OWL DL 最为适用，它包含 OWL 语言的所有约束，其逻辑蕴含是可以判定的。相比而言，OWL Lite 和 OWL Full 具有自身的缺陷，OWL Lite 只提供分类层次和简单属性约束。OWL Full 语义形式化词汇过多，

① Deborah L. McGuinness. et al. OWL Web Ontology Language Overview[EB/OL]. http://www/w3.org/TR/2004/REC-owl-features-20040210/, (Accessed on Jan.1, 2005).

难以实现知识推理的应用。W3C 在 OWL1 的基础上组织发布 OWL2①，提供了类、属性、实例、数据值等相关的多个语义形式化词汇，终以语义网文档的形式存储。与 OWL1 版本相比，OWL2 在主键、属性链、XSD 数据类型、数据范围、基数约束、复杂类、标签说明性能上进行了不同程度的提升。此外，OWL2 推出 OWL2 RL、OWL2QL 和 OWL2 EL 等三个子语言，分开描述本体表达、本体查询及其本体概念术语的分类推理。OWL1 和 OWL2 两种版本虽有微小差异,然而在本体描述方法上基本相同。

藏医药本体构建是一项复杂且严谨的语义化工程，该项工程要求在藏医药本体知识梳理的基础上，使用形式化建模语言来表示和推理藏医药相关知识。对于藏医药本体构建而言，选择一种兼具强大本体描述能力和知识推理能力的建模语言是当务之急，然而 XML 等表示方法在藏医药知识表示的应用表现欠佳。经综合考察，OWL 中所增添的建模词汇恰能将多种藏医药知识内容进行形式化表示，二者契合度极高。

知识的定义和实例的描述共同形成藏医药理论本体。《四部医典》主要对藏医药相关知识定义（知识体系）与实例进行详细描述。知识实例是《四部医典》中的一个实例，对应的是真实的数据存储层。知识定义则是描述了《四部医典》概念框架、实体关系和约定常识，属上层建筑。如何将《四部医典》中所描述的知识定义和实例进行有效的形式化表示，从而实现藏医药知识推理和知识发现是衡量建模语言性能的重要标准。因此，在范围广度上，实现以下内容的形式化知识表示是对于藏医药领域本体建模语言的基本要求：

（1）藏医药理论知识体系由不同的术语对象集合而成，将藏医药领域中的实例一一列举是本体表示的必备要求。实例是属于特定概念或类的基本元素，是具体的对象。从语义上分析，实例表示的就是对象。藏

① W3C Recommendation (MIT, ERCIM, Keio). OWL 2 Web Ontology Language Primer (Second Edition) : https://www.w3.org/TR/owl-primer/. 2012/12/11.

医药中所涉及的每个具体的疾病、药物、器官、药材、治疗方法，乃至每一个季节和饮食都是不同的实例，如“མཁལ་ནད”（肾病）、“རིལ་དཀར”（洁白丸）、“མཆིན་པ”（肝）、“ཨ་གར”（沉香）、“གཏར་ག”（放血法）等。

（2）不同的实例集合形成不同的类（class）概念，同一个概念下的元素共享对于类的定义和属性，同类元素的特征基本相似。知识分类思想是藏医药体系中最不可或缺的概念，本体表示法需要对藏医药中的概念分类和概念描述进行严格的形式化定义。如《四部医典》秘诀部 72 章内容：“བྱིས་པའི་ནད་རིགས་ཉི་ཤུ་རྩ་བཞི་སྐྱེད། །དབྱེ་བ་ལྷན་སྐྱེས་ནད་དང་གློ་བུར་གཉིས། །མ་ནད་བུ་ལ་ལྷུང་བ་ལྷན་སྐྱེས་ཡིན། །གློ་བུར་ནད་ལ་ཕྲ་རགས་ཞིབ་ཚགས་གསུམ། །རགས་པ་བྲང་དང་གློ་མཆིན་འབྲུ་སྨྱུག་དང་། །རིམས་དང་ལྟེ་བ་རྡེའུའི་ནད་དང་བརྒྱད། །ཕྲ་བ་མགོ་སྐྲངས་གྱི་བ་འགགས་པ་དང་། །མཚེར་མཁྲིས་ཕོ་ལོང་ས་ཟེར་ཚ་རས་བརྒྱད། །ཞིབ་ཚགས་མིག་དང་རྣ་བ་ཁ་ནད་དང་། །ཚིན་བུ་སྲོག་རྩ་ཤ་ནད་སྲིན་ཕོལ་བརྒྱད། །”，上文中共出现 6 个类名称和 24 个实例名称。6 个类名称分别为“བྱིས་པའི་ནད”“ལྷན་སྐྱེས་ནད”“གློ་བུར”“རགས་པ”“ཕྲ་བ”及“ཞིབ་ཚགས”。上下类之间具有层级关系，下类是基于上类的细化分类，能够继承和共享上类的定义和属性约束。

（3）实例和概念是形成藏医药体系的基本框架和元素，而概念的属性和关系则是形成整个藏医药体系的灵魂所在。藏医药中存在大量描述实体（含概念和实例）属性和实体关系的知识。实体属性是概念和实例本身所具有的特性，如《四部医典》论说部第 19 章内容“ས་སྨན་ལྡི་བརྟན་རྟུལ་འཇམ་སྣུམ་ལ་སྐམ། །མཁྲང་ལ་བརྟས་དང་རྨད་བྱེད་རླུང་ནད་སེལ། །ཆུ་སྨན་སླ་བསིལ་ལྡི་རྟུལ་སྣུམ་ལ་མཉེན། །བརླན་ཞིང་འཇམ་ལ་སྨད་བྱེད་མཁྲིས་ནད་སེལ། །མེ་སྨན་ཚ་རྣོ་སྐམ་རྩུབ་ཡང་སྣུམ་གཡོ། །དྲོད་སྐྱེད་སྨིན་ཅིང་མདོག་བྱེད་བད་ཀན་སེལ། །རླུང་སྨན་ཡང་གཡོ་གྲང་རྩུབ་སྐྱ་ལ་སྐམ། །ལུ་ཞིང་བསྐྱོད་དང་ཁྲབ་བྱེད་བད་མཁྲིས་སེལ། །ནམ་མཁའ་འབྱུང་བཞིའི་སྨན་ལ་སྦྱིར་ཁྱབ་ཏེ། །ཁོང་སྟོང་ཡངས་པས་གོ་འབྱེད་འདུས་ནད་སེལ། །”中，类名“ས་སྨན་”具有“ལྡི་བརྟན་རྟུལ་འཇམ་སྣུམ་སྐམ་མཁྲང་བརྟས་”等 7 个本质属性和一个功能属性“རྨད་བྱེད་རླུང་ནད་སེལ།”，如何对概念和实例进行规范的属性描述是本体描述方法的根本要务。

（4）《四部医典》中对于实体关系的描述颇为丰富，除了要正确描述概念之间层级关系和概念与实例之间的关系外，对于“药物类”与“疾病类”之间的医疗关系、“疾病类”和“季节气候类”之间的季节关系、“疾病类”与“饮食类”之间的正常饮食关系、“药材类”与“地名类”之间产地关系等不同概念之间的关系描述也尤为重要。除外，《四部医典》中描述有实体之间的蕴含关系、传递关系、假设关系、因果关系、过程说明的语句亦是颇为丰富，如何通过语义形式化规范表示来达到知识共享的目的是藏医药本体描述语言需要直面的问题。

（5）除了对于医药知识的陈述外，在《四部医典》中，通过肯定或否定方式来描述藏医药实体的约束、规则和公理的语句亦是非常丰富。约束是藏医药中某项断言成立的限制条件的形式化描述，如“མཆིན་མཆེར་ཆུ་སེར་མཁྲིས་རྩ་མང་དུ་གཏར། །ཆུ་ལུམས་བྱས་རྗེས་སེང་ལྡེང་སྨན་མར་པན། །”中对于放血次数的基数约束；规则是依据某项断言得到逻辑推论的因果关系知识的形式化描述；公理是一些永真式的断言描述。更具体地说，公理则是藏医药领域中能够无条件成立的断言式语句，如《四部医典》中对于错误食材搭配的描述“བྱ་ཡི་སྔོ་ང་ཉ་ཡི་ཤ་མི་འགྲོད། །སྲན་མའི་ཚོད་མ་བུ་རམ་ཞོ་མི་འགྲོད། །”。当下学界盛行的知识图谱构建工程主要以实例、概念、属性和关系的建模为重点，很少涉及关于约束、规则和公理的描述，但对于藏医药领域本体的知识构建而言，约束、规则、公理的形式化描述是不可或缺的。是否进行约束、规则和公理的形式化描述是知识图谱和知识本体的区别所在。

《四部医典》本体描述语言对于本体语义的表示能力、可理解性、可操作性、可扩充性的要求都很高，并且要求描述方法[①]能够针对不同用户群分层设计，具有语法简便易懂、支持多语种等特性，因此至今没有完备的方法能够解决本体知识的“零遗漏”描述。但相比而言，OWL 比 XML、RDF 和 RDF-S 的语义表示手段更加丰富，Web 上的机器可理解能

① 刘柏嵩．基于本体的信息系统引论 [J]. 情报理论与实践，2003，26(5)：459–461.

力更强，具有更有效的语义和逻辑关系表达能力。因此，用 OWL 描述藏医药领域本体知识是目前唯一切实可行的方法。《四部医典》的 OWL 本体描述需要建立在 1995 年 Gruber[①] 提出的本体构建原则（明确性和客观性原则、完全性原则、一致性原则、最大单调可扩展性原则及最小承诺原则）基础上进行。OWL 的本体表示能力极其强大，可以描述藏医药知识中的实体概念、实例、关系及其约束和规则。基于 OWL 的《四部医典》知识主体表示语法具体如下：

一、类（Class）和实例（Individuals）声明

类也称概念（Concept），是一组具有共同属性的元素集合体名称，用来描述特定领域内的实际概念。藏医药中的类既可以是“数称词”（ཚིས་ཀྱི་རྣམ་གྲངས་སྟོན་པའི་མིང་།），也可以是任何一个包含多个元素的集合体名称。类在藏医药领域中既可以是表示实际存在的事物的名概念，也可以是表示抽象的概念。《四部医典》中对于类的描述范围极其广泛，除了涵盖与藏医药直接相关的类外，还描述了气候、饮食、起居等多个不同的类，类数量非常丰富，如“རླུང་ནད།”（隆病）、“གཏར་ག”（放血）、“སྨན་རྫས།”（药物）、“བཅོས་ཐབས།”（治疗法）、“ས་སྲོད།”（傍晚）均是藏医药领域本体中的类概念。OWL 中对于类的声明方式为：

Declaration（Class（ ：རླུང་ནད།））[②]

……（相同的类声明）

Declaration（Class（ ：བཅོས་ཐབས།））

Declaration（Class（ ：ས་སྲོད།））

实例（individuals）属于实体类别（classes）的基本元素，从语义上

① Gruber T.R. Toward Princiiples for the Design of ontologies used for Knowledge Sharing[J]. International Journal of Human-Computer studies，1995,43：907-928.

② 以上类名称采用威利拉丁转写声明。类声明中 URI 全称已省略，其全称定义方式为：Class: <http://www.semanticweb.org/apple/ontologies/2020/10/TibetanMedicine-ontology-13#རླུང་ནད།>.

分析，实例表示的就是特定对象，即特定类名称所指的具体实体。OWL中的实例声明方式与类的声明方式相同，如原句“དོན་སྙོད་ནང་ལ་གནས་པའི་ནད་བསྟན་པ། །སྙིང（1）དང་གློ་བ（2）མཆིན（3）མཆེར（4）མཁལ་མ（5）དང་། །ཕོ་བ（6）མཁྲིས་པ（7）རྒྱུ་ལོང（8）ལྒང་པ（9）དང་། །བསམ་སེའི་ནད（10）དང་རྣམ་པ་བཅུ་གཅིག་གོ”中共含类名“དོན་སྙོད་ནང་ལ་གནས་པའི་ནད”的 10 项实例，声明方式为：

Declaration（NamedIndividual（：སྙིང་ནད།））

……（相同的属性声明）

Declaration（NamedIndividual（：བསམ་སེའི་ནད།））

二、类的层级关系与实例关系描述

《四部医典》具有较强的知识系统性，概念关系层级鲜明，主要描述概念之间的父类—子类关系、类—实例关系等。如表示父类—子类关系的原句“རླུང་ལ་དབྱེ་ན་སྲོག་འཛིན（1）གྱེན་རྒྱུ（2）དང་། །ཁྱབ་བྱེད（3）མེ་མཉམ（4）ཐུར་སེལ（5）རྣམ་པ་ལྔ། །”的 OWL 语义表示方式为：

Class：：gyen_rgyu（：གྱེན་རྒྱུ།）

SubClassOf（：གྱེན་རྒྱུ།：རླུང་ནད།）

……..（相同的父类子类关系描述）

Class：：thur_sel（：ཐུར་སེལ།）

SubClassOf（：ཐུར་སེལ།：རླུང་ནད།）

类—实例关系表示特定元素为某个类的实例。类—实例关系的声明需要在其实例声明的语句“Declaration（NamedIndividual（：གྱེན་རྒྱུ།））”基础上进行。OWL 的类—实例关系的声明方式为：

Individual：：གྱེན་རྒྱུ།（：གྱེན་རྒྱུ།）

ClassAssertion（：：རླུང་ནད།：གྱེན་རྒྱུ།）

三、属性声明与三元组关系描述

实体概念关系是形成领域知识体系的根本所在。藏医药通过描述疾病与药物、疾病与症状等多元关系来描述藏医药本体知识。属性声明即是关系描述的第一步，在 OWL 中，属性可分为对象属性和数据属性，对象属性用来描述实体间的关系；数据属性则是表示类实例与 RDF 文字或 XML Schema 数据类型间的关系，是用来描述概念本身所具有的数据特征。二者的声明方式如下：

Declaration（ObjectProperty（ ：བཅོས་ཐབས།））

Declaration（DataProperty（ ：ཉིན་གྲངས།））

同样地，属性名称之间也可以有层级关系，下层属性名称是基于上层属性名称的细化描述。如“药物治疗法”是“治疗法”的下层属性名称。属性层级关系如下表示：

Object Property： ：སྨན་གྱིས་བཅོས་ཐབས།（ ：སྨན་གྱིས་བཅོས་ཐབས།）

SubObjectPropertyOf（ ：སྨན་གྱིས་བཅོས་ཐབས། ：བཅོས་ཐབས།）

Object Property： ：སྤྱོད་ལམ་གྱིས་བཅོས་ཐབས།（ ：སྤྱོད་ལམ་གྱིས་བཅོས་ཐབས།）

SubObjectPropertyOf（ ：སྤྱོད་ལམ་གྱིས་བཅོས་ཐབས། ：བཅོས་ཐབས།）

Data Property： ：སྨན་འབྱུང་རྫས་ཀྱི་བཅོས་ཐབས།（ ：སྨན་འབྱུང་རྫས་ཀྱི་བཅོས་ཐབས།）

SubDataPropertyOf（ ：སྨན་འབྱུང་རྫས་ཀྱི་བཅོས་ཐབས། ：ཉིན་གྲངས།）

实例和属性的声明是形成三元组的根本条件，三元组则是描述藏医药本体知识的基本手段。如原句“ཕི་ལིང་ཨུ་ཁྲུར་སྤང་ལ་སྐྱེ། །ལོ་མ་ལྗང་སེར་སྤུ་ཅན་ཏེ། །”（译侧金盏花生草坡，叶片绿黄披绒毛）在完成其类、实例、属性的声明定义后，其三元组关系描述方式为：

ObjectPropertyAssertion（ ：དབྱིབས་རྣམ། ：ཕི་ལིང་ཨུ་ཁྲུར། ：སྤུ་ཅན།）

ObjectPropertyAssertion（ ：ལོ་མའི་ཁ་དོག ：ཕི་ལིང་ཨུ་ཁྲུར། ：ལྗང་སེར།）

ObjectPropertyAssertion（ ：སྐྱེ་གནས། ：ཕི་ལིང་ཨུ་ཁྲུར། ：སྤང་།）

同理,《四部医典》中的其他原句如“ཅི་ཐུག་བཅོས་ཐབས་བྱང་ནད་ཚ་བ་ལ། །ཟས་སྨན་ཆུ་མདའ་གཏར་དང་མེ་བཙས་བཅོས། །ཟས་སུ་ཤ་མར་གསར་པ་ཞོ་དར་བཏང་། །ཇོད་བཅུད་མི་བཏང་སྨན་དུ་ག་བུར་དང་། །ཙུ་གང་གུར་གུམ་ཙན་དན་ཀར་སྦྱར་བཏང་། །སྤྱི་ལ་ག་དུར་ཕོ་བར་སུག་སྨིལ་བསྣན། །”也可以通过三元组模式描述。

四、属性约束描述

属性能够表示藏医药《四部医典》中“主谓宾”式语句所描述的本体知识。通常，我们通过谓语就能知道谓语自身对于它的主语、宾语的类别限定，谓语对于主语的类限定是其定义域，其对于宾语的类限定是其值域。定义域和值域用以限定谓语的主宾两个端点，谓语与属性基本等同,这是属性中一个比较重要的概念。就藏医药而言,属性名称（谓语）“治疗”的定义域（domain）是描述其起点实例的限定术语,而值域（range）是描述其终点实例的限定术语。《四部医典》中,“治疗”的定义域为“疾病类”，值域为“治疗方法类”。可通过以下描述来表示该知识：

Object Property：：བཅོས་ཐབས་ནི།（：བཅོས་ཐབས་ནི།）

Object Property Domain（：བཅོས་ཐབས་ནི། // 属性定义域限定 // Object Some Values From（：བཅོས་ཐབས་ནི།：ནད་རིགས།））

Object Property Range（：བཅོས་ཐབས་ནི།// 属性值域限定 // Object Some Values From（：བཅོས་ཐབས་ནི།：སྨན་གྱི་བཅོས་ཐབས།））

《四部医典》中存在大量表示“最多”“至少”的语句，如原句“ཪྡོ་ལ་རྒྱ་ཆེ་ལན་མང་བཏང་པ་ཡིས། །ཐུག་ཆོག་བདེ་བ་མྱུར་དུ་སྟེར་བར་བྱེད། །”中表示“多次”的“ལན་མང”，以及“ཟ་ཆས་སྣང་མ་ཞོ་བཙགས་ཁོ་ན་བཏང་། །”中表示具体数值“单次”的“ཁོ་ན་བཏང”“མཇུག་ཏུ་ལན་གསུམ་དྲག་ཏུ་སྦྱགས་ལ་ཉན། །”中表示“两次”的“ཞག་གཅིག་ཚ་བའི་ཐུག་གཟེར་ལན་གཉིས་ལྡང་། །”。可用以下方式表示以上《四部医典》语句中对于属性限定：

cardinality 表明类 A 的属性 P 的个数限定为具体数值“n”；

maxCardinality 表明类 A 的属性 P 的上限个数限定为“n”（即最多有“n”个）；

minCardinality 表明类 A 的属性 P 的下限个数限定为“n”（即最少有“n”个）。

五、属性特性描述

OWL 不仅能够描述《四部医典》三元组关系中谓语（属性）的定义域和值域，还能描述更多从认知层面进行推理的属性特性。如医药历算中的基础知识“ས་ཆུ་ཕན་ཚུན་གྲོགས་པོ་སྟེ། །མེ་རླུང་ཕན་ཚུན་གྲོགས་པོ་ཡིན། །ནམ་མཁའ་ཀུན་གྱི་གྲོགས་ཡིན་ཏེ། །ཀུན་ཀྱང་ནམ་མཁའི་གྲོགས་སུ་འགྱུར། །”[①] 中，前两句表示“土”和“水”，“火”和“气”之间的谓语（属性）为“互相为友”，可用三元组简单描述为“གྲོགས་པོ་ཡིན（ས，ཆུ）”，“གྲོགས་པོ་ཡིན（མེ，རླུང）”。原句中“土”与“水”“火”与“气”的谓语关系是相互对称性的，原句总共表示四种三元组关系，即“གྲོགས་པོ་ཡིན（ས，ཆུ）”“གྲོགས་པོ་ཡིན（མེ，རླུང）”“གྲོགས་པོ་ཡིན（ཆུ，ས）”“གྲོགས་པོ་ཡིན（རླུང，མེ）”四种关系。除外，《四部医典》中的谓语属性还有传递性、互逆性、函数性、逆函数性等多重属性。对象属性和数据属性所具备的属性特性各不相同，数据属性仅有函数属性（唯一值），而对象数据则有传递性、互逆性、函数性、对称性及反函数性等特性。可用 OWL 分别表示如下：

（1）属性的传递性（TransitiveProperty）表示：

如果一个属性 P 被指定具有传递属性，那么对于任意的 x，y 和 z：P（x，y）与 P（y，z）能够蕴含 P（x，z）。可表示为：

Object Property：：P（：P）

TransitiveObjectProperty（：P）// 声明 P 的传递属性 //

① 引自《藏传梵文基础理论教程》（བཀྲ་ཤིས་དབྱངས་ཅན་དགའ་བའི་བློ་གྲོས། སྒྲ་རིག་པའི་འཇུག་སྒོ། ནུབ་བྱང་མི་རིགས་སློབ་གྲྭ་ཆེན་མོའི་བོད་སྐད་ཡིག་རིག་གནས་སློབ་གླིང་ནས། ）。

Individual : : a (: a)

ObjectPropertyAssertion (: P : a : b) // “P (a, b)” 的知识表示 //

Individual : : b (: b)

ObjectPropertyAssertion (: P : b : c) // “P (b, c)” 的知识表示 //

Individual : : c(: c)

ClassAssertion (: a : c) // 自动推理得知 “P (a, c)” //

（2）属性的对称性（SymmetricProperty）

如果一个属性 P 被声明为对称属性，那么对于任意的 a 和 b，P（a，b）当且仅当 P（b，a）。可表示为：

Object Property : : P (: P)

SymmetricObjectProperty (: P) // 声明 P 的对称属性 //

Individual : : a (: a)

ObjectPropertyAssertion (: P : a : b) // “P (a, b)” 的知识表示 //

（3）属性的函数性（FunctionalProperty）

函数型表示某个实例的属性值域具有唯一性。如果一个属性 P 被声明为函数型属性，那么对于所有的 a，b 和 c：P（a，b）与 P（a，c）蕴含 b = c。表示如果一个属性如果被声明为函数型属性，那么对于每个实例，属性最多只有一个值。可表示为：

Object Property : : P (: P)

FunctionalObjectProperty (: P) // 声明 P 的函数属性 //

Individual : : a (: a)

ObjectPropertyAssertion (: P : a : b) // “P (a, b)” 的知识表示 //

ObjectPropertyAssertion (: P : a : c) // “P (a, c)” 的知识表示 //

（4）属性的相逆性（InverseOf Property）

《四部医典》中有多个属性表示与另一个属性的相逆性。所有的“施事性”属性名与“受事性”属性名都能相互形成互逆关系。如此看来，“施事性”属性名的相逆属性对象为其“受事性”属性名，如表示“医治（药物，疾病名）”“被医治（疾病名，药物）”的语句中，属性名“医治”与“被医治”具有相逆性。即，如果 P1 被声明为 P2 的逆属性，那么如果 X 通过 P2 关联到 Y，则 Y 通过 P1 关联到 X。可表示如下：

Object Property：：P1（：P1）

InverseObjectProperties（：P1：P2）// 声明 P1 和 P2 的互逆属性 //

Individual：：a（：a）

ObjectPropertyAssertion（：P1：a：b）//“P1（a，b）”的知识表示 //

（5）属性的反函数性（InverseFunctionalProperty）

反函数性属性也被称为单值属性（UnambiguousProperty），也就是说该属性的逆属性对任何一个实例来说最多只有一个值。如果一个属性 P 被标记为反函数性的，那么对于所有的 a，b 和 c：P（b，a）与 P（c，a）蕴含 b = c。医药产品标准号、药材标码等均可用反函数性属性表示。具体表示方法如下：

Object Property：：P1（：P1）

InverseFunctionalObjectProperty（：P1）// 声明 P1 逆函数属性 //

Individual：：a(：a)

Individual：：b(：b)

ObjectPropertyAssertion（：P1：b：a）//“P1（b，a）”的知识表示 //

Individual：：c(：c)

ObjectPropertyAssertion（：P1：c：a）//“P1（c，a）”的知识表示 //

六、对象等价性描述

《四部医典》中含有大量的异形同义词，其中的异形同义词或是指向相同类的名称（面向计算机读取的字符编码），或指向具体的属性名称或实例名称。类等价名称如“ཕ་ལ་ཏྲི་ཀཾ”与“འབྲས་བུ་གསུམ།”（释：“འབྲས་བུ་གསུམ།”

为“ཨ་རུ་ར”“བ་རུ་ར”“སྐྱུ་རུ་ར”的统称)，属性等价名称如“སྨན་བཅོས་”与“སྨན་གྱིས་བཅོས་ཐབས”，实例等价名称如“ཕ་ལམ།”与“རྡོ་རྗེ་ཕ་ལམ།”。如何以本体描述语言将《四部医典》文本中表示类等价、属性等价、实例等价表示出来是藏医药本体构建中的重点任务。OWL 采用多个表示等价性的术语来表示对象名称之间的同义关系。如“owl：equivalentClass：”表示两个类相互等价，二者具有相同的实例。“owl：equivalentProperty：”表示两个属性下相互等价。“owl：sameAs：”表示两个实例相互等价。

此外，《四部医典》中也含有大量表示相异的类和实例，相异（དོན་གྱི་ཐ་དད་དུ་འཆར་རུང་གི་ཆོས་སུ་དམིགས་པ་ཆོས་ཅན། ཐ་དད་ཀྱི་མཚན་ཉིད།）表示两个对象的区别性。OWL 中用“owl：differentFrom”表示一个实例和另一个实例的不同，如“ཁྲིས་ནད།”与“མོ་ནད།”不同。用“owl：AllDifferent：”来表示一个实例与其他所有类元素之间的不同，如“ཨ་གར།”与“རླུང་ནད།”疾病的类元素两两相异。现将《四部医典》中关于“隆病”的实体及其关系用 Protégé 本体软件手动构建，并展示如下（图 3-6、图 3-7）。

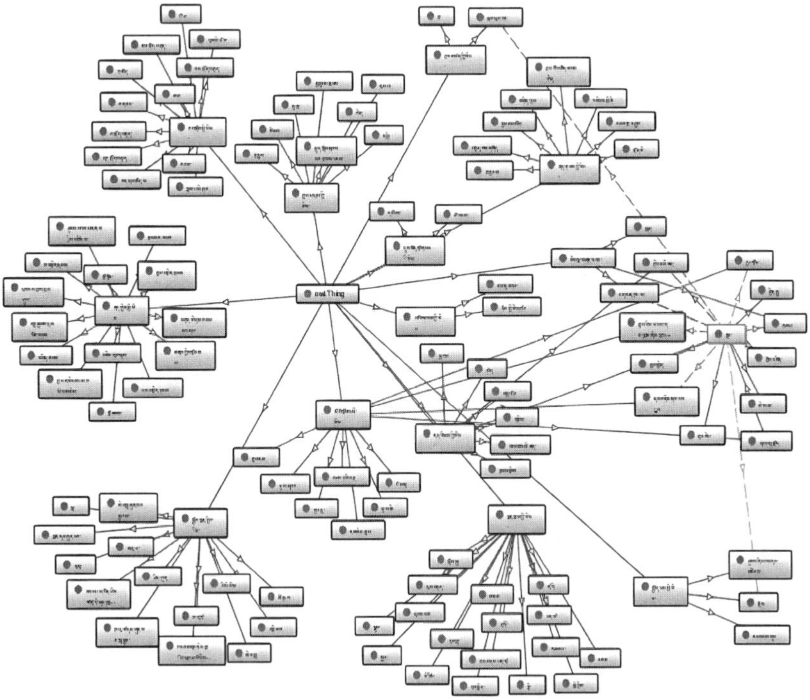

图 3-6　实体“隆病”及其关系用 Protégé 展示图（A）

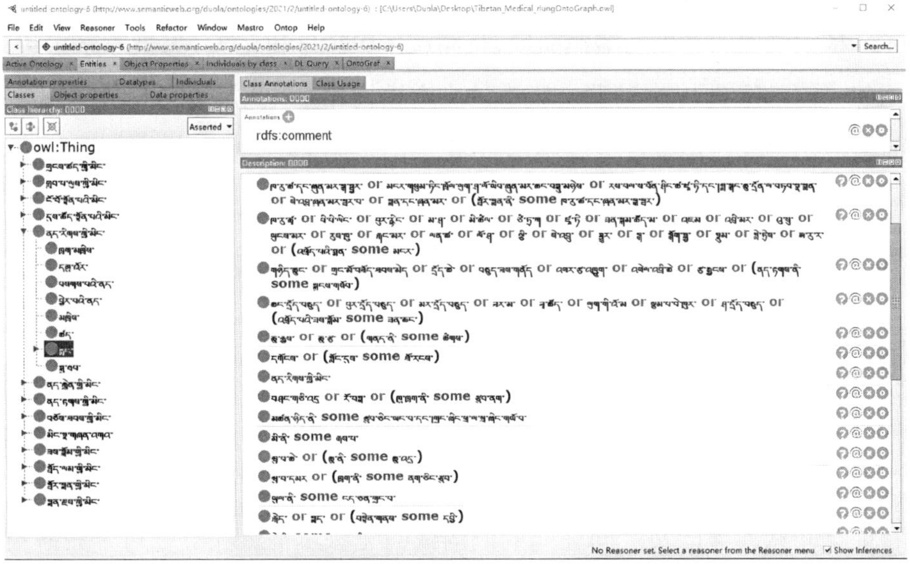

图 3-7　实体“隆病”及其关系用 Protégé 展示图（B）

总体而言，在 XML、RDF、RDFS、OWL 等多种知识表示方法的结合下，《四部医典》中的藏医药知识基本能够得以全方位的表示。对于本体知识的表示方法，目前还有状态空间法、问题规约法、剧本表示法、矩阵分布表示法等多种方法，大多自动化程度高，表示速率较好。然而对于知识本身的表示性能不佳，知识推理能力较弱，前景堪忧。对新的知识表示方法和混合表示方法的研究仍然是许多人工智能专家学者感兴趣的研究方向。

基于以上内容，对于《四部医典》知识表示方法的研究包括两大内容，即对于文本的探索考察和文本内容的语义表示方法研究，二者都是大课题。对于领域性本体的构建而言，目标文本的权威性在一定程度上可以决定所建本体的质量，因此，《四部医典》及其版本研究尤其重要。因此，文献源考既是《四部医典》正本清源的必要探索，也是甄选本文源语料的依据所在。关于《四部医典》文本起源共有 5 种说法，经梳理研究，文章认为《四部医典》是在广泛吸纳本土医学、古印度“生命吠陀”医学、汉地医学、大食医学、羊同医学、阿夏医学、苏毗医学等精华理论和精致框架的基础上编撰而成，且经过多次修订和充实。另据考察得知，虽然《四部医典》12 种藏文版本的文本结构相差无几，但在文字表述上具有微小差异，主要体现在版本说明、单词拼写和注释语句增减等方面。经过对各版本的刊印质量、审校者身份、修订次数等信息的多方位考察，本文选择德格版《四部医典》为藏医药本体构建的文本对象。

对于领域性本体构建而言，知识表示方法研究是本体建模的关键所在，是研究机器如何理解语义知识的必经之路。人工智能领域的语义知识表示方法呈多方法、多模态发展。由于深度学习方法在自然语言处理领域面临的“不可解释性”和藏医药数据信息稀缺的局限性，使得数据特征空间和人类语义空间之间的鸿沟依旧无法填平。况且，对于藏医药领域本体的高质量需求决定了藏医药本体知识暂且无法通过自动学习的方法获得完整表示。因此，本章依次将“逻辑知识表示法”“语义网络知识表示法”“框架知识表示法”等经典知识表示方法应用于《四部医典》本体知识的表示任务中，发现经典方法在知识表示性能和知识推理发现上均有严重缺陷，无法完成藏医药知识的本体描述任务。针对数据内容标签的缺乏和语义关联推理上的弱性能，本文通过语义网表示方式来增加藏医药知识的语义认知能力，依次通过梳理“XML 可扩展标记语言”和“XML Schema”“RDF 资源描述框架”“RDFS”“OWL”等语义网表示方法的优缺点，认为在 XMLschema 框架的基础上，采用 RDF 三元组的知识表示方式，加以 RDFS 的资源描述框架模式和 OWL 知识表示语言来完成藏医药本体知识的描述。在理论上实现了《四部医典》中的类声明、关系声明、实例声明、关系描述、特性描述、公理描述等诸多本体知识的形式规范化描述。

第四章 《四部医典》知识本体概念体系

构建藏医药领域本体模式（schema）的直接目标是获取、描述和表示藏医药领域的相关知识。通过提供主体（人或机器）对于该领域知识的共同理解，确定该领域内共同认可的实体（术语），并给出这些实体（术语）间的属性描述和相互关系。因此，藏医药本体可被视作一种用来描述藏医药领域的实体的分类和实体关系的术语集合。其术语是实体对象，而实体的属性特征（含分类）和实体间的关系则是整个领域本体的概念组织体系。对于领域性本体而言，术语和术语关系的获取和描述是关键所在。

在实际的领域性本体构建步骤中，关于实体和实体关系哪个先行研究的问题，现有国内外主流的 IDEF-5 方法①、Skeletal Methodolody 骨架法（Uschold 方法）、TOVE 企业建模法②、Methontology 方法、Cyclic Acquisition Process（循环获取法）、斯坦福大学七步法③及自动构建方法，但因自身的构建原则不同而导致具体步骤各不相同。一般而言，本体构建方法可分为自顶向下式和自底向上式两种方法。自顶向下式方法指通

① IDEF5（By Knowledge Based Systems Inc.）创建本体的 5 个主要步骤是：1. 定义课题、组织队伍；2. 收集数据；3. 分析数据；4. 本体初步开发；5. 本体优化与验证。

② TOVE 法由加拿大多伦多大学企业集成实验室研发，步骤为：1. 设计动机；2. 非形式化的系统能力问题；3. 术语形式化；4. 形式化的系统还原能力问题；5. 将规则形式化为公理、使知识趋于完备。

③ 斯坦福大学七步法的主要构建步骤为：1. 确定本体的专业领域和范畴；2. 考查复用现有本体的可能性；3. 列出本体中的重要术语；4. 定义类和类的等级体系；5. 定义类的属性；6. 定义属性的分面；7. 创建实例。

过本体编辑器（Ontology Editor）从结构化、非结构化数据中获取高质量知识体系，在预先构建本体静态概念体系的前提下再收集凝练和获取实体术语及其属性来构建本体库。而自底向上式构建方法则是通过从海量数据中提取实体及其实体关系，从而将置信度较高的模式合并到概念体系中。两种方法各有利弊，自顶向下的方法有利于抽取新的实例，保证抽取质量和概念体系的完善度；而自底向上的方法通过抽取发现的实体类别、属性和关系，能够发现新的模式。考虑自底向上方法构建的本体质量稍有欠缺，所以本次实验是基于单项藏医药文本案例开展的，因此，本文暂且仅考虑自顶向下式构建。

《四部医典》现已形成通用的静态概念体系，该体系对于藏医药领域知识的组织方法存在一定层次结构，可以暂且作为领域本体库的骨架和基础。通过研究藏医药领域静态概念体系，不仅可以全面获取和描述藏医药领域中的概念（类）和概念分类结构，还能发现概念属性、概念关系、外置规则及公理等更为复杂的约束关系。

哲学家一般认为实体的属性性质、关系和类别是抽象的，而物质对象则有具体的存在。这种抽象和具体的分类标准则是出现两种不同Ontology译词即“是论”和“有论”的原因所在。本体论中对于实体的范畴分类、属性、关系的研究不仅从哲学层面解决了人类认识事物的认知方式，也对不同领域知识的构成方式和认识方法论产生了深刻影响。

本体论通过宇宙生成论从根本上诠释了宇宙万物形成的本原或“始基”问题，形成了独特的“科学理论”。使用各自的哲学理论解决了如何称其为“存有”，何为物质物体，存有的意义是什么等基础问题。对于知识本体的构建而言，探析“存有”对象的范畴分类、属性关系认定等分类模式也是尤为重要。

第一节 哲学范畴分类方法与领域本体构建

对于“存有”的范畴分类方法是经过无数次的感知验证和理知推演后得出的抽象程度最高、结构稳定性最强的命题结构性概念，是所有哲学逻辑系统中最为核心的概念，在西方本体哲学理论和人工智能知识本体工程中都具有相当高的地位。实体范畴分类说与宇宙生成论相辅相成，实体范畴分类体系的形成在本质上离不开宇宙生成论的研究，而对于始基或本原的认识则是在构建事物范畴体系（System of Categories）的基础上完成的。范畴对于本体哲学而言,其要点是“区分开感性的东西和思想，并用思想的东西,即范畴来解释世界”[①]。实体范畴框架体系的产生是一种客观事物普遍具有的规范在思维中的反映。宏观上，它是人们解释和把握客观世界辨证运动的重要思维形式，是认识和掌握现象之网的关键扭结。而在微观上，实体的范畴分类则是一种掌握领域知识的快捷手段。

西方本体哲学对于“存有”的基本范畴持有不同见解，或将“存有”视为一种物质对象、或是一种心灵感知对象、或是类别元素、或是性质体、或是关系体。在纵向上，西方哲学对于“存有”的范畴研究经历了从感知具象到理智抽象的过程。对于“存有”的具体范畴体系，亚里士多德（Aristotle）首次在其逻辑学著作《范畴篇》[②]中建立了实体（substance）、质量（quality）、数量（quantity）、关系（relation）、行动（action）、感情（passion）、空间（space）、时间（time）、主动（active）、被动（passive）

① 谢遐龄.康德对本体论的扬弃,从宇宙本体论到理性本体论的转折[M].上海:华东师范大学出版社,2014：3.

② 亚里士多德.范畴篇 解释篇[M].方书春，译.上海：上海三联书店，2011.

等10种范畴体系。亚里士多德梳理的10种范畴在一定程度上尚有瑕疵，具体体现为他所列举的各个范畴分别处在不同级别的逻辑层次中，而且对于外在事物的捕捉方式相对单一，也未能完述“本变”问题，尚不具完备的范畴体系。对此，康德和黑格尔在后期对其进行了一定的批判、修补和完善工作。康德在《Kritik der Reinen Vernunft》[①]一书中明确反对亚里士多德的10个范畴，认为“事物的本质不仅仅由事物本身决定，也受到人们对于事物的感知或理解的影响”[②]。对于人类心智采用何种结构来捕捉外在世界的思考，康德等人提出了Kant范畴框架，即数量（quantity）、质量（quality）、关系（relation）及模态（modality）四种。康德进而将以上四种基本范畴做出细致分类，将数量细分为单量（unity）、多量（plurality）及总量（totality）三个范畴。将质量分为实在质（reality）、否定质（negation）、限度质（limitation）三个。将关系范畴细分为继承关系（inherence）、因果关系（causation）、交互关系（community）三个范畴。将模态分为可能性（possibility）、现实性（existence）、必要性（necessity）。康德虽然使用批判哲学来构建事物的范畴体系，但也建立起了一套完整的范畴哲学理论，且全面涉及到了三本（即本性、本体、本变），为本体范畴体系的研究奠定了坚实的理论基础。

西方哲学中范畴理论的研究为宇宙实体的认识提供了一种可行的理论和方法。西方哲学学派对于实体的存有范畴进行了不刻度的范畴分类研究。从实体范畴的视角来看，西方哲学范畴中的Ontology是一门关于对象（Objects）及其联系的理论学说，而范畴分类则是其洞悉客观事物的简化手段，是科学研究的基本主题之一。现简单梳理西方本体哲学对于客观事物的范畴分类：

（1）实体（Entities）可分为共性（Universals）和殊性（Particulars）；

---

① 康德的著作《Kritik der reinen Vernunft》首次于1781年出版，被译为《纯粹的理性批判》。

② 冯志伟.从知识本体谈自然语言处理的人文性[J].语言文字应用，2005（04）：100-107.

（2）共性（Universals）可分为属性（Properties）和关系（Relations）

（3）殊性（Particulars）分为对象（Objects）和特别属性（Tropes[①]）

（4）对象（Objects）分为抽象对象（Abstract Objects）和具体对象（Concrete Objects）

（5）抽象对象（Abstract Objects）分为命题（Propositions）和集合（Sets）

（6）具体对象（Concrete Objects）分为分散大众（Masses）和有机生物体（Organisms）

实体范畴分类是宇宙客观事物的真实反映。对“存有”进行分类的目的是刻画共性和差异。更准确地说，实体分类的目的是以极小的代价去刻画尽可能多的共性和差异。西方本体论中的范畴分类说在一定程度上简化了人们对于事物的感知方式，对事物本身所具有的共同性质进行了抽象的归类，形成了实体范畴的基本轮廓。然而，在现实世界中，人们对于类别的感知也有不甚清晰的时候，类别的界限同样也具有一定的二义性。相同事物可以归在不同层级的类名中，如“白菜”既可以归在“蔬菜”类名下，也可归为“事物”的类元素。同样地，根据不同的分类标准，相同的事物也可以归在完全不相同的同级类名下，如“西红柿”既可以是“水果”类的元素，也可以是“蔬菜”类的元素，而“水果”和“蔬菜”分属两个不同级别的事物类别。范畴类别（Classification）的概念是在对事物具有一定认知后才产生的，是后期研究人员提出的抽象概念。所以人们对于“存有”的分类方式各不相同。譬如，973 语义分类体系、905 语义工程（北京语言文化大学、清华大学等）、中文概念辞书（CCD）、知网（HowNet）、鲁川体系、同义词词林、Dixon 词汇语义分类、综合语

① 根据 Tropes 理论，tropes 是现实构成要素，诸如对象的特定形状、重量和纹理之类的属性。引自 Maurin，Anna-Sofia，“Tropes”，The Stanford Encyclopedia of Philosophy（Summer 2018 Edition），Edward N.Zalta（ed.），URL = https：//plato.stanford.edu/archives/sum2018/entries/tropes/ 中的释义。

言知识库（Integrated Language Database）等中所采用的名词类词语和动作类词语的语义描述分类体系也有各有差异。纵然如此，它提供了区分不同类型对象（具体或抽象、存有或非存有、真实或理想、独立或从属）及其联系（关系、依赖、述谓）的标准，为人工智能领域本体知识工程的建设提供了知识本体的理论原型。

范畴在符号学中被定义式为：A{B/C}。读作：A 是 B 涵反 C 之合，即 A ↔ {B/C}。简称：合{正/反}（意思是如果正概念 B 涵盖着其反概念 C，那么就构成一个范畴，可以用 A 来合称）。在领域本体的构建过程中，虽然实际的实体范畴分类方法因其领域知识和构建目的的不同而有所区别，但其初始概念基本上不会脱离亚里士多德的范畴系统，即认为世界上的所有实体都是在时间和空间中运动和存在，具有一定的行为和状态，并且具有一定的属性和数量。如 20 世纪 80 年代，冯志伟等人在日汉机器翻译系统中设计了知识本体系统 ONTOL-MT[①]，该系统作为概念和语义分析的基础支撑，也将实体从概念上分作事物（Entity）、时间（Time）、空间（Space）、数量（Quantity）、行为状态（Action-state）和属性（Attribute）等初始概念（上位概念），与亚里士多德的范畴系统基本保持一致。

在藏文化中，不同学派对于实体范畴的分类体系也是天差地别。《四部医典》受到藏传因明典籍中实体分类范畴的影响因素更强，当然，各个宗派典籍中所传承的实体范畴分类体系也是各自大相径庭。如古印度对法七论经典文献《发智论》[②] 及《大毗婆娑论》[③] 将实体从“蕴”（ཕུང་

① 冯志伟．从知识本体谈自然语言处理的人文性 [J]. 语言文字应用，2005（4）：104.

②《发智论》全名称《阿毗达磨发智论》，为七部对法论之一，迦多衍尼子著，唐代玄奘由梵译汉。

③《大毗婆娑论》全名《阿毗达摩大毗婆沙论》。佛圆寂后，优婆俱多等五百阿罗汉，在北印度宾陀山名优寺中集体写成的一部论著。玄奘由梵文译为汉文。近法尊法师（1902—1980 年）复由汉文译成藏文。

པོ།)、"界"(ཁམས།)、"人"①(སྐྱེ་མཆེད།)三者进行分类，进而将"蕴"细分为"色蕴"(གཟུགས་ཀྱི་ཕུང་པོ།)、"受蕴"(ཚོར་བའི་ཕུང་པོ།)、"想蕴"(འདུ་ཤེས་ཀྱི་ཕུང་པོ།)、"行蕴"(འདུ་བྱེད་ཀྱི་ཕུང་པོ།)、"识蕴"(རྣམ་པར་ཤེས་པའི་ཕུང་པོ།)等5项。"界"共分六界、六根及六识，共十八。即"色界"(གཟུགས་ཁམས།)、"声界"(སྒྲའི་ཁམས།)、"气界"(དྲིའི་ཁམས།)、"味界"(རོའི་ཁམས།)、"触界"(རེག་བྱའི་ཁམས།)、"法界"(ཆོས་ཀྱི་ཁམས།)六界，前五项为有形界，后项为无形界；"眼根"(མིག་དབང་།)、"耳根"(རྣ་དབང་།)、"鼻根"(སྣ་དབང་།)、"舌根"(ལྕེ་དབང་།)、"身根"(ལུས་དབང་།)、"意根"(ཡིད་ཀྱི་དབང་པོ།)六根，前五项为有形根，后项为无形项；"眼识"(མིག་གི་རྣམ་པར་ཤེས་པ།)、"耳识"(རྣའི་རྣམ་པར་ཤེས་པ།)、"鼻识"(སྣའི་རྣམ་པར་ཤེས་པ།)、"舌识"(ལྕེའི་རྣམ་པར་ཤེས་པ།)、"身识"(ལུས་ཀྱི་རྣམ་པར་ཤེས་པ།)、"意识"(ཡིད་ཀྱི་རྣམ་པར་ཤེས་པ།)。另外，在古印度佛教支派"有部"②说理论中，将所知实体囊括在"本体五位"(ཤེས་བྱ་གཞི་ལྔ།)当中，"五位"分别为"色法位"(སྣང་བ་གཟུགས་ཀྱི་གཞི།)、"心法位"(གཙོ་བ་སེམས་ཀྱི་གཞི།)、"心所法位"(འཁོར་སེམས་བྱུང་གི་གཞི།)、"不相应行法位"(ལྡན་པ་མ་ཡིན་པའི་འདུ་བྱེད་ཀྱི་གཞི།)及"无为法位"(འདུས་མ་བྱས་ཀྱི་གཞི།)。如此，"色界"等五项有形界和"眼根"等五项有形根被归类在"色法为"中，"眼识"等六项则被归在"心法位"或"心所法位"下类中，将生老病死、"得绳"(ཐོབ་པ།)等"本变"被归在"不相应行法位"中，非三缘而聚者则被囊括在"无为法位"门类下。除此之外，藏传因明学中将所知实体分为"所知对象位"(ཤེས་བྱ་ཡུལ་གྱི་རྣམ་གཞག)、"能立心智位"(ཤེས་བྱེད་བློའི་རྣམ་གཞག)及其"心智作用于对象的方法"(བློ་ཡུལ་ལ་ཇི་ལྟར་འཇུག་པའི་ཚུལ།)三项。唯识论中则主场通过三相即"遍计所执法"(ཀུན་ཏུ་བརྟགས་པའི་མཚན་ཉིད།)、"依他起性"(གཞན་དབང་གི་མཚན་ཉིད།)

① 术语"人"又名"处"。梵音译作阿耶怛那，藏语称"skye mched"。内能取根，外所取境，均为心及心所诸识未生者新生，已生者增长之处或其生长之门。

② "有部"，分别说一切有部。梵音译作毗婆沙，藏语称"bye brag smra ba"。为信奉《大毗婆沙论》的古印度宗教教派系名。承认无为和有为三世的四宗派之一，即过去、现在和未来三时诸法，其体皆有，名为实有。

及“圆成实性”（ཡོངས་སུ་གྲུབ་པའི་མཚན་ཉིད།）来概括一切所知界。中观论中将通过“二谛”（即俗谛、真谛，བདེན་པ་གཉིས།）、“二道”（ཐབས་ཤེས་གཉིས།）、“二果”（དངོས་འབྲས་བརྒྱུད་འབྲས་གཉིས།）三项来囊括一切所知实体的范畴框架。如此看来，各个宗派中关于所知实体的分类范畴并不完全相同。与西方本体哲学中的范畴分类体系相比，虽然其范畴框架较为清晰，每个分项的层级都处在相同平面上，也基本涉及到了“本性”“本体”及“本变”问题，但是，各个宗派中的分类范畴抽象程度更高一层。虽然，藏传因明学多部文献[①]中也多有涉及“因果关系”（རྒྱུ་འབྲས་ཀྱི་འབྲེལ་བ།）、“性名关系”（མཚན་མཚོན་གྱི་འབྲེལ་བ།）、“总别关系”（སྤྱི་བྱེ་བྲག་གི་འབྲེལ་བ།）、“不违相违关系”（འགལ་འབྲེལ།）、“破立关系”（དགག་སྒྲུབ་ཀྱི་འབྲེལ་བ།）、“异同关系”（གཅིག་དང་ཐ་དད་པ།）、“对境—有境关系”（ཡུལ་དང་ཡུལ་ཅན་གྱི་འབྲེལ་བ།）等内容。但是，各宗派理论中所显现的实体范畴体系终究不是从共性的属性和关系视角进行分类的，而且，实体类别之间的相交或不相交、有限或无限、形式或模糊、是否按等级排序等问题始终是本体范畴研究的核心内容。因此藏因明学中的实体范畴体系与西方本体哲学中的范畴体系在其分类方法上具有一定差异，也形成了不同的实体认知方法。

在《四部医典》领域的本体构建中，宇宙结构图式中所展现的宇宙分类方式对于本体哲学的意义非常重大。藏因明学中将宇宙大致分为专指外部山河大地的“器世间”和有情生命所构成的“情世间”。“藏汉佛教学者关于宇宙图式的论述，基本上都以印度佛教的经典《起世经》等为借鉴。”[②]不同的哲学思想和文化体系中关于宇宙结构图式的阐释方式对于本体论研究和领域性本体构建都具有重要意义。《四部医典》同其他传

① 毛尔盖・桑木旦 . 因明学入门（shes byvi rnam grangs blo gsal rigs sgo）[M]. 西宁：青海民族出版社，2002：77–193.

② 乔根锁，魏冬，徐东明 . 藏汉佛教哲学思想比较研究 [M]. 上海：上海世纪出版股份有限公司、上海古籍出版社，2012：53.

统（古）藏文典籍一般，形成一种由曼荼罗①形式构建的宇宙结构图。曼荼罗一般以区划圆形或方形之地域，区内充满诸佛、菩萨，故亦称为聚集，轮圆具足。曼荼罗的哲学意义由佛教密教所完成，后来在此理论基础上逐渐发展成为多种形式和类别的曼荼罗。除了“四曼”（其中，大曼为色相；三昧耶曼为形相；法曼为名相；羯磨曼是作用相）外，药师曼荼罗也是对于藏医药领域本体构建的哲学意义更加有益。如在药师曼荼罗中所形成的主尊佛居中，并由神殿守护四方的宇宙结构图也被《四部医典》传承和沿用。原文如下：

[<S>]འདི་སྐད་བདག་གིས་བཤད་པའི་དུས་གཅིག་ན། དྲང་སྲོང་གི་གནས་སྨན་གྱི་གྲོང་ཁྱེར་ལྟ་ན་སྡུག་ཅེས་བྱ་བ་རིན་པོ་ཆེ་སྣ་ལྔ་ལས་གྲུབ་པའི་གཞལ་ཡས་ཁང་ཡོད་དེ་…………[<S/>]

[<S>]གྲོང་ཁྱེར་དེའི་ལྷོ་ཕྱོགས་ན་རི་བོ་འབིགས་བྱེད་ཅེས་བྱ་བ་ཉི་མའི་སྟོབས་དང་ལྡན་པའི་རི་ལ་སེ་འབྲུ་དང་ན་ལེ་ཤམ་དང་པི་པི་ལིང་དང་ཙི་ཏྲ་ཀ་ལ་སོགས་པ་གྲང་བ་སེལ་བར་བྱེད་པའི་སྨན་…………[<S/>]

[<S>]གྲོང་ཁྱེར་དེའི་བྱང་ཕྱོགས་ན་རི་བོ་གངས་ཅན་ཞེས་བྱ་བ་ཟླ་བའི་སྟོབས་དང་ལྡན་པའི་རི་ལ་ཙན་དན་དང་ག་བུར་དང་ཨ་ག་རུ་དང་ ནིམ་པ་ལ་སོགས་པ་ཚ་བ་སེལ་བར་བྱེད་པའི་སྨན་…………[<S/>]

[<S>]གྲོང་ཁྱེར་དེའི་ཤར་ཕྱོགས་ན་རི་བོ་སྤོས་ངད་ལྡན་ཞེས་བྱ་བའི་རི་ལ་ཨ་རུ་རའི་ནགས་ཚལ། རྩ་བས་རུས་པའི་ནད་སེལ་བ། སྡོང་པོས་ཤའི་ནད་སེལ་བ། ཡལ་གས་རྩ་རྒྱུས་ཀྱི་ནད་སེལ་བ།………[<S/>]

[<S>] གྲོང་ཁྱེར་དེའི་ནུབ་ཕྱོགས་ན་རི་བོ་མ་ལ་ཡ་ཞེས་བྱ་བ་ལ་བཟང་པོ་དྲུག་གི་སྨན་འབྱུངས་པ་སྟེ། ནད་ཐམས་ཅད་ཞི་བར་བྱེད་པའི་སྨན་ཅོང་ཞི་རིགས་ལྔ་དང་།………[<S/>]

如此便形成《四部医典》文本中以药师如来（Bhaisajyaguru）居住的善见药城（སྨན་གྱི་གྲོང་ཁྱེར་ལྟ་ན་སྡུག）为中心，宾陀山（རི་བོ་འབིགས་བྱེད།）居南，雪峰山（རི་བོ་གངས་ཅན།）居北，香积山（རི་བོ་སྤོས་ངད་ལྡན།）居东，玛拉雅山（རི་བོ་མ་ལ་ཡ།）居西的宇宙结构图。该宇宙结构与印度佛教中以须弥山（རི་

① 曼荼罗是梵语的音译，其他还有曼荼罗、满荼罗、漫怛罗、曼拿、曼荼等音译词。曼荼罗的意译具有旧译和新译两种，旧译为“坛”或“道场”；新译为轮圆具足或者是聚集发生。藏语称其为“dkyil vkhor”。

རྒྱལ་རི་རབ།）为中心，东有弗于逮（又名东胜神洲[①]，ཤར་ལུས་འཕགས་གླིང་།），南有阎浮提（又名南赡部洲，ལྷོ་འཛམ་བུ་གླིང་།），西有俱耶尼（又名西牛贺洲，ནུབ་བ་ལང་སྤྱོད།），北有郁单曰（又名北俱芦洲，བྱང་སྒྲ་མི་སྙན།）的宇宙结构图的构造方式基本相符。这种通过“四个朝面”来认知实体物质的实体范畴分类方法对于实际领域本体的构建虽无多大影响，但也恰是形成领域本体差异的根本所在，是始终贯穿在藏医药领域本体构建工程中的根本理论方法。

综上所述，西方本体哲学中的实体分类范畴体系对于本体概念范畴构建具有重要意义，影响极其深远。虽然不同的实体范畴分类方法在不同的哲学思想和宗派理论下显现出截然不同的理论体系，但是不管是西方本体哲学还是佛教哲学，都是以知识范畴的分类、实体关系、本体属性等核心概念为出发点去认识外部世界，这一点在《四部医典》知识表述中也是展现得一览无余。譬如，《四部医典》中的每一种疾病、诊断方法、治疗手段乃至每一种药物都是处在一定的分类范畴当中，都有着自身独有的认知结构和认识体系。基于范畴分类的认识方法贯穿在《四部医典》的整体文本框架以及每个实体的范畴框架当中，便于人们对《四部医典》中的医药学知识产生更加系统的认识，方便对其进行系统化知识的描述。

① 东胜神洲等名称引自《长阿含经》卷十八《世纪经》〈阎浮提洲品〉——佛告比丘：“须弥山北有天下，名郁单曰（即北俱卢洲）。……须弥山东有天下，名弗于逮（即东胜神洲）。……须弥山西有天下，名俱耶尼（即西牛货洲）。……须弥山南有天下，名阎浮提（即南赡部洲）……。”

第二节 《四部医典》文本树喻概念体系

曼唐（树喻图）与《四部医典》树喻（སྡོང་འགྲེམས།）、棋喻（རེའུ་འགྲེམས།）具有同源关系，三者皆是在宇妥·宁玛云丹贡布的《གཟི་བརྗིད་རིན་པོ་ཆེའི་གཏེར་མཛོད།》（749 年）上逐一修订、充实而完成。曼唐、树喻和棋喻是藏医药传承在方法学上的一项伟大创举，三者的根本区别在于具体的知识表现形式。曼唐采用画图（唐卡）形式展现藏医药知识，内容仅覆盖标准注解本《蓝琉璃》的部分内容。《四部医典》树喻（或称形象论集）和棋喻则是通过文字形式来表述藏医药知识，是完全按照《四部医典》的文本进行划分的。其树根、树干、树枝、树叶、花朵和果实等 6 个界点分别表示具有上下继承关系的独立概念，内容由节选和全选不同。树喻和棋喻的表示方法在原则上基本雷同，二者唯一的区别在于棋喻采用白、黄、蓝三种颜色进行概念标注。

一、《四部医典》树喻研究

藏医药树喻具有近 300 年的研究历史，为了更快捷地传承《四部医典》中的藏医药知识，传统学者们陆续通过著写树喻专著来传承和研究《四部医典》文本的概念知识。仅查阅到 13 部树喻著作完成了《四部医典》文本的概念体系描述。13 部藏医药树喻研究著作见表 4–1。

表 4–1　藏医药树喻研究著作表

序号	图书名称	作者	内容	年代	页数
01	གསོ་རིག་རྒྱུད་བཞིའི་སྡོང་འགྲེམས་འདོད་འབྱུང་ནོར་བུའི་མཛོད་ཅེས་བྱ་བ་བཞུགས་སོ།	མཁྱེན་རབ་ནོར་བུ།	根本部、论说部、秘诀部、后续部	20	547
02	རྒྱུད་བཞིའི་འགྲེལ་བ་གཞན་ལ་ཕན་པའི་གཏེར་ཞེས་བྱ་བ་བཞུགས་སོ།	བློ་གསལ་དབང་པོ་པད་མ་དཀར་པོ།	根本部、论说部、秘诀部	16	150
03	གཙང་སྨན་སྡོང་འགྲེལ་ཊཱི་ཀཱ་མུན་སེལ་གསལ་བའི་སྒྲོན་མེ་ཞེས་བྱ་བ་བཞུགས་སོ།	གཙང་སྨན་ཡེ་ཤེས་བཟང་པོ།	根本部（论说部、秘诀部、后续部）	18	22
04	ཟུ་བ་ཐུགས་རྒྱུད་ཀྱི་སྙིང་པོ་བསྡུས་པ་རྗེལ་འགྲེམ་ཟུ་བའི་ཚིག་ལེའུར་བྱས་པ་ཞེས་བྱ་བ་བཞུགས་སོ།	དེའུ་དམར་བསྟན་འཛིན་ཕུན་ཚོགས།	根本部	18	13
05	ཟུ་བ་ཐུགས་རྒྱུད་ཀྱི་རྗེལ་འགྲེམ་གཞུང་དོན་འབྱེད་པའི་ལྡེ་མིག་ཅེས་བྱ་བ་བཞུགས་སོ།	དེའུ་དམར་བསྟན་འཛིན་ཕུན་ཚོགས།	根本部	18	48
06	ཟུ་རྒྱུད་ཀྱི་རྗེའུ་འགྲེམས་མྱ་ངན་མེད་པའི་ལྗོན་ཤིང་ཞེས་བྱ་བ་བཞུགས་སོ།	འཇུ་མི་ཕམ་རྣམ་རྒྱལ་རྒྱ་མཚོ།	根本部	20	18
07	ཟུ་རྒྱུད་ཀྱི་རྗེའུ་འགྲེམས་ལུགས་ལག་ཏུ་ལེན་བདེ་བློ་གསར་རོལ་བའི་དགའ་སྟོན་ཞེས་བྱ་བ་བཞུགས་སོ།	ལྷ་རིག་སྨྲ་བ་འཇམ་དབྱངས་བསྟན་འཛིན།	根本部	20	14
08	དཔལ་ལྡན་ཟུ་བའི་རྒྱུད་ཀྱི་སྡོང་འགྲེམས་གསོ་རིག་རྒྱ་མཚོའི་སྙིང་པོ་ཞེས་བྱ་བ་བཞུགས་སོ།	མཁྱེན་རབ་ནོར་བུ།	根本部	20	29
09	བཤད་རྒྱུད་ཀྱི་སྡོང་འགྲེམས་ལེགས་བཤད་གསེར་གྱི་ཐུར་མ་ཞེས་བྱ་བ་བཞུགས་སོ།	དར་མོ་སྨན་རམས་པ་བློ་བཟང་ཆོས་གྲགས།	论说部	17	204
10	བཤད་རྒྱུད་ཀྱི་སྡོམས་ཚིག་རྒྱས་བཤད་སྡོང་འགྲེམས་སུ་བཀོད་པ་ཟླ་ཤེལ་ནོར་བུའི་མེ་ལོང་ཞེས་བྱ་བ་བཞུགས་སོ།	མཁྱེན་རབ་ནོར་བུ།	论说部	20	23
11	རྗེལ་འགྲེམས་རྒྱུད་དགོངས་གསལ་བའི་ཤོག་བཀྲའི་རེའུ་མིག་རབ་གསལ་སྣང་བ་ཞེས་བྱ་བ་བཞུགས་སོ།	དེའུ་དམར་བསྟན་འཛིན་ཕུན་ཚོགས།	药物部分	18	3
12	སྨན་གྱི་རོ་ནུས་ཞུ་རྗེས་སྦྱོར་ཐབས་ཀྱི་རྗེལ་འགྲེམ་རྒྱུད་དགོངས་གསལ་སྟོན་ཞེས་བྱ་བ་བཞུགས་སོ།	དེའུ་དམར་བསྟན་འཛིན་ཕུན་ཚོགས།	药物部分	18	14
13	བཤད་པ་སྐུའི་རྒྱུད་ལས་གསོ་ཚུལ་དང་གསོ་ཐབས་ཀྱི་སྡོང་འགྲེམས་ནོར་བུ་བཻཌཱུརྻའི་ཕྲེང་བ་ཞེས་བྱ་བ་བཞུགས་སོ།	མཁྱེན་རབ་ནོར་བུ།	论说部	20	20

以上著作分别对《四部医典》文本的构成进行了目别汇分，从概念层面将整个文本分解为多个模块，便于研究者对其概念模块进行层级划分、属性定义、关系获取等多项知识获取操作，从而为藏医药领域本体的构架提供借鉴。以上 13 部《四部医典》树喻著作的作者、著书年代、篇幅大小及对于《四部医典》内容的覆盖范围均不相同。本文遴拣第一部著作[①]作为《四部医典》藏医药领域本体构建的参考书目，原因如下：（1）《四部医典形象论集》著述时间较晚（1987 年），是在参考其他论著的继承上形成的，文本内容的质量更佳、结构更为清晰。（2）《四部医典形象论集》覆盖整个《四部医典》的文本内容，与其他树喻著作相比，它的篇幅更长、概念分类更加细致。（3）《四部医典形象论集》不仅罗列了四个经部的概念框架结构，而且以特定概念为关键结点，完成了原文描述文本与概念结点的连接。概念结点与原文的对应说明为自底向上式的藏医药知识获取方法做了铺垫。

二、《四部医典》文本树喻概念体系

在以上 13 部《四部医典》树喻概念体系著作中，《四部医典形象论集》当属刻画程度最详细、结构最清晰、内容最完整的一部。《四部医典形象论集》（以下简称树喻）对《四部医典》进行概念定义和概念层级分类，分别用树根、树干、树枝、树叶、果实、花朵来比喻藏医药概念节点和概念间的层级关系。树喻将整个《四部医典》文本拆解为 24 桩树根、113 个树干、521 根树枝、6032 片树叶，另有 3 枝花朵和 6 个果实。概念节点共有 6699 个，直系父类子类关系数 6675 个，能够被继承的实体关

① 钦绕诺布，强巴赤列，协珠加措 . 四部医典形象论集 [M]. 北京：民族出版社 .1987.

系总数达 19285[①] 个。

（一）《根本部》概念体系及其知识描述方式

根本部主要以概念总类体系和概念属性描述为主。经整理，根本部有 3 桩树根，9 个树干，47 根树枝和 225 片树叶。根本部中共有 284 个概念结点，281 个直系父类子类关系，778 个继承关系总数。根本部围绕正常生理树干、非正常生理树干、望诊树干、切诊树干、闻诊树干、饮食树干、生活起居树干、药物树干、缓峻治疗树干等 9 个，依次形成了疾病总类、基本物质、病源病因等多个概念系统，可直接使用，作为藏医药领域本体构建的主要构架。基于根本部树喻的藏医药概念体系整理如表 4–2 所示。

表 4–2 《根本部》概念分类表

<table>
<tr><td rowspan="12">གནས་ལུགས་
ནད་གཞིའི་
རྩ་བ།
生理病理树根</td><td rowspan="3">རྣམ་པར་མ་གྱུར་པ་ལུས་ཐ་
མལ་ནད་མེད་ཀྱི་སྡོང་པོ།
正常生理树干</td><td>ནད་ཀྱི་ཡལ་ག 隆赤巴培根疾病总类枝（15 叶）</td></tr>
<tr><td>ལུས་ཟུངས་ཀྱི་ཡལ་ག 基本物质枝（7 叶）</td></tr>
<tr><td>དྲི་མའི་ཡལ་ག 排泄物枝（3 叶）</td></tr>
<tr><td rowspan="9">རྣམ་པར་གྱུར་པ་ལུས་ནད་
ཅན་གྱི་སྡོང་པོ།
病理树干</td><td>རྒྱུའི་ཡལ་ག 疾病根源枝（3 叶）</td></tr>
<tr><td>རྐྱེན་གྱི་ཡལ་ག 病因枝（4 叶）</td></tr>
<tr><td>འཇུག་སྒོའི་ཡལ་ག 发病途径枝（6 叶）</td></tr>
<tr><td>གནས་ཀྱི་ཡལ་ག 发病部位枝（4 叶）</td></tr>
<tr><td>རྒྱུ་ལམ་གྱི་ཡལ་ག 发病通道枝（15 叶）</td></tr>
<tr><td>ལྡང་དུས་ཀྱི་ཡལ་ག 发病时间枝（9 叶）</td></tr>
<tr><td>འབྲས་བུའི་ཡལ་ག 致死病因枝（9 叶）</td></tr>
<tr><td>ལྡོག་རྒྱུའི་ཡལ་ག 疾病转换枝（12 叶）</td></tr>
</table>

① 概念关系总数由公式“[X1*（Y–1）]+ [X2*（Y–1）]+ [X3*（Y–1）]+ [X4*（Y–1）]+ [X5*（Y–1）]+[X5*（Y–1）]”求得，其中 X1 表示树根结点数，X2 表示树干结点数，X3 表示树枝结点数，X4 表示树叶结点数，X5 表示花朵结点数，表示果实结点数，Y 表示概念层级数，如根本部的层级数为 4。

续表

ངོས་འཛིན་རྟགས་ཀྱི་རྩ་བ། 诊断树根	མིག་གིས་བལྟ་བའི་སྡོང་པོ། 望诊树干	ལྗེར་བལྟ་བའི་ཡལ་ག 舌诊枝（3 叶）
		ཆུར་བལྟ་བའི་ཡལ་ག 尿诊枝（3 叶）
	སོར་མོས་རེག་པའི་སྡོང་པོ། 切诊树干	རླུང་རྩའི་ཡལ་ག 隆脉枝（1 叶）
		མཁྲིས་པ་རྩའི་ཡལ་ག 赤巴脉枝（1 叶）
		བད་ཀན་རྩའི་ཡལ་ག 培根脉枝（1 叶）
	ངག་གིས་དྲི་བའི་སྡོང་པོ། 问诊树干	རླུང་དྲི་བའི་ཡལ་ག 问隆病枝（11 叶）
		མཁྲིས་པ་དྲི་བའི་ཡལ་ག 问赤巴病枝（7 叶）
		བད་ཀན་དྲི་བའི་ཡལ་ག 问培根病枝（11 叶）
གསོ་བྱེད་ཐབས་ཀྱི་རྩ་བ། 治疗树根	འཚོ་བ་ཟས་ཀྱི་སྡོང་པོ། 饮食树干	རླུང་ཟས་ཀྱི་ཡལ་ག 隆病食物枝（10 叶）
		རླུང་སྐོམ་གྱི་ཡལ་ག 隆病饮品枝（4 叶）
		མཁྲིས་པ་ཟས་ཀྱི་ཡལ་ག 赤巴病食物枝（9 叶）
		མཁྲིས་པའི་སྐོམ་གྱི་ཡལ་ག 赤巴病饮品枝（3 叶）
		བད་ཀན་ཟས་ཀྱི་ཡལ་ག 培根食物枝（6 叶）
		བད་ཀན་སྐོམ་གྱི་ཡལ་ག 培根饮品枝（3 叶）
	བྱ་བ་སྤྱོད་ལམ་གྱི་སྡོང་པོ། 行为起居树干	རླུང་སྤྱོད་ལམ་གྱི་ཡལ་ག 隆病行为起居枝（2 叶）
		མཁྲིས་པའི་སྤྱོད་ལམ་གྱི་ཡལ་ག 赤巴病行为起居枝（2 叶）
		བད་ཀན་སྤྱོད་ལམ་གྱི་ཡལ་ག 培根赤病行为起居枝（2 叶）
	སྦྱོར་བ་སྨན་གྱི་སྡོང་པོ། 药物树干	རླུང་སྨན་རོའི་ཡལ་ག 隆病药物味觉枝（3 叶）
		རླུང་སྨན་ནུས་པའི་ཡལ་ག 隆病药物性能枝（3 叶）
		མཁྲིས་སྨན་རོའི་ཡལ་ག 赤巴病药物味觉枝（3 叶）
		མཁྲིས་སྨན་ནུས་པའི་ཡལ་ག 赤巴病药物性能枝（3 叶）
		བད་སྨན་རོའི་ཡལ་ག 培根病药物味觉枝（3 叶）
		བད་སྨན་ནུས་པའི་ཡལ་ག 培根病药物性能枝（3 叶）
		ཞི་བྱེད་རླུང་སེལ་བ་ཁུ་བའི་ཡལ་ག 隆病药汁枝（3 叶）
		ཞི་བྱེད་རླུང་སེལ་བ་སྨན་མར་གྱི་ཡལ་ག 隆病脂剂药枝（5 叶）
		ཞི་བྱེད་མཁྲིས་པ་སེལ་བ་ཐང་གི་ཡལ་ག 赤巴汤药枝（4 叶）

续表

<table>
<tr><td rowspan="9">གསོ་བྱེད་ཐབས་ཀྱི་རྩ་བ།
治疗树根</td><td rowspan="6">སྦྱོར་བ་སྨན་གྱི་སྡོང་པོ།
药物树干</td><td>ཞི་བྱེད་མཁྲིས་པ་སེལ་བ་ཐུར་ནིའི་ཡལ་ག 赤巴粉末药枝（4 叶）</td></tr>
<tr><td>ཞི་བྱེད་བད་ཀན་སེལ་བ་རིལ་བུའི་ཡལ་ག 培根丸药枝（2 叶）</td></tr>
<tr><td>ཞི་བྱེད་བད་ཀན་སེལ་བ་ཧྲེས་སམ་གྱི་ཡལ་ག 培根煅灰药枝（5 叶）</td></tr>
<tr><td>སྦྱོང་བྱེད་རླུང་སེལ་བ་འཇམ་རྩིའི་ཡལ་ག 隆病缓导剂枝（3 叶）</td></tr>
<tr><td>སྦྱོང་བྱེད་མཁྲིས་པ་སེལ་བ་བཤལ་གྱི་ཡལ་ག 赤巴病泻药枝（4 叶）</td></tr>
<tr><td>སྦྱོང་བྱེད་བད་ཀན་སེལ་བ་སྐྱུགས་ཀྱི་ཡལ་ག 培根病呕吐药枝（2 叶）</td></tr>
<tr><td rowspan="3">འཇམ་རྩུབ་དཔྱད་ཀྱི་སྡོང་པོ།
缓峻治疗树干</td><td>རླུང་དཔྱད་ཀྱི་ཡལ་ག 隆病缓峻枝（2 叶）</td></tr>
<tr><td>མཁྲིས་པའི་དཔྱད་ཀྱི་ཡལ་ག 赤巴病缓峻枝（3 叶）</td></tr>
<tr><td>བད་ཀན་དཔྱད་ཀྱི་ཡལ་ག 培根病缓峻枝（2 叶）</td></tr>
</table>

根本部树喻是《四部医典》理论总则的分类。根本部树喻共有 5 级表示上下类关系的概念，概念定义明确、层次关系清晰。根本部树喻中的概念结点名称不仅能够获取单独的概念框架以及概念间的上下关系，还能获取概念的属性以及与其他概念之间的关系。通过文本整理，获得以下本体相关知识：

（1）从概念结点名称中获取概念属性。如，根本部切脉诊断方法中对于隆病、赤巴病及培根病叶子结点的名称依次为“རླུང་གི་རྩ་ནི་རྒྱལ་སྟོང་སྐབས་སུ་སྟོད་པའི་ལོ་མ་གཅིག”（隆病脉象急数、洪大弦紧好似奔马）、“མཁྲིས་པའི་རྩ་ནི་མགྱོགས་རྒྱས་འཁྲིམས་པར་འཕར་བའི་ལོ་མ་གཅིག”（赤巴病脉象虚弱而间歇）、“བད་ཀན་རྩ་ནི་བྱིང་གུད་དལ་བར་འཕར་བའི་ལོ་མ་གཅིག”（培根病脉象迟沉而微濡）。如此，便能获取隆病的脉象属性知识“脉象为（隆病，急数）”“脉象为（隆病，洪大）”“脉象为（隆病，弦紧）”;赤巴病的脉象属性知识为“脉象为（赤巴病，虚弱）”“脉象为（赤巴病，间歇）”；培根病的脉象属性知识“脉象为（培根病，迟沉而微濡）”“脉象为（培根病，微濡）”。再如，根本部药物治疗树干中的叶子结点即 18 种药物味觉和药物性能实际是对其上一个概念结点（树枝结点）的属性描述。能够从中获取隆病药味甘、酸、咸，隆病药性能润、重、软。赤巴药味甘、苦、涩，赤巴药性凉、稀、钝。赤巴药味辛、酸、涩，赤巴药性锐、糙、轻等药物味觉属性和性能属性，并逐一描述。

（2）从根本部概念框架中获取除上下关系以外的其他概念关系。譬如，赤巴粉末药树枝（ཞི་བྱེད་མཁྲིས་པ་སེལ་བ་ཕྱུར་ནའི་ཡལ་ག）结点共有 4 个叶子结点，分别为“ག་བུར་གྱིས་གཙོ་བྱས་ཕྱེ་མ་བཟོ་བའི་ལོ་མ།”“ཙནྡན་དཀར་པོས་གཙོ་བྱས་ཕྱེ་མ་བཟོ་བའི་ལོ་མ།”“གུར་གུམ་གྱིས་གཙོ་བྱས་ཕྱེ་མ་བཟོ་བའི་ལོ་མ།”“ཅུ་གང་གིས་གཙོ་བྱས་ཕྱེ་མ་བཟོ་བའི་ལོ་མ།”。该叶子结点名称不仅是其上级树枝结点“赤巴粉末药树枝”的概念成员，表示上下级关系外，还能表示两种不同概念之间的其他关系，即药材与药品之间构成关系，可依次简单描述为“主要成分（赤巴粉末药，龙脑）”“主要成分（赤巴粉末药，檀香）”“主要成分（赤巴粉末药，红花）”“主要成分（赤巴粉末药，竹黄）”①。如此看来，根本部树喻的概念结点名称中不仅能够获取概念、上下概念间的层级关系外，还能获取概念属性和其他概念关系。

根本部每个概念结点在原文中均有一段文字性描述，主要表述概念属性定义、概念细类、对象概念关系等知识。以根本部第四章（诊断法）为例：

原文摘录：

ལེའུ་བཞི་པ། ངོས་འཛིན་རྟགས།

དེ་ནས་ཡང་དྲང་སྲོང་རིག་པའི་ཡེ་ཤེས་ཀྱིས་འདི་སྐད་ཅེས་གསུངས་སོ། །ཀྱེ་དྲང་སྲོང་ཆེན་པོ་ཉོན་ཅིག །ནད་ལ་བརྟག་རིག་དྲི་བས་ཡོངས་ཤེས་བྱ། །མིག་གིས་བལྟ་བ་ལྕེ་དང་ཆུ་ལ་བརྟག །བརྟག་པ་འདི་ནི་མཐོང་བ་ཡུལ་རིག་ཡིན། །སོར་མོའི་རིག་པ་བརྡ་སྤྲོར་འཕྲིན་པ་རྩ། །བརྟག་པ་འདི་ནི་དཔྱོད་པ་དོན་རིག་ཡིན། །ངག་གིས་དྲི་བ་སློང་རྒྱེན་ན་ལུགས་ཟས། །བརྟག་པ་འདི་ནི་ཐོས་པ་སྒྲ་རིག་ཡིན། །རླུང་གི་ལྕེ་ནི་དམར་ཞིང་སྐམ་ལ་རྩུབ། །མཁྲིས་ལྕེ་བད་ཀན་སྐྱ་སེར་མཐུག་པོས་གཡོགས། །བད་ཀན་སྐྱ་སྙིག་མདངས་མེད་འཇམ་ལ་རློན། །རླུང་གི་ཆུ་ནི་ཆུ་འདྲ་ལྦུ་བ་ཆེ། །མཁྲིས་ཆུ་དམར་སེར་རླུང་ཆེ་དྲི་མ་དུགས། །བད་ཀན་ཆུ་ནི་དཀར་ལ་དྲི་རླུང་ཆུང་། །རླུང་གི་རྩ་ནི་རྒྱལ་སྟོང་སྐབས་སུ་སྟོད། །མཁྲིས་པའི་རྩ་ནི་མགྱོགས་རྒྱས་གྲིམས་པར་འཕར། །བད་ཀན་རྩ་ནི་བྱིང་

① 龙脑（ག་བུར།）、檀香（ཙན་དན།）、红花（གུར་གུམ།）、竹黄（ཅུ་གང་།）4 种术语译自《藏汉大辞典》（张怡荪版）。

རྒྱུད་དལ་བའོ། །དྲི་བ་ཡང་ལ་རྩུབ་པའི་ཟས་སྤྱོད་ཀྱི། །རྐྱེན་གྱིས་གཡལ་འདར་བྱ་རྨྱང་གྲང་ཤུམ་བྱེད། །དབྱི་དང་རྐེད་པ་རུས་ཚིགས་མ་ལུས་ན། །གཟེར་བ་ངེས་མེད་འཕོ་ཞིང་སྟོང་སྐྱུག་བྱེད། །དབང་པོ་མི་གསལ་ཤེས་པ་འཚུབ་པ་དང་། །བཀྲེས་དུས་ན་ཞིང་སྣུམ་བཅུད་ཕན་པར་ངེས། །རྣོ་ཞིང་ཚ་བའི་ཟས་དང་སྤྱོད་ལམ་གྱིས། །ཁ་ཁ་མགོ་ན་ཤ་དྲོད་ཚ་བ་དང་། །སྟོད་གཟེར་ཞུ་རྗེས་ན་ཞིང་བསིལ་བ་ཕན། །ལྕི་ལ་སྣུམ་པའི་ཟས་དང་སྤྱོད་ལམ་གྱིས། །དང་ག་མི་བདེ་ཁ་ཟས་འཇུ་བ་དཀའ། །སྐྱུག་ཅིང་ཁ་མངལ་པོ་བ་འཚིང་སྟེ་སྦྲིག །ལུས་སེམས་ལྕི་ལ་ཕྱི་ནང་གཉིས་ཀ་གྲང་། །ཟོས་རྗེས་མི་བདེ་ཟས་སྤྱོད་དྲོད་ན་འཕྲོད། །དེ་ལྟར་བརྟག་ཐབས་སུམ་བཅུ་རྩ་བརྒྱད་ཀྱིས། །ནད་ཀུན་འཁྲུལ་མེད་ངེས་པར་གཏན་ལ་འབེབས། །ཞེས་གསུངས་སོ། །བདུད་རྩི་སྙིང་པོ་ཡན་ལག་བརྒྱད་པ་གསང་བ་མན་ངག་གི་རྒྱུད་ལས་ངོས་འཛིན་རྟགས་ཀྱི་ལེའུ་སྟེ་བཞི་བའོ། །

根据上文描述，至少可以完成以下知识的获取任务：

（1）概念分类获取：诊断法总类别（ནད་ལ་བལྟ་རེག་དྲི་བས་ཡོངས་ཤེས་བྱ། །），望诊概念类别（མིག་གིས་བལྟ་བ་ལྕེ་དང་ཆུ་ལ་བརྟག །），切诊概念类别（སོར་མོའི་རེག་པ་བརྡ་སྤྲོར་འཕྲིན་པ་རྩ། །），问诊概念类别（ངག་གིས་དྲི་བ་སློང་རྐྱེན་ན་ལུགས་ཟས། །）。篇章概念类别（བདུད་རྩི་སྙིང་པོ་ཡན་ལག་བརྒྱད་པ་གསང་བ་མན་ངག་གི་རྒྱུད་ལས་ངོས་འཛིན་རྟགས་ཀྱི་ལེའུ་སྟེ）。

（2）概念属性获取：隆病舌诊属性（རླུང་གི་ལྕེ་ནི་དམར་ཞིང་སྐམ་ལ་རྩུབ། །），赤巴病舌诊属性（མཁྲིས་ལྕེ་བད་ཀན་སྐྱ་སེར་མཐུག་པོས་གཡོགས། །），培根病舌诊属性（བད་ཀན་སྐྱ་སྐྱིག་མདངས་མེད་འཇམ་ལ་རློན། །）；隆病尿诊属性（རླུང་གི་ཆུ་ནི་ཆུ་འདྲ་ལྦུ་བ་ཆེ། །），赤巴病尿诊属性（མཁྲིས་ཆུ་དམར་སེར་རླངས་ཆེ་དྲི་མ་དྲག། །），培根病尿诊属性（བད་ཀན་ཆུ་ནི་དཀར་ལ་དྲི་རླངས་ཆུང་། །）；隆病脉诊属性（རླུང་གི་རྩ་ནི་རྒྱལ་སྟོང་སྐབས་སུ་སྡོད། །），赤巴病脉诊属性（མཁྲིས་པའི་རྩ་ནི་མགྱོགས་རྒྱས་གྲིམས་པར་འཕར། །），培根病脉诊属性（བད་ཀན་རྩ་ནི་བྱིང་རྒྱུད་དལ་བའོ། །）。

（3）暴力饮食习惯概念与症状概念间的关系（དྲི་བ་ཡང་ལ་རྩུབ་པའི་ཟས་སྤྱོད་ཀྱི། །རྐྱེན་གྱིས་གཡལ་འདར་བྱ་རྨྱང་གྲང་ཤུམ་བྱེད། །དབྱི་དང་རྐེད་པ་རུས་ཚིགས་མ་ལུས་ན། །གཟེར་བ་ངེས་མེད་འཕོ་ཞིང་སྟོང་སྐྱུག་བྱེད། །དབང་པོ་མི་གསལ་ཤེས་པ་འཚུབ་པ་དང་། །བཀྲེས་དུས་ན་ཞིང་སྣུམ་བཅུད་ཕན་པར་ངེས། །）；辛辣饮食习惯概念与症状概念间的关系（རྣོ་ཞིང་ཚ་བའི་ཟས་དང་སྤྱོད་ལམ་གྱིས། །ཁ་ཁ་མགོ་ན་ཤ་དྲོད་ཚ་བ་དང་། །སྟོད་གཟེར་ཞུ་རྗེས་ན་ཞིང་བསིལ་བ་ཕན། །）；重腻饮食习惯概念与症状概念间的关系（ལྕི་ལ་སྣུམ་པའི་ཟས་དང་སྤྱོད་ལམ་གྱིས། །དང་ག་མི་བདེ་ཁ་ཟས་

འཇུ་བ་དཀའ། །སྨུག་ཅིང་ཁ་མངལ་པོ་བ་འཚོང་སྐྱེ་སྐྲིག །ལུས་སེམས་ལྷི་ལ་ཕྱི་ནང་གཉིས་ཀ་གྲང་། །ཐོས་རྗེས་མི་བདེ་ཟས་སྤྱོད་རྫོད་ན་འཕྲོད། །)。专用名称与序号名称间的概念对等关系（བདུད་རྩི་སྙིང་པོ་ཡན་ལག་བརྒྱད་པ་གསང་བ་མན་ངག་གི་རྒྱུད་ལས་ངོས་འཛིན་རྟགས་ཀྱི་ལེའུ་སྟེ་བཞི་བའོ། །)。

总体来说，根本部树喻是藏医药基础理论的总则框架，对于后续三部的知识获取具有重要意义。然而，根本部树喻不能直接作为藏医药本体架构来应用。原因如下：一、概念的下类成员不全。譬如，根本部中的切脉诊断法仅有 3 个下类概念成员，分别为隆脉枝、赤巴脉枝、培根脉枝。而实际临床应用中，切脉诊断方法奇特多样，并不仅限于隆脉枝、赤巴脉枝、培根脉枝。此外，对于饮食习俗的概念和药物概念的下类成员也有相同问题。二、概念分类的依据不同。譬如，在根本部生理病理树根概念体系中，“三因素”作为根本条件，在调配“七种基本物质”和“三种排泄物”以达到正常生理效果。依次，按其功能将疾病分为隆、赤巴、培根三类。然而，隆、赤巴、培根的细类却不是按照功能划分的，是按照“三因素”的发病位置进行划分的，概念的分类依据不同容易导致分类体系的混乱现象。三、确切地说，根本部概念体系是针对“三因素”（隆、赤巴、培根）进行的知识分类。根本部中关于疾病分类、七种基本物质、病因、发病位置及通道、发病时间、疾病转换、“三诊”方法、饮食治疗方法、行为起居治疗、药物治疗方法的概念定义以及概念关系均是围绕“三大因素”（隆、赤巴、培根）完成的。

（二）《论说部》概念体系及其知识描述方式

论说部共有 4 桩树根、8 个树干、40 根树枝、150 片树叶和 2 个果实。论说部概念分类较为详细，整部共有 204 个概念结点，200 个直系父类子类关系，546 个继承关系总数。如上所述，根本部树喻中每个树干都是以“隆赤巴培根”为核心，进而完成概念分类、属性定义等知识表述，其概念框架存在一定缺陷和不足。论说部作为根本部的补充描述，除了“生理树干”“饮食行为”和“病理树干”是围绕“隆赤巴培根”来描述以外，另外还详细描述了药物、医疗器械、诊断治疗、医师品德等概念的分类和其他知识信息。其中的概念分类和知识表示更加全面详细。现将基于论说部树喻的藏医药概念体系整理如下（表 4–3）：

表 4–3 《论说部》概念分类表

གསོ་བྱ་ཡུལ་གྱི་རྩ་བ། 疾病树根	ལུས་ཀྱི་སྡོང་པོ། 生理树干	ལུས་ཆགས་ཚུལ་གྱི་ཡལ་ག 人体形成枝（3 叶）
		ལུས་ཀྱི་འདྲ་དཔེའི་ཡལ་ག 人体喻义枝（2 叶）
		ལུས་ཀྱི་གནས་ལུགས་ཀྱི་ཡལ་ག 人体规律枝（4 叶）
		ལུས་ཀྱི་མཚན་ཉིད་ཀྱི་ཡལ་ག 人体概念枝（2 叶）
		ལུས་ཀྱི་དབྱེ་བའི་ཡལ་ག 人体分类枝（4 叶）
		ལུས་ཀྱི་ལུས་ཀྱི་ཡལ་ག 人体各部枝（2 叶）
		ལུས་འཇིག་ལྟས་ཀྱི་ཡལ་ག 死亡征兆枝（4 叶）
	ནད་ཀྱི་སྡོང་པོ། 病理树干	ནད་རྒྱུའི་ཡལ་ག 疾病内因枝（2 叶）
		ནད་རྐྱེན་གྱི་ཡལ་ག 疾病外缘枝（3 叶）
		ནད་ཞུགས་ཚུལ་གྱི་ཡལ་ག 发病途径枝（2 叶）
		ནད་ཀྱི་གནས་ཀྱི་ཡལ་ག 发病位置枝（3 叶）
		ནད་ཀྱི་མཚན་ཉིད་ཀྱི་ཡལ་ག 疾病特征枝（3 叶）
		ནད་ཀྱི་དབྱེ་བའི་ཡལ་ག 疾病种类枝（3 叶）
		ནད་སོ་སོའི་དོན་གྱི་ཡལ་ག 诸疾病病势枝（4 叶）
གསོ་བྱེད་གཉེན་པོའི་རྩ་བ། 治疗树根	སྤྱོད་ལམ་གྱི་སྡོང་པོ། 起居行为树干	རྒྱུན་སྤྱོད་ཀྱི་ཡལ་ག 日常起居行为枝（3 叶）
		དུས་སྤྱོད་ཀྱི་ཡལ་ག 季节性起居行为枝（4 叶）
		གནས་སྐབས་སྤྱོད་ལམ་གྱི་ཡལ་ག 临时性起居行为枝（3 叶）
	ཟས་ཀྱི་སྡོང་པོ། 饮食树干	ཟས་ཀྱི་ཚུལ་ཤེས་པར་བྱ་བའི་ཡལ་ག 饮食方法枝（8 叶）
		ཟས་བསྟམ་པའི་ཡལ་ག 禁忌饮食枝（2 叶）
		ཟས་ཚོད་རན་པར་བཟའ་བའི་ཡལ་ག 适量饮食枝（5 叶）
	སྨན་གྱི་སྡོང་པོ། 药物树干	སྨན་གྱི་རོའི་ཡལ་ག 药味枝（5 叶）
		སྨན་གྱི་ཞུ་རྗེས་ཀྱི་ཡལ་ག 药物消化结果枝（3 叶）
		སྨན་གྱི་ནུས་པའི་ཡལ་ག 药物性能枝（11 叶）
		སྨན་སྦྱོར་ཐབས་ཀྱི་ཡལ་ག 药材配伍枝（3 叶）
	དཔྱད་ཀྱི་སྡོང་པོ། 器械树干	དཔྱད་དངོས་ཀྱི་ཡལ་ག 医疗器械枝（4 叶）
		དཔྱད་ཀྱི་ཆ་དཔྱད་ཀྱི་ཡལ་ག 医疗器械种类枝（5 叶）

续表

གཉེན་པོས་གསོ་ཚུལ་གྱི་རྩ་བ། 治疗方法树根	ན་བ་གསོ་བའི་སྡོང་པོ། 疾病治疗树干	རྣམ་པར་མ་གྱུར་ཐ་མལ་ལུས་པོ་གསོ་བའི་ཡལ་ག 养生方法枝（2 叶）
		རྣམ་གྱུར་ན་བ་གསོ་བའི་ཡལ་ག 疾病治疗方法枝（1 叶）
	ངོས་བཟུང་བརྟག་ཐབས་ཀྱི་སྡོང་པོ། 诊断方法树干	ཉེས་པ་དངོས་སྟོན་གྱི་ཡལ་ག 直接辨明疾病枝（3 叶）
		ངན་གཡོ་སྐྱོན་བརྟག་གི་ཡལ་ག 医师辨伪技术枝（8 叶）
		སྤང་བླང་མུ་བཞིའི་ཡལ་ག 四边取舍枝（4 叶）
	གསོ་ཚུལ་གྱི་སྡོང་པོ། 治疗方法树干	སྤྱི་ཡི་གསོ་ཚུལ་གྱི་ཡལ་ག 治疗法总则枝（3 叶）
		བྱེ་བྲག་གསོ་ཚུལ་གྱི་ཡལ་ག 具体治法枝（3 叶）
		ཁྱད་པར་གསོ་ཚུལ་གྱི་ཡལ་ག 特殊治法枝（8 叶）
	གཉེན་པོ་གང་གིས་གསོ་བའི་སྡོང་པོ། 治疗所需树干	ཐུན་མོང་གསོ་བའི་ཡལ་ག 一般治疗枝（2 叶）
		ཁྱད་པར་གསོ་བའི་ཡལ་ག 特殊治疗枝（3 叶）
གསོ་བ་པོ་སྨན་པའི་རྩ་བ། 治疗者医师树根	གསོ་བ་པོ་སྨན་པའི་སྡོང་པོ། 医师树干	སྨན་པའི་རྒྱུའི་ཡལ་ག 医师条件枝（6 叶）
		སྨན་པའི་ངོ་བོའི་ཡལ་ག 医师实质枝（1 叶）
		སྨན་པའི་ངེས་ཚིག་གི་ཡལ་ག 医师界说枝（2 叶）
		སྨན་པའི་དབྱེ་བའི་ཡལ་ག 医师区别枝（3 叶）
		སྨན་པའི་ལས་ཀྱི་ཡལ་ག 医师工作枝（6 叶）
		སྨན་པའི་འབྲས་བུའི་ཡལ་ག 医师后果枝（2 叶）

根本部和论说部属于《四部医典》病理养生篇，二者在内容上极其相似，从概念体系上看，论说部在本质上是对于根本部的知识补充说明。但二者也具有一定的差异，主要体现在：

1. 论说部在内容上添加了生理概念体系、药物概念体系、医疗器械概念体系和医师概念体系等模块。如上表所示，论说部的生理树干中补充了人体形成枝（3 叶）、人体喻义枝（2 叶）、人体规律枝（4 叶）、人体概念枝（2 叶）、人体分类枝（4 叶）、人体各部枝（2 叶）、死亡征兆枝（4 叶）等概念体系，共补充了 21 个树叶结点，论说部对于藏医药理论中生理病理的描述更加详细。

2. 论说部在内容上添加了一系列模块。并对概念的分类更加清晰明了。譬如，论说部中添加了外治医疗器械的模块，并将该模块细致划分为 14 种疼痛检查器械（ཟུག་རྫ་བརྟག་པའི་ཆ་དཔྱད་བཅུ་བཞིའི་ལོ་མ།）、6 种手术钳器械（སྐམ་པ་དྲུག་གི་ལོ་མ།）、6 种放血器械（གཙག་བུ་དྲུག་གི་ལོ་མ།）、9 种穿刺器械（ཐུར་མ་དགུའི་ལོ་མ།）、21 种小件器械（ཐུན་བུའི་ཆ་དཔྱད་ཉི་ཤུ་རྩ་གཅིག་གི་ལོ་མ།）。再如，论说中根据药物的性质，将其细分为 10 种珍宝药类（བཞུ་བ་བཞི་དང་མི་བཞུ་བ་དྲུག་གི་ལོ་མ།）、38 种石药类（རྡོའི་སྨན་སོ་བརྒྱད་ཀྱི་ལོ་མ།）、11 种土药类（ས་སྨན་བཅུ་གཅིག་ལོ་མ།）、37 种木药类（ཤིང་སྨན་རིགས་ལ་སོ་བདུན་གྱི་ལོ་མ།）、41 种精华药类（རྩི་སྨན་རིགས་གསུམ་ལ་སོ་གཅིག་དང་ཚྭ་སྣ་བཅུའི་ལོ་མ།）、25 种温生草药类（ཐང་སྨན་རིགས་ལྔ་ལ་ཉེར་ལྔ་ཡོད་པའི་ལོ་མ།）、118 种旱生草药类（སྔོ་སྨན་བརྒྱ་དང་བཅོ་བརྒྱད་ཀྱི་ལོ་མ།）、110 种动物药类（སྲོག་ཆགས་སྨན་རིགས་བཅུ་གསུམ་ལ་བརྒྱ་དང་བཅུའི་ལོ་མ།）。论说部树喻中关于饮食材料的分类亦更加细致，其中食材主要分为 14 种谷物（འབྲུའི་སྡེ་ལ་སྤྱི་དང་བྱེ་བྲག་བཅུ་བཞི་ཡོད་པའི་ལོ་མ།）、15 种 肉 类（སྡེ་བརྒྱད་ཤ་སྤྱི་དང་བྱེ་བྲག་བཅོ་ལྔ་དང་ནུས་པའི་ཁྱད་པར་བཤད་པའི་ལོ་མ།）、12 种油脂（སྣུམ་སྡེར་སྤྱི་དང་བྱེ་བྲག་བཅུ་གཉིས་ཡོད་པའི་ལོ་མ།）、7 种熟食（ཟོ་དད་སྡེ་ལ་སྤྱི་དང་བྱེ་བྲག་བདུན་གྱི་ལོ་མ།）、28 种烹饪食材和 4 种调味材料（གཡོས་བྱས་སྡེར་ཉེར་བརྒྱད་དང་སྦྱོད་བཞིའི་ལོ་མ།）；饮料分为 14 种牛乳（བཏུང་བ་འོ་མའི་སྡེར་སྤྱི་དང་བྱེ་བྲག་བཅུ་བཞིའི་ལོ་མ།）、11 种水（ཆུའི་སྡེར་སྤྱི་དང་བྱེ་བྲག་བཅུ་གཅིག་གི་ལོ་མ།）、5 种酒（ཆང་སྡེར་སྤྱི་དང་བྱེ་བྲག་ལྔའི་ལོ་མ།）。

3. 在论说部中加有常识类知识的解释说明语句，并且此类表达与其上类并不存在有概念隶属关系。如在季节性的起居行为这一上类中下设 4 类，分别为表示 6 种季节及其划分方法的类（དུས་དྲུག་གྲངས་དང་དེའི་ཚད་བཅི་ཐབས་ཀྱི་ལོ་མ།），表示夏至、冬至等同于仲夏、仲冬的类（དབྱར་དགུན་ཉི་ལྡོག་དང་སྟོན་དཔྱིད་ཉིན་མཚན་མཉམ་ཚུལ་གྱི་ལོ་མ།），概述太阳运行规律的类（ཉི་བྱང་བགྲོད་པ་གཉིས་མཚན་ཉིད་སྤྱིར་བསྟན་པའི་ལོ་མ།），详细描述 6 个季节对应的起居行为的类（ནམ་ཟླ་དུས་དྲུག་སོ་སོའི་སྤྱོད་ལམ་རྒྱས་པར་བཤད་པའི་ལོ་མ།）。从概念分类体系看，季节性起居行为这一上类下设的 4 个下类中，前 3 下类并没有对其上类进行具体内容的阐述，因此本不应属于该上类，唯有第 4 下类中对于起居行为进行了季节性的详细描述和分类，因此隶属于其上类。但通过前 3 下类所做的常识解读，可以让读者更加明确第 4 下类所述的内容。

论说部树喻对藏医药生理、病理和药理等基础理论进行整理和归类，其整理和归类工作在一定程度上为藏医药领域本体的构建提供基本构架。但是，论说部树喻概念体系在本体构建中的应用尚有多个问题亟待解决，具体如下：

1. 相同的概念具有多种分类方法，分类依据不同。针对同一实体，根据不同分类标准，出现多种不同的概念分类体系，因此，基于不同分类标准的概念分类体系不能直接用于本体的构建中。如，人体分类树枝（ལུས་ཀྱི་དབྱེ་བའི་ཡལ་ག）共有 4 种分类标准，即基于性别的分类标准（རྟེན་གྱི་དབྱེ་བ་ཕོ་མོ་མ་ནིང་གསུམ་གྱི་ལོ་མ།）、基于年龄的分类标准（ན་ཚོད་ཀྱི་དབྱེ་བ་བྱིས་དར་རྒན་གསུམ་གྱི་ལོ་མ།）、基于体型的分类标准（རང་བཞིན་གྱི་དབྱེ་བ་རྒྱུང་པ་ལྷན་འདུས་བདུན་གྱི་ལོ་མ།）以及基于患病状况的分类方法（ནད་ཀྱི་དབྱེ་བ་རྣམ་པར་གྱུར་མ་གྱུར་གྱི་ལོ་མ།）。再如，病种分类树枝共有 3 种分类标准，形成不同的疾病分类体系，即基于“三因素”的疾病分类标准（རྒྱུའི་དབྱེ་བ་གསུམ་གྱི་ལོ་མ།）、基于依止处的疾病分类标准（རྟེན་གྱི་དབྱེ་བ་ནད་རིགས་བཞིར་བདུན་ཅུ་དོན་བཞི་དང་ཀུན་ཁྱབ་ཐུན་མོང་གི་ནད་བཞི་བརྒྱ་ཙ་བཞིར་དབྱེ་བའི་ལོ་མ།）、基于形态的疾病分类标准（རྣམ་པའི་སྒོ་ནས་དཔག་མེད་དུ་དབྱེ་བའི་ལོ་མ།）。对于本体构建而言，存在多种基于不同分类标准的概念体系的问题是致命的。

2. 概念的同一层级性问题。本体概念体系中的上类概念与下类概念间存在继承关系，而论说部树喻中的下类概念并不都是处在同一个概念层级中，因此导致概念类别混乱现象。如，论说部树喻中的药性树枝共分 11 种树叶，分别是药物性味叶子（སྦྱོར་རོའི་ནུས་པ་བཤད་པའི་ལོ་མ།）、药物威力叶子（མཐུ་སྟོབས་བཤད་པའི་ལོ་མ།）、药物效能总类叶子（ཡོན་ཏན་བཤད་པའི་ལོ་མ།）、珍宝药类（བཞུ་བ་བཞི་དང་མི་བཞུ་བ་དྲུག་གི་ལོ་མ།）、种石药类（རྡོའི་སྨན་སོ་བརྒྱད་ཀྱི་ལོ་མ།）、种土药类（ས་སྨན་བཅུ་གཅིག་གི་ལོ་མ།）、种木药类（ཤིང་སྨན་རིགས་ལ་སོ་བདུན་གྱི

ལོ་མ།)、种精华药类（རྩི་སྨན་རིགས་གསུམ་ལ་སོ་གཅིག་དང་ཚྭ་སྣ་བཅུའི་ལོ་མ།)、种温生草药类（ཐང་སྨན་རིགས་ལྔ་ལ་ཉེར་ལྔ་ཡོད་པའི་ལོ་མ།)、种旱生草药类（སྔོ་སྨན་བརྒྱ་དང་བཅོ་བརྒྱད་ཀྱི་ལོ་མ།)、种动物药类（སྲོག་ཆགས་སྨན་རིགས་བཅུ་གསུམ་ལ་བརྒྱ་དང་བཅུའི་ལོ་མ།)。其中，前 3 个下类与后 8 个下类并不处于同一个概念层级。后 8 种下类是药材的具体划分，而前 3 种则是基于概念属性的分类。即药物的性味共有 8 种，分别为重、润、凉、钝、轻、糙、热、锐；药物的威力共有冷、热两种属性；药物的效能分别有柔、重、热、润、稳、寒、钝、凉、软、稀、干、温、轻、锐、糙、动、燥等 17 种。前 3 种叶子作为后 8 种叶子的本体属性而存在，因此放置在同一概念的同一层面上会引发概念类别混淆的问题，不利于本体构建与知识推理。

3. 如上所述，论说部是在根本部的基础上形成的，因此，二者在知识内容、分类方法中都具有很大的相似性。二者在内容和框架的相似性必然导致知识重复现象，因此，需要额外进行框架知识的整合研究。诚如，论说部中，在讲述药味作用时有言：甘酸咸辛味药物能治龙病（མངར་སྐྱུར་ལན་ཚྭ་ཚ་བས་རླུང་འཇོམས་བྱེད།།）；甘苦涩味药物能治赤巴病（ཁ་དང་མངར་དང་བསྐ་བས་མཁྲིས་པ་སེལ།།）；辛酸咸味药物能治培根病（ཚ་སྐྱུར་ལན་ཚྭས་བད་ཀན་སེལ་བར་བྱེད།།）。而在根本部关于治疗方法的内容中也同样有言：龙病药味甘、酸、咸，药性具有润、重、软的特性（རླུང་ལ་མངར་སྐྱུར་ལན་ཚྭ་སྣུམ་ལྕི་འཇམ།།）；赤巴病药味甘、苦、涩，药性具有凉、稀、钝的特性（མངར་ཁ་བསྐ་བསིལ་སླ་བརྟུལ་མཁྲིས་པའི་སྨན།།）；培根病药味辛、酸、涩，药性具有锐、糙、轻的属性（ཚ་སྐྱུར་བསྐ་རྣོ་རྩུབ་ཡང་བད་ཀན་སོ།།）。如此，论说部中重复出现根本部中关于赤巴病和培根病药味的知识描述，即形成“药味属性（赤巴，甘或苦或涩）”，“药味属性（培根，辛或酸或涩）”的三元组。此外，在饮食、起居、药治、诊断方法、生理、病理等内容上亦有此种知识描述重复现象。

4. 对于相同实体的不同描述或将导致知识推理错误。如，论说部中有言，甘酸咸辛味药物能治龙病（མངར་སྐྱུར་ལན་ཚྭ་ཚ་བས་རླུང་འཇོམས་བྱེད།།），而根本部中有言，龙病药味甘、酸、咸属性，药性具有润、重、软的特性（རླུང་ལ་མངར་སྐྱུར་ལན་ཚྭ་སྣུམ་ལྗི་འཇམ། །）。两种经部对于隆病药味的属性描述不相一致，根本部中的隆病属性描述为“药味（隆病，甘）”“药味（隆病，酸）”“药味（隆病，咸）”，而在论说部中的描述则为“药味（隆病，甘）”“药味（隆病，酸）”“药味（隆病，咸）”“药味（隆病，辛）”。二者对于隆病药味的描述具有差异，即论说部中多出一个“辛味”属性，这种描述不一致的现象必定导致知识计算推理错误。

（三）《秘诀部》概念体系及其知识描述方式

秘诀部是 4 个经部中内容最丰富，体系最复杂的经部。秘诀部共有 16 桩树根、92 个树干、408 根树枝、5467 片树叶、2 个花朵和 3 个果实。秘诀部每个章节均包含引文部分（ཞན་པར་གདམས་པ།）、正文部分（གཞུང་དོན་བསྟན་པ།）及结语部分（མཇུག་བསྡུ་བ།）3 个内容。其中，正文部分为整个经部的核心内容，依次讲述 91 种疾病类目的病因、外缘、发病位置、发病时间、疾病细类、疾病症状、治疗方法以及后遗症防止（ཐ་མ་མི་ལྡོག་རྗེས་བཅད།）等。以培根木布综合症（འདུས་པ་སྨུག་པོའི་ནད།）为例，其概念框架结构如表 4–4 所示。

表 4–4 《秘诀部》概念分类表

<table>
<tr><td rowspan="2">སྨུག་པོའི་ནད་ཀྱི་རྒྱུ་བསྟན་པའི་ཡལ་ག
培根木布病因枝</td><td colspan="2">སྨུག་པོའི་ནད་འབྱུང་བའི་རྒྱུ་ཡི་ངོ་བོ་སོ་སོར་བསྟན་པ། 培根木布病因分类（4 叶）</td></tr>
<tr><td colspan="2">སྨུག་པོའི་ནད་ཀྱི་ཚུལ་བསྟན་པ། 培根木布病症严重总述（1 叶）</td></tr>
<tr><td colspan="3">སྨུག་པོའི་ནད་སྐྱེད་པའི་རྐྱེན་བསྟན་པའི་ཡལ་ག 培根木布病外缘枝（2 叶）</td></tr>
<tr><td rowspan="3">སྨུག་པོའི་ནད་ཀྱི་གནས་བསྟན་པའི་ཡལ་ག
培根木布患病部位枝</td><td colspan="2">སྨུག་པོའི་ནད་ཀྱི་རང་གནས་བསྟན་པ། 培根木布本系部位（4 叶）</td></tr>
<tr><td rowspan="2">སྨུག་པོའི་ནད་ཀྱི་གཞན་གནས་བསྟན་པ། 培根木布旁系部位</td><td>ཕྱི་རུ་ཐིར་བ། 培根木布症旁系外扩（4 叶）</td></tr>
<tr><td>ནང་དུ་ཐིར་བ། 培根木布症旁系内侵（7 叶）</td></tr>
<tr><td colspan="3">སྨུག་པོའི་ནད་ཀྱི་དུས་བསྟན་པའི་ཡལ་ག 培根木布发病时间枝（3 叶）</td></tr>
<tr><td colspan="3">སྨུག་པོའི་ནད་ཀྱི་རིགས་བསྟན་པའི་ཡལ་ག 培根木布疾病种类枝（8 叶）</td></tr>
</table>

续表

<table>
<tr><td rowspan="10">སྨུག་པོའི་ནད་ཀྱི་རྟགས་བསྟན་པའི་ཡལ་ག
培根木布症状枝</td><td rowspan="4">སྨུག་པོའི་ནད་ཀྱི་སྤྱིའི་རྟགས།
观察培根木布总病象</td><td colspan="2">ཆུ་རྩ་ལ་བརྟག་པ། 尿诊脉诊观察（2）</td></tr>
<tr><td colspan="2">ནད་ཀྱི་ན་ཡུགས་ལ་བརྟག་པ། 病象观察（1 叶）</td></tr>
<tr><td colspan="2">དུས་ཀྱི་ལོ་མ་ལ་བརྟག་པ། 时间观察（3 叶）</td></tr>
<tr><td colspan="2">ཕན་གནོད་བསྟེན་པའི་སྒོ་ནས་བརྟག་ཐབས་བསྟན་པ། 利害观察（2 叶）</td></tr>
<tr><td rowspan="6">སྨུག་པོའི་ནད་ཀྱི་བྱེ་བྲག་རྟགས།
观察培根木布具体病象</td><td colspan="2">གནས་ས་ཡུལ་གྱི་སྒོ་ནས་བརྟག་པ། 患病部位观察（4 叶）</td></tr>
<tr><td colspan="2">གནས་སྐབས་དུས་ཀྱི་སྒོ་ནས་བརྟག་པ། 患病时间观察（3 叶）</td></tr>
<tr><td rowspan="4">ནད་རིགས་དབྱེ་བའི་སྒོ་ནས་བརྟག་ཐབས།
培根木布疾病种类观察</td><td>བྱེར་བའི་ནད་ཀྱི་བརྟག་ཐབས། 9</td></tr>
<tr><td>སྨུག་པོ་རྒྱས་པའི་ནད་ཀྱི་བརྟག་ཐབས།
木布蔓延观察（5 叶）</td></tr>
<tr><td>སྨུག་པོ་འཁྱིངས་པའི་ནད་ཀྱི་བརྟག་ཐབས།
木布扩散观察（2 叶）</td></tr>
<tr><td>འདྲིལ་བའི་ནད་ཀྱི་རྟགས་བསྟན་པ། 2
木布迁延观察（2 叶）</td></tr>
<tr><td rowspan="9">སྨུག་པོའི་ནད་ཀྱི་བཅོས་ཐབས་བསྟན་པའི་ཡལ་ག
培根木布症治疗方法枝</td><td rowspan="8">གསོ་ཐབས་དངོས་བསྟན་པ།
详细治疗方法</td><td rowspan="5">གསོ་ཐབས་སྤྱི་བསྟན་པ།
培根木布症总治法</td><td>ཟས་སྤྱོད་སྒོ་ནས་བཅོས་པ།
饮食治疗（4 叶）</td></tr>
<tr><td>སྤྱོད་ལམ་སྒོ་ནས་བཅོས་པ།
行为起止治疗（1 叶）</td></tr>
<tr><td>སྨན་གྱི་སྒོ་ནས་བཅོས་པ། 药物治疗（3 叶）</td></tr>
<tr><td>ལོ་མ་དུས་དང་སྦྱར་ལ་གཉེན་པོ་གང་འཚམས་ཀྱིས་བཅོས་པ། 结合时间治疗（3）</td></tr>
<tr><td>དཔྱད་ཀྱི་སྒོ་ནས་བཅོས་པ།
手术治疗（1 叶）</td></tr>
<tr><td rowspan="3">གསོ་ཐབས་བྱེ་བྲག་བསྟན་པ།
培根木布症具体治法</td><td>གནས་སའི་ཡུལ་དང་སྦྱར་ནས་བཅོས་པ།
结合患病部位治疗（4 叶）</td></tr>
<tr><td>གནས་སྐབས་དུས་དང་སྦྱར་ནས་བཅོས་པ།
结合时间治疗（4 叶）</td></tr>
<tr><td>ནད་གཞིའི་རིགས་དང་སྦྱར་ནས་བཅོས་པ།
结合病类治疗（17 叶）</td></tr>
<tr><td colspan="3">གསོ་ཚུལ་ཉེ་བར་གདམས་པ། 疗法综述要义（4 叶）</td></tr>
<tr><td colspan="4">ཐ་མ་མི་ཕྱོག་རྗེས་བཅད་བསྟན་པའི་ཡལ་ག 后遗症断除方法枝（4 叶）</td></tr>
</table>

与根本部和论说部相比，秘诀部在概念框架体系上具有以下特点：

1. 秘诀部篇幅最长，概念关系最多。秘诀部以 91 种疾病为焦点，依次讲述 91 种疾病与病因、疾病与外缘、疾病与发病部位、疾病与发病时间、疾病与类别、疾病与症状以及疾病与治疗方法之间的关系。因此，秘诀部中的基本水平类概念（简称基位类概念）最为丰富，共有 5972 个概念结点，4880 个直系父类子类关系，17329 个继承关系总数。每个疾病平均由 93 个概念结点进行描述，概念关系极其丰富。

2. 秘诀部中的概念分类极其细致。如，培根病治疗方法树根（བད་ཀན་ནད་ཀྱི་བཅོས་ཐབས་བསྟན་པའི་ཡལ་ག）分为培根病总治疗方法（བད་ཀན་སྤྱིའི་བཅོས་ཐབས་བསྟན་པ།）和培根病具体治疗方法（བད་ཀན་བྱེ་བྲག་གི་བཅོས་ཐབས་བསྟན་པ།）；其中，后者又分旁系病治疗方法（གཞན་རྒྱུད་ཅན་གྱི་བཅོས་ཐབས།）和本系病治疗方法（རང་རྒྱུད་ཅན་གྱི་བཅོས་ཐབས།）；后者又分基于疾病种类的治疗方法（རིགས་ཀྱི་སྒོ་ནས་བཅོས་ཐབས་བསྟན་པ།）、基于内部器官的治疗方法（ནང་ཚོགས་ཀྱི་བཅོས་ཐབས་བསྟན་པ།）、基于发病部位的治疗方法（གནས་ཀྱི་སྒོ་ནས་བཅོས་ཐབས་བསྟན་པ།）；后者又分位于外部的治疗方法（ཕྱི་ལ་གནས་པའི་བཅོས་ཐབས།）、位于内部的治疗方法（ནང་ལ་གནས་པའི་བཅོས་ཐབས།）；后者又分培根病侵入胃部等六个部位的治疗方法（སྟོད་དུ་ལྷུང་བའི་བཅོས་ཐབས།）、培根病侵入眼睛等五个部位的治疗方法（དབང་པོ་ལྔ་ལ་མི་ཏོག་ཤར་བའི་བཅོས་ཐབས་བསྟན་པ།）、培根病侵入心脏等 5 个部位的治疗方法（དོན་ལ་བབས་པའི་བཅོས་ཐབས་བསྟན་པ།）；后者又分侵入肺部和心脏的总治疗方法（གློ་སྙིང་གཉིས་ཀྱི་བཅོས་ཐབས་སྤྱིར་བསྟན་པ།）和侵入 5 个部位的具体治疗方法（དོན་ལྔའི་བཅོས་ཐབས་སོ་སོར་བསྟན་པ།）；后者又分“培根侵入心脏的治疗方法”（སྙིང་ལ་བབས་པའི་བཅོས་ཐབས་བསྟན་པའི་ལོ་མ།）、“培根侵入肺部的治疗方法”（གློར་བབས་པའི་བཅོས་ཐབས་བསྟན་པའི་ལོ་མ།）、“培根侵入肝脏的治疗方法”（མཆིན་པར་བབས་པའི་བཅོས་ཐབས་བསྟན་པའི་ལོ་མ།）、“培根侵入脾脏的治疗方法”（མཚེར་པར་བབས་པའི་བཅོས་ཐབས་བསྟན་པའི་ལོ་མ།）、“培根侵入肾脏的治疗方法”（མཁལ་མར་བབས་པའི་བཅོས་ཐབས་བསྟན་པའི་ལོ་མ།）。

3. 秘诀部中的概念体系最为丰富，层级数量最多。就秘诀部树喻概念体系来说，其中最高概念层级数达 18 级。概念层级数越多，其知识内涵越丰富，其外延亦是如此。诚如，隆病饮食诊断法共有 16 个上级概念，自顶向下式罗列如“རྒྱུད་ཆེན་ཞུས་ལན་རྒྱས་པར་བསྟན་པ།”==>>“ཉེས་གསུམ་གསོ་བའི་རྩ་བ།”==>>“རླུང་ནད་གསོ་ཐབས་བསྟན་པའི་སྟོང་པོ།”==>>“རླུང་ནད་ཀྱི་རྟགས་བསྟན་པའི་ཡལ་ག”==>>“མཚན་ཉིད་རྟགས་ཀྱི་སྒོ་ནས་བརྟག་ཐབས་བསྟན་པ།”==>>“རླུང་ནད་བྱེ་བྲག་གི་རྟགས།”==>>“རླུང་ནད་རིགས་ཀྱི་དབྱེ་བ་རྣམས་ཀྱི་སོ་སོའི་རྟགས་རྒྱས་པར་བསྟན་པ།”==>>“རླུང་ནད་ཨ་ཕཊ་ནའི་ནད་རྟགས་བསྟན་པའི་ལོ་མ།”==>>“རིངས་པ།”==>>“དགྱེ་བས་བསྐུམས་པའི་བྱ་བ་ཉམས་པའི་ལོ་མ།”==>>“བབས་གནས་སོ་སོའི་རྟགས་རྒྱས་པར་བསྟན་པ།”==>>“རྩ་ལ་ཞུགས་པ།”==>>“ཆུ་བར་ཞུགས་པ་ཞྭ་རིངས་འཐེང་བར་བྱེད་པའི་ལོ་མ།”==>>“འདྲེས་པའི་ནད་རྟགས་བསྟན་པ།”==>>“བརྟག་ཐབས་ལས་ཕན་གནོད་ཟས་སྤྱོད་བསྟེན་པའི་སྒོ་ནས་བརྟག་ཐབས་བསྟན་པ།”==>>“ཕན་པའི་ཟས་སྤྱོད་ཀྱིས་བརྟག་ཐབས་བསྟན་པའི་ལོ་མ།”。

秘诀部树喻围绕疾病种类，依次描述了它与病因、症状、治疗方法等概念之间的关系，内容丰富，概念分类详细，层级鲜明。然而，秘诀部树喻在其本体构建应用中存在以下不足：

1. 概念层级数量过多。秘诀部树喻中的最高概念层级数量达 16 级，每一种疾病的平均概念层级数高达 11.25，因此增加了知识推理的难度。

2. 秘诀部树喻以不同疾病为核心，依次描述不同疾病与之所对应的病因、外缘、发病时间、诊断方法、治疗方法等概念。在描述时，不同疾病可以具有相同的病因、症状、治疗方法。假设，“A 疾病”“B 疾病”具有相同的“C 病因”。基于秘诀部树喻方法构建的医药本体概念结构为“A 疾病（C 病因）”和“B 疾病（C 病因）”，如此，未能达到知识重用的效果。如若把该体系描述为“C 病因（A 疾病，B 疾病）”，便可大大节省知识计算空间。

（四）《后续部》概念体系及其知识描述方式

后续部树喻共由 1 桩树根、4 个树干、25 根树枝、190 片树叶、1 个花朵和 1 个果实组成。对于不同概念的描述较为全面，系统性较强。后续部由诊断方法树干、药剂树干、能净树干、缓峻树干 4 个模块构成，整个经部共有 222 个概念结点，221 个直系父类子类关系，632 个继承关系总数，表示具有层级关系的共有 6699 个概念。（参见表 4–5）

表 4–5 《后续部》概念分类表

ཕྱི་མ་འཕྲིན་ལས་རྒྱུད་ཀྱི་རྩ་བ། 后续部树根	བརྟག་པ་རྩ་ཆུའི་སྡོང་པོ། 脉诊、尿诊树干	རེག་པ་རྩའི་ཡལ་ག 脉诊枝（14 叶）
		མཐོང་བ་ཆུའི་ཡལ་ག 尿诊枝（15 叶）
	ཞི་བྱེད་སྨན་གྱི་སྡོང་པོ། 药剂树干	ཞི་བྱེད་དང་པོ་ཐང་གི་ཡལ་ག 汤剂枝（8 叶）
		ཞི་བྱེད་གཉིས་པ་ཕྱེ་མའི་ཡལ་ག 粉末剂枝（42 叶）
		ཞི་བྱེད་གསུམ་པ་རིལ་བུའི་ཡལ་ག 丸剂枝（6 叶）
		ཞི་བྱེད་བཞི་པ་ལྡེ་གུའི་ཡལ་ག 糖浆剂枝（3 叶）
		ཞི་བྱེད་ལྔ་པ་སྨན་མར་གྱི་ཡལ་ག 脂剂枝（3 叶）
		ཞི་བྱེད་དྲུག་པ་ཐལ་སྨན་གྱི་ཡལ་ག 煅制剂枝（16 叶）
		ཞི་བྱེད་བདུན་པ་ཁནྡའི་ཡལ་ག 膏剂枝（4 叶）
		ཞི་བྱེད་བརྒྱད་པ་སྨན་ཆང་གི་ཡལ་ག 药酒枝（8 叶）
		ཞི་བྱེད་དགུ་པ་རིན་པོ་ཆེའི་ཡལ་ག 珍宝药物枝（7 叶）
		ཞི་བྱེད་བཅུ་པ་སྔོ་སྦྱོར་གྱི་ཡལ་ག 草药配方枝（5 叶）
	སྦྱོང་བྱེད་ལས་ཀྱི་སྡོང་པོ། 能净树干	སྔོན་འགྲོ་སྣུམ་འཚོས་ཀྱི་ཡལ་ག 油脂疗法枝（6 叶）
		ལས་ལྔའི་བཤལ་སྨན་གྱི་ཡལ་ག 泻药配方枝（28 叶）
		སྐྱུགས་སྨན་གྱི་ཡལ་ག 催吐药枝（15 叶）
		སྣ་སྨན་གྱི་ཡལ་ག 滴鼻药枝（16 叶）
		འཇམ་རྩིའི་ཡལ་ག 缓导剂枝（7 叶）
		ཉུ་ཧའི་ཡལ་ག 浣肠法枝（11 叶）
		ལོག་གཉེན་རྩ་སྦྱོངས་ཀྱི་ཡལ་ག 清泻反压法枝（16 叶）
ཕྱི་མ་འཕྲིན་ལས་རྒྱུད་ཀྱི་རྩ་བ། 后续部树根	འཇམ་རྩུབ་དཔྱད་ཀྱི་སྡོང་པོ། 缓峻树干	གཏར་ཁའི་ཡལ་ག 放血疗法枝（26 叶）
		རྩུབ་དཔྱད་མེ་དམིགས་ཀྱི་ཡལ་ག 火灸疗法枝（9 叶）
		འཇམ་དཔྱད་དུགས་ཀྱི་ཡལ་ག 熏烟疗法枝（5 叶）
		འཇམ་དཔྱད་ལུམས་ཀྱི་ཡལ་ག 浸浴疗法枝（7 叶）
		འཇམ་དཔྱད་བྱུག་པའི་ཡལ་ག 涂敷疗法枝（6 叶）
		དཔྱད་ལྔའི་ལག་ལེན་ཐུར་མའི་ཡལ་ག 刀针疗法枝（25 叶）

后续部树喻是对于疾病诊断方法和治疗方法的全方位描述。与前 3 部相比，后续部树喻围绕脉诊与尿诊方法、药剂治疗、能净治疗、缓峻治疗 4 个模块对藏医药诊断方法和治疗方法进行了系统化描述，知识表示较为全面。如在脉诊概念体系中，依次描述了脉诊前的准备、脉诊时间、脉诊部位、脉诊手法、脉性、健康的脉性、季节脉与五行的关系等，描述较为系统。再如，在尿诊中，依次描述了尿诊前的准备工作、尿诊时间、容器、尿液的变化、健康尿液等与尿诊相关的必备知识。然而，后续部树喻中的概念知识是在其他 3 部知识描述的基础上形成的，因此，具有描述重复的问题。如在后续部第二章尿诊一节中："热性尿液的颜色犹如池里的水，色清且稀是隆型疾病；黄色是赤巴型疾病；白色是培根型疾病；红色为血病；灰白色者是黄水症；紫色是培根木布症，"（即：དང་པོ་ཚ་བ་དུས་ཀྱི་ཁ་དོག་ནི། །ལུ་མའི་ཆུ་ལྟར་སྔོ་ལ་སླ་བ་རླུང་། །སེར་ན་མཁྲིས་པ་དཀར་ན་བད་ཀན་ནད། །དམར་ན་ཁྲག་ཤད་རྒྱ་ཤལ་ཆུ་སེར་ཡིན། །སྨུག་ལ་དུགས་ན་བད་ཀན་སྨུག་པོར་བརྟག །）上句所形成的三元组本体知识"尿液颜色（隆病，清 and 稀）""尿液颜色（赤巴病，黄色）""尿液颜色（培根病，白色）""尿液颜色（血病，红色）""尿液颜色（黄水症，灰白色）""尿液颜色（培根木布症，紫色）"在隆病、赤巴病、培根病、血病、黄水症及培根木布症的诊断方法中已经描述完毕，此处不再重复描述。

第三节 《四部医典》曼唐知识分类体系

随着《四部医典》的闻世，多个注释本相继出现，计数共达 56 本（含全释本和节释本，另有 24 本注释本作者不详）。在所有注释本中，第司·桑吉嘉措所著《蓝琉璃》（别称"医学广论药师佛意庄严四续光明蓝琉璃”）颇负盛名，影响最深，成为《四部医典》的标准注解本。四部医典曼唐①或系列挂图以《四部医典·蓝琉璃》为蓝本绘制。第司·桑杰嘉措召集了全藏区权威的藏医药专家及顶级的藏族绘画艺师，由“洛扎·罗布加措主持图形起草，拉萨瓦格宁（拉萨居士）主持着色描绘，绘制了规格不太一致的 60 幅藏医唐卡②。1697 至 1730 年，在整合前人绘制的基础上，结合其他医学典籍中的数幅尿诊和火灸穴位图，北派的各种脉络图谱，南北两派不同药物的鉴别示意图，采自不同地域的新药标本，最终于 1730 年绘制完成 80 幅成套曼唐③，并将其厘定为权威系列挂图。藏医药曼唐之生理病理树喻图如图 4–1 所示。

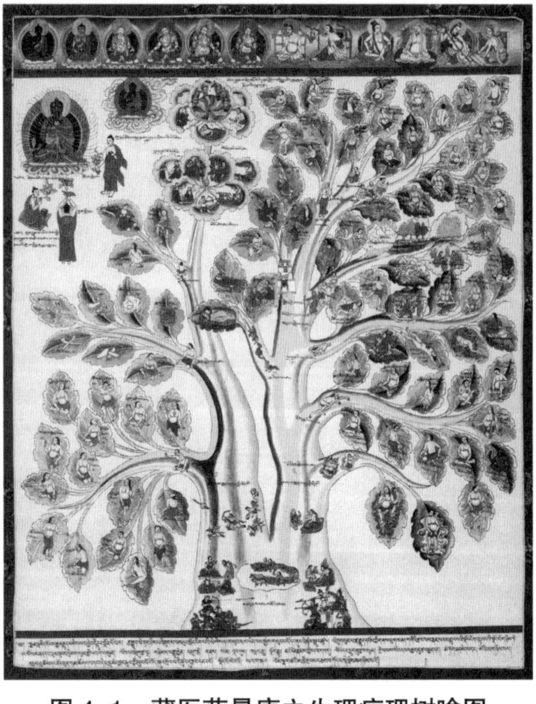

图 4–1　藏医药曼唐之生理病理树喻图

① “曼”意为“医”或“药”，“唐”则是唐卡的简称。曼唐是藏医药学医学挂图，是《四部医典》及其他补充内容的医学形象化表现。

② 西藏自治区藏医药管理局 . 西藏藏医药 [M]. 拉萨：西藏人民出版社，2003：7.

③ 看召本 . 试谈《四部医典》80 幅彩色唐卡的由来及内容 [J]. 世界最新医学信息文摘 .2019（41）：204.

经过标准注解本《蓝琉璃》的解读和梳理，曼唐以彩图唐卡的形式，将《四部医典》中的医药概念以相对层次化、结构化的形式予以呈现。曼唐作为藏医药知识特殊教具，通过绘画形式清晰描绘了《四部医典》中的所有内容，将繁杂抽象的理论知识绘制得更加形象明确，可谓是《四部医典》理论的再一次梳理，并在一定程度上实现了《四部医典》医药理论的形式化、结构化。概念（Concept 或称 Class）用于描述抽象的实体，代表一类具有共性的实体对象，概念间具有一定的继承性和层次性。基于曼唐的《四部医典》知识分类方法系统性强、条理清晰、形象概括，有利于藏医药知识的传承研究，对藏医药领域本体的构建工作更是具有指导意义。

从内容上看，曼唐以标准注解本《蓝琉璃》的文字内容为主要依据，是《四部医典》具体内容的真实写照。80 幅“医理树喻图”是藏医最具特色的树喻图，它以一种特殊的“愿望树”形式来表达藏医在人体生理稳态和病理状态、诊断原则和治疗原则的全部内容。80 幅树喻图分别为药王及药王城图、生理和病理图、疾病诊断图、疾病治疗图、人体胚胎发育图、脉络及放血部位图（共 2 幅）、人体器官形象比喻图和物质的计量图、人体骨骼图（2 幅）、人体脉络图（2 幅）、人体脉连接图、人体脉网图、人体白脉图、人体要害部位图、人体骨骼和白脉的要害部位图、人的生理特征和类型图、人的死亡征兆图（2 幅）、病因症状和归类图、起居图、饮食图、饮食禁忌和食物中毒图、药物（6 幅）、补充药物图（3 幅）、药物分类图（2 幅）、医疗器械图、防病诊断和治则图、治疗方法图、医师品德图、火灸和穿刺及放血穴位图（2 幅）、病因图（7 幅）、人体脉络正面及头型图、人体脉络背面及外伤图、人体脏腑解剖形态图、人体解剖度量图、毒药图、养生方法图（2 幅）、切诊图（8 幅）、切诊与尿诊图、尿诊图（5 幅）、舌诊和制药及擦油图、泻下催吐滴鼻灌汤图、灌汤赶治放血图、放血穴位及火灸图、火灸穴位与穿刺部位图、补充的火灸穴位图（共 2 幅）、热敷湿敷药浴擦油穿刺图、总结图（2 幅）、四部医典传承图及西藏名医图。

《四部医典》曼唐对于藏医药领域本体构建研究的重要意义主要体现在曼唐中对于藏医药概念的分类和层级结构的划分上。

首先，曼唐中的医药知识分类更加通用、清晰。曼唐中的知识分类恰是《四部医典》文本的外部语言特征中所不能获取到的通用性知识，对本体构建的概念分类具有重要借鉴意义。譬如，“生理、病理曼唐”（根本部中的第二章和第三章内容）成功展现了药师佛的“意化身”、“语化身”、疾病根源、发病原因、发病途径、发病部位、发病通道、具体的病变位置、发病规律和年龄、与地方和季节的关系、疾病的转归和致死原因、疾病转换、疾病种类等多个藏医药通用知识。总结和归纳了以下藏医药知识：

七种基础物质：分别是食物精微、血液、肌肉、脂肪、骨骼、骨髓和精液，被称为人体七精华。

三种排泄物：大便、小便、体汗。

三种疾病根源：贪（贪欲）、嗔（愤怒）、痴（痴呆）是引起人体疾病的总根源，其中贪欲能引起隆病的发生；嗔怒能引起赤巴病的发生；愚痴能引起培根病的发生。

四种病因:分别为季节影响、饮食不当、起居不当、其他因素如外力、鬼邪作祟。

六种发病途径：分别为皮肤、肌肉、经脉、骨骼、五脏、六腑。

三个发病部位：隆、赤巴、培根。培根病好发于上部，近头、脑。赤巴病好发于中部，近肝、膈；隆病好发于下部，近腰、髋。

三种发病通道：隆道、赤巴道、培根道，三者流通人体表里的 15 种道路。其中，隆的通道：骨骼、耳、作为触觉门户的汗孔、心及作为命根的大肠；赤巴通道：血、汗、眼、肝、胆及小肠；培根通道：肉脂髓精、大小便、鼻舌、肺脾肾、胃膀胱，共有 15 片叶子来表示。

与发病规律和年龄、地区和季节相关的三种关系：分别为老年易患的隆病，壮年易患的赤巴病，儿童易患的培根病；高寒地区易患隆病，干热地区易患赤巴病，潮湿地区易患培根病；隆病在夏季、夜晚、拂晓易发，赤巴病在秋季、中午、午夜易发，培根病在春季、黄昏、清晨易发。

九种致死病因：分别为阳寿终结、三因相克、用药失当、伤中要害、呼吸停止、发烧过度、体温耗尽、虚弱不堪、其他因素。

十二种疾病转换：分别为赤巴病愈后转培根病，隆病愈后转培根病，赤巴病愈后转隆病，隆病未愈又添培根病，赤巴病未愈又添隆病，培根病未愈又添赤巴病，赤巴病未愈又添培根病，隆病愈后转赤巴病。培根病未愈又添隆病，隆病未愈又添赤巴病；培根病愈后转赤巴病，培根病愈后转隆病。

两种疾病归类：寒病和热病。

其次，曼唐中医药知识层级更加细致、清晰。曼唐以树根、树干、树枝、树叶、果实的形象树图表示概念间的层级关系，并借用数字序号表示概念数量，知识分类层级鲜明，细致入微。譬如，诊断法曼唐是《根本医典》第四章内容，其中的概念分类层级鲜明，细致入微，可直接用于藏医药领域本体的概念框架。诊断法树根（根 2）共分 3 个树干，分别代表望诊（干 3）、触诊（干 4）和问诊（干 5），即所谓的“三诊理论”。诊断法曼唐又将每个树干做了更加细致的分类。

（1）望诊树干分两个树枝，分别代表尿诊和舌诊（13—14）。每个树枝分 3 个叶子来表示舌诊和尿诊的细类，分别为隆的舌诊（89），赤巴的舌诊（90），培根的舌诊（91），隆的尿诊（92），赤巴的尿诊（93），培根的尿诊（94）。

（2）触诊树干上有 3 个树枝，依次代表隆病、赤巴病、培根病（15—17），每个树枝上的叶子纹路表示脉象，依次表示隆病的脉象为浮、虚、细（95）；赤巴病的脉象为洪、弦、数（96）；培根病的脉象为沉、迟、弱（97）。

（3）问诊树干分为与隆病（18）、赤巴病（19）、培根病（20）相对应的病因及症状。隆的问诊法有一片病因叶子（98），10 片病状叶子（99—108）。赤巴的问诊法有一片病因叶子（109），6 片病状叶子（110—115）。培根的问诊法有一片病因叶子（116），10 片病状叶子（117—126）。

如此，诊断法曼唐通过一棵 3 干、8 枝、38 片叶子的“愿望树”，描绘出了藏医药理论中对于疾病诊断方法。诊断法愿望树分类详细、层级鲜明，可直接转化为如下结构化信息（表 4–6）。

表 4–6 《四部医典》诊断树概念分类实例表

树根名	树干名	树枝名	树叶细类
诊断树曼唐	望诊	尿诊	隆的舌诊（89）
			赤巴的舌诊（90）
			培根的舌诊（91）
		舌诊	隆的尿诊（92）
			赤巴的尿诊（93）
			培根的尿诊（94）
	触诊	隆病的触诊	隆病的脉象为浮、虚、细（95）；
		赤巴病的触诊	赤巴病的脉象为洪、弦、数（96）；
		培根病的触诊	培根病的脉象为沉、迟、弱（97）
	问诊	隆病的问诊	隆病的病因（叶 98）
			隆病病状（叶 99–108）
		赤巴病的问诊	赤巴病的病因（叶 109）
			赤巴病的症状（叶 110–115）
		培根病的问诊	培根病的病因（叶 116）
			培根病的病状（叶 117–126）

《四部医典》曼唐从点到面，将零散的医药知识纳入曼唐框架体系中，循序渐进地完成藏医药理论知识网络的组织和分类。曼唐中对于藏医药知识的分类方法在一定程度上解决了本体自动建模分类混淆的问题。然而严格来讲，能够从曼唐中直接获取的知识资源相对有限，其中的知识体系框架与藏医药领域本体的知识框架亦有很多不契合之处。

首先，曼唐以《蓝琉璃》为蓝本绘制，属于通识性知识分类，与《四部医典》文本本身并不完全契合，且有些概念（类）的归置略显紊乱。譬如，生理病理曼唐将树根分为正常生理树干（干 1）和非正常生理树干（干 2）。其中，正常生理树干分为 3 个树枝（1—3），分别是病枝、基本物质枝、排泄物枝。病枝细分 15 个树叶（叶 1—5 表示隆的树叶，叶 6—10 表示赤巴的树叶，叶 11—15 表示培根的树叶），基本物质枝分 7 个树叶（16—22），排泄物分 3 个树叶（23—25）。生理病理曼唐中将七个基本物质和三种排泄物归置于正常生理类下，与病枝并列同一个层级中。从医学传承的目的来看，七个基本物质或三种排泄之间的温衡状态是保持正常生理的条件，因此七个基本物质和三种排泄作为单独的树干，归于正常生理树根类下，并无不妥。然而，从本体构建的角度分析，这样的分类具有致命性系统缺陷，其中基本物质即食物精微（ཟས་ཀྱི་དྭངས་མ།）、血液（ཁྲག）、肉（ཤ）、脂肪（ཚིལ།）、骨骼（རུས་པ།）、骨髓（རྐང་།）和精液（ཁུ་བ་དཀར་དམར།）按照通用医药体系的分类，应归置在“人体组成部分”（body-part）分类下。如此，不仅能够妥善解决各实体的门类混淆问题，更能便捷达到知识重用的效果。

其次，曼唐通过树根、树干、树枝、树叶、果实的形象树图来表示概念间的层级关系，并借用数字序号表示概念数量，知识分类层级鲜明。曼唐中所绘制的概念关系属于上下类关系，上下关系在本体中也充当最主要的概念关系。子类继承其父类的所有抽象特征，代表抽象度更小、范围更小的概念。譬如，治疗树曼唐（根 3）共分 4 个树干（6—9），分别代表 4 种治疗方法，即“四有原则”，为饮食、起居、药物和外治。4 个树干共有 27 条树枝（21—47），98 片叶子。每个树枝上的叶片数目不尽相同，分别表示针对各种疾病的具体饮品和食物、药物以及起居注意事项和外治方法。治疗树曼唐中的每一个树根、树干表示处在上下关系中的两个概念（类，class）。两种概念间的上下关系可分别表示为“治疗树根（根 3）是饮食树干（干 6）的父类”（或“饮食树干（干 6）是治疗树根（根 3）的子类”）、“治疗树根（根 3）是起居树干（干 7）的父类”、“治疗树根（根 3）是药物树干（干 8）的父类”、“治疗树根（根 3）是外治树干（干 9）的父类”。然而，藏医药领域本体中无法只凭借上下关系来完整描述概念间的关系。在同一层级，概念与概念间尚有继承关系、整体与部分关系、相似关系、逆关系、组成关系、时间顺序关系等语义链关系，而这些在曼唐框架知识中均无法获取。

再者，领域性本体的构建要求完整描述概念与概念间的关系、概念与实体间的关系、概念与属性之间的关系、实体与实体间的关系。在对象描述的深度上，力求完成从抽象概念到具体实体和属性的完整描述。然而在曼唐中，仅涉及抽象概念以及概念间的上下关系，并未涉及实体和具体属性以及它们之间的关系。譬如，治疗树曼唐中，药物原则树枝针对隆病、赤巴病、培根病的药物性能和味觉，共有 6 片树叶。在曼唐中，药物原则树枝是父类，其他 6 片树叶是子类。药物原则树枝与其树叶即隆病的药物性能、赤巴病的药物性、培根病的药物性、隆病的药物味觉、赤巴病的药物味觉、培根病的药物味觉间皆是上下类关系。因此，药物原则树枝与 6 片树叶间的关系可表示为“药物原则树枝是隆病的药物性能或赤巴病的药物性能或培根病的药物性能或隆病的药物味觉或赤巴病的药物味觉或培根病的药物味觉的父类”。然而治疗树曼唐中的框架知识并不能表示概念的性能属性、药物的味觉等具体属性。在本体构建中，一个概念何以成为一个概念，主要依赖于概念与概念间的关系，概念与实体个例（Individuals）的关系以及概念自身的属性，这些在曼唐中是无法显现的。曼唐中无法获取关于隆病、赤巴病、培根病的药物性能以及药物味觉的具体属性。从药物原则树枝到 6 片树叶之间，不仅具有上下类关系，还有属性关系。药物原则树枝和 6 片树叶之间的类关系可以简单用以下三元组表示（IsFatherClassOf 表示三元组括号中的第一项概念是第二项概念的父类）：

IsFatherClassOf（药物原则，隆病的药物性能）

IsFatherClassOf（药物原则，赤巴病的药物性）

IsFatherClassOf（药物原则，培根病的药物性）

IsFatherClassOf（药物原则，隆病的药物味觉）

IsFatherClassOf（药物原则，赤巴病的药物味觉）

IsFatherClassOf（药物原则，培根病的药物味觉）

每片叶子概念的属性在文本中被描述为“དང་པོ་ནི། རླུང་ལ་ཞེས་པ་ནས་བད་ཀན་ནོ་ཞེས་པའི་བར་གྱིས་བསྟན་ཏེ། རླུང་གི་རོ་ནུས་ཀྱི་ཡལ་ག་ལ། རོ་མངར་བ་དང་། སྐྱུར་བ་དང་། ལན་ཚྭ་བ་དང་། ནུས་པ་སྣུམ་པ་ལྕི་བ་འཇམ་པ་སྟེ་རླུང་སྨན་གྱི་ངོ་ནུས་གཉིས་སོ། །རོ་མངར་བ་དང་ཁ་བ་དང་། བསྐ་བ་དང་། ནུས་པ་བསིལ་བ་དང་། སླ་བ་དང་། རྟུལ་བ་སྟེ་མཁྲིས་པའི་སྨན་གྱི་རོ་ནུས་གཉིས། རོ་ཚ་བ་དང་། སྐྱུར་བ་དང་། བསྐ་བ་དང་། ནུས་པ་རྣོ་བ། རྩུབ་པ་ཡང་བ་སྟེ་བད་ཀན་གྱི་སྨན་གྱི་རོ་ནུས་གཉིས་སོ། །དེ་ལྟར་རོ་ནུས་གཉིས་ལོ་མ་དྲུག་གོ །”[①]。以上文本中对于 6 片树叶的属性描述，可用三元组简单表示如下（以下三元组关系中，“theMedicPerformOf” 表示药物性能，“theMedicTasteOf” 表示药物味觉，“&” 表示属性间的 “and” 关系）：

theMedicPerformOf（隆病的药物性能，སྣུམ་པ། & ལྕི་བ། & འཇམ་པ།）

theMedicPerformOf（赤巴病的药物性能，བསིལ་བ། &སླ་བ། & རྟུལ་བ།）

theMedicPerformOf（培根病的药物性，རྣོ་བ། &རྩུབ་པ། &ཡང་བ།）

theMedicTasteOf（隆病的药物味觉，མངར་བ། & སྐྱུར་བ། &ལན་ཚྭ་བ།）

theMedicTasteOf（赤巴病的药物味觉，མངར་བ། &ཁ་བ། &བསྐ་བ།）

theMedicTasteOf（培根病的药物味觉，ཚ་བ། & སྐྱུར་བ། & བསྐ་བ།）

最后，曼唐共 80 幅，其中，根本部 4 幅，论述部 35 幅，秘诀部 16 幅，后续部 24 幅，加上最后历代名医图（1 幅）。通过比较可知，曼唐的框架知识与《四部医典》的框架知识并不完全等同，其不同点不仅体现在知识覆盖度上，还体现在曼唐的分布数量上。《四部医典》共有 158 章，而曼唐仅有 80 幅，因此，曼唐并不能完全覆盖《四部医典》的所有内容，

① 宿喀・洛追杰波 . 四部医典注疏（上）[M]. 北京：中国藏学出版社，1991：81.

曼唐的知识框架体系亦不能完全代替《四部医典》的框架体系。根据《四部医典》每部内容的抽象度与复杂度，曼唐的数量分布呈不均现象。该现象导致根本部对应的曼唐数与根本部本身的章节数量也不相一致，对比数呈 4 ： 6 的比例。论述部（35 ： 31）、秘诀部（16 ： 92）以及后续部（24 ： 25）亦是如此。

如上所述，曼唐对于藏医药领域本体的概念建模具有重要的理论借鉴意义。然而，曼唐和《四部医典》中对于概念的界定方式和抽象程度具有较大差异。因此，在梳理曼唐中的概念和层级结构的基础上，需要进一步对《四部医典》的文本本身进行多元且综合的框架体系探析。

第四节 《四部医典》本体知识分类体系构建

《四部医典》曼唐和形象树喻所进行的知识梳理全面而系统，它以结构化方式描述藏医药领域的概念、实体及其关系。总体来说，二者所描述的藏医药系统结构更加严谨，知识内容更为全面，它们从宏观上描绘了完整的藏医药知识体系，对于藏医药领域本体的知识体系构建具有极大借鉴意义。然而曼唐和形象树喻中的藏医药静态概念体系具有一定缺陷，与实际本体构建需求之间的契合度较小，不能直接应用于藏医药领域的本体构建。原因如下：首先，OWL 建模语言为了满足领域知识的重用和共享，要求所厘定的概念和实例只能有一个 URI 统一资源标识符。然而《四部医典》曼唐和形象树喻中的概念分类和知识描述在四个经部中重复出现，且时有互不一致现象。其次，藏医药概念建模除了要梳理概念的分类层级体系外，还需考虑实体属性的分类体系，《四部医典》将二者混为一谈，都视为概念的分类。属性分类体系对于知识描述、关系约束、实例关系描述具有重要作用。最后，《四部医典》对于概念的分类标准和层级数不一致，诚如对于疾病具有基于生理位置的分类、基于热冷病的分类、基于三因的分类等。

藏医药领域本体构建以类、实例、关系、函数及公理为建模元语。在 5 种建模元语中，类（概念）是形成整个知识本体的框架结构，是藏医药领域的概念定义集。对建模对象进行详细分析是整个建模过程中最基础和最重要的步骤[①]。本体表示方法的特殊性决定了藏医药本体知识体系的严谨性和科学性。本体表示以 RDF 三元组（主语、谓语、宾语）完成藏医药概念体系和语义知识的描述。三元组要求藏医药知识体系不仅要梳理主语（头实体）和宾语（尾实体）的概念分类体系，更需准确梳理谓语（实体关系）的知识分类体系，如此才能保证通过本体知识与语义标注的紧密结合来有效提升后续知识检索的准确率。现将《四部医典》中对于疾病、治疗方法、诊断、生理器官和治疗器械的分类方法作如下梳理研究：

一、疾病分类体系研制

（藏医疾病分类体系与编码实践和公布的疾病分类标准）

《四部医典》根据不同的分类准则，共有 5 种疾病分类方法：即基于病因的分类方法（“དང་པོ་རྒྱུ་ཡི་སྒོ་ནས་དབྱེ་བ་ནི། །ཚེ་འདིའི་ཉེས་དང་སྔོན་གྱི་ལས་ལས་བྱུང་། །དེ་གཉིས་འདྲེས་ལས་བྱུང་དང་རྣམ་པ་གསུམ། །དང་པོ་ཚེ་འདིའི་ཉེས་པ་རྣམ་གཉིས་ཏེ། །རང་བཞིན་གནས་པ་ཁོང་གི་ཉེས་པ་དང་། །ཕྱི་རྐྱེན་ལས་བྱུང་གློ་བུར་ཉེས་པ་གཉིས། །དང་པོ་རླུང་མཁྲིས་བད་ཀན་གསུམ་ཡིན་ཏེ། །གཉིས་པ་དུག་མཚོན་གདོན་དང་རྣམ་པ་གསུམ། །”）、基于患者的分类方法（“རྟེན་གྱི་སྒོ་ནས་དབྱེ་ན་སྐྱེས་པ་དང་། །བུད་མེད་བྱིས་པ་རྒས་པའི་ནད་རིགས་བཞི། །ཀུན་ཁྱབ་ཐུན་མོང་བ་དང་རྣམ་པ་ལྔ། །”）、基于症状的分类方法以及基于八支分科的分类方法（“ཡན་ལག་བརྒྱད་ལ་བསྟན་པར་བྱ་སྟེ་གང་ཞེ་ན་འདི་ལྟར་སྟེ། ལུས་དང་བྱིས་པ་མོ་ནད་གདོན། །མཚོན་དུག་རྒས་དང་རོ་

① 张梅，郝佳，阎艳，李波 . 基于本体的知识建模技术 [J]. 北京理工大学学报，2010（12）：1406.

ཙ་བ། །ཡན་ལག་བརྒྱད་དུ་ཤེས་པར་བྱའོ། །”）。虽然《四部医典》中对于疾病概念体系的描述清晰、结构严谨，然而对于本体构建而言，概念分类层级数与知识推理难度呈正比关系，层级越多，难度越大，反之亦然。故而将《四部医典》中的疾病按照秘诀部依次分为三基因疾病、内科病、热病、五官科病、脏腑病、生殖病、杂病、外科病、儿科病、妇科病、精神病、外伤、中毒、老年病、保健等 15 大类。

三基因疾病（ཉེས་གསུམ།）：རླུང་ནད། མཁྲིས་ནད། བད་ཀན་ནད། འདུས་ནད་བད་ཀན་སྨུག་པོ།

内科病（ཁོང་ནད།）：ཁོང་ནད་མ་ཞུ་བ། གཙོང་ཆེན་སྐྲན་ནད། སྐྱ་རབ་ནད། འོར་ནད། གཙོང་ཆེན་དམུ་ཆུའི་ནད། གཙོང་ཆེན་ཟ་བྱེད་ཀྱི་ནད།

热病（ཚད་པའི་ནད།）：ཚད་པ་སྤྱི། འབྲུལ་གཞི་གསལ་བ་ཚ་གྲང་གལ་མདོ། ཚ་བའི་རི་ཐང་མཚམས། ཚ་བ་མ་སྨིན་པ། རྒྱས་ཚད། སྟོངས་ཚད། གབ་པའི་ཚ་བ། རྙིངས་ཚད། རྙོགས་ཚད། འགྲམས་ཚད། འཁྲུགས་པའི་ཚ་བ། རིམས་ཀྱི་ཚ་བ་བལ་ནད། འབྲུམ་བུའི་རིམས། རྒྱུ་གཟེར། གག་ལྷོག ཆམ་རིམས།

五官科病（ལུས་སྟོད་ནད།）：མགོ་ནད། མིག་ནད། རྣ་བའི་ནད། སྣའི་ནད། ཁའི་ནད། ལྦ་བའི་ནད།

脏腑病（དོན་སྣོད་ཀྱི་ནད།）：སྙིང་ནད། གློ་ནད། མཆིན་པའི་ནད། མཆེར་ནད། མཁལ་ནད། ཕོ་བའི་ནད། རྒྱུ་མའི་ནད། ལོང་ཀའི་ནད།

生殖病（གསང་ནད།）：ཕོ་མཚན་གྱི་ནད། མོ་མཚན་གྱི་ནད།

杂病（ཐོར་ནད།）：སྐད་འགགས་ནད། ཡི་ག་འཆུས་པའི་ནད། སྐོམ་དད། སྐྱིགས་བུའི་ནད། འབྲུ་བའི་ནད། དྲི་མ་འགགས་པའི་ནད། གཅིན་འགགས་ནད། གཅིན་སྙི་བའི་ནད། ཚད་འཁྲུའི་ནད། དྲེག་གི་ནད། གྲུམ་བུའི་ནད། ཆུ་སེར་གྱི་ནད། རྩ་དཀར་གྱི་ནད། པགས་ནད། ཕྲན་བུའི་ནད།

外科病（རྨ་སྐྱེས་རྒྱ།）：འབྲས་ནད། གཞང་འབྲུམ་གྱི་ནད། མེ་དབལ་གྱི་ནད། སུཏྲའི་ནད། རྨེན་བུའི་ནད། རྡིག་རླུགས་ཀྱི་ནད། རྐང་འབམ་གྱི་ནད། མཚན་བར་རྫོལ་བའི་ནད།

儿科病（བྱིས་པའི་ནད།）：བྱིས་པའི་ནད། བྱིས་པའི་གདོན།

妇科病（མོ་ནད།）：མོ་ནད་སྤྱི། མོ་ནད་བྱེ་བྲག མོ་ནད་ཕལ་བ།

精神病（གདོན་ནད།）：འབྱུང་པོའི་གདོན། སྨྱོ་བྱེད་ཀྱི་གདོན། བརྗེད་བྱེད་ཀྱི་གདོན། གཟའི་གདོན། ཀླུ་གདོན།

外伤（མཚོན་རྨ།）：རྨ་སྤྱི། མགོ་རྨ། སྐེ་རྨ། བྱང་ཁོག་སྟོད་སྨད། ཡན་ལག་གི་རྨ།

中毒（དུག་ནད།）：སྦྱར་དུག་གི་ནད། གྱུར་བའི་དུག རྒྱུ་བ་དང་མི་རྒྱུ་བའི་དུག

老年病（རྒས་པ།）：རྒས་པ།

保健（རོ་ཙ།）：རོ་ཙ་བ། བུ་མེད་ནད།

《四部医典》藏医药疾病分类体系以上述 15 项大类作为整体框架，进而将每个大类细分为若干个小类，并将其作为实例。如原句“ནད་ནི་རླུང་དང་མཁྲིས་པ་བད་ཀན་གསུམ། །སྲོག་འཛིན་གྱེན་རྒྱུ་ཁྱབ་བྱེད་མེ་མཉམ་སེལ། །འཇུ་བྱེད་མདངས་བསྒྱུར་སྒྲུབ་མཐོང་མདོག་གསལ་ལྔ། །རྟེན་འཇུག་མྱོང་ཚིམ་འབྱོར་བྱེད་བཅོ་ལྔ་འོ། །”将隆病、赤巴病、培根病分为 15 个细类。另外，原文中的分类如“རླུང་དང་བད་ཀན་གྲང་བ་ཆུ་ཡིན་ཏེ། །ཁྲག་དང་མཁྲིས་པ་ཚ་བ་མེ་རུ་འདོད། །སྲིན་དང་ཆུ་སེར་ཚ་གྲང་ཐུན་མོང་གནས། །”“བད་རླུང་གྲང་ལ་ཁྲག་མཁྲིས་ཚ་བས་ན། །དུ་མར་ཕྱེ་ཡང་ཚ་གྲང་གཉིས་སུ་འདུས། །”作为三因素的本质特性，而不将其作为实体根本分类。

二、药物治疗分类体系

《四部医典》中的药物治疗包含药材治疗和方剂治疗。其中，《四部医典》提出基于不同属性的药材分类体系，主要有基于药味的分类、基于疾病名称的分类、基于剂型的分类以及基于功效作用的分类 4 种。基于药味的药材分类将药物分为甘味药材类（མངར་བའི་སྡེ་ཚན།）、酸味药材类（སྐྱུར་བའི་སྡེ་ཚན།）、咸味药材类（ལན་ཚྭ་བའི་སྡེ་ཚན།）、苦味药材类（ཁ་བའི་སྡེ་ཚན།）、辛味药材类（ཚ་བའི་སྡེ་ཚན།）、涩味药材类（བསྐ་བའི་སྡེ་ཚན།）。按照药材医治疾病的作为，将药材分为医治热性病的药材、医治赤巴病的药材、医治血病的药材、医治瘟疫的药材、解毒药材、医治肺病的药材、医治隆病和热性配更合并症的药材、医治热性培根病的药材、医治隆病的药材、医治寒性培根病的药材、医治隆病的药材、医治黄水症的药材、医治虫病的药材、医治虫病的药材、医治腹泻的药材、医治尿病的药材、催吐药材、下泻药材等十三种。然而，这两种分类体系与《四部医典》藏医药本体构建的契合度较小，存在以下缺点：

1.《四部医典》并未对所有的药材和药物进行其药味属性的描述。因此，多个实例存在类属混淆问题。

2.《四部医典》中的实际药材（第二部第二十一章内容）是按照药材所对应的疾病进行分类的。但“基于疾病的药物分类体系”的系统扩展性不强，药物和疾病并非平行增长，存在现有药材有限而未来疾病名称无限的问题。

3. 同一种疾病可由多种药材医治。因此，相同的实例共属不同的类，增加了语义推理难度。在 4 种藏药分类体系中，尚有基于功效作用的分类体系。《四部医典》文本通过“药材名称 + 主治功效”方式来描述药材的分类及其功效，如“གསེར་གྱིས་ཚེ་རིང་རྒས་སྲུ་དབྱིག་དུག་སེལ། །དངུལ་གྱིས་ཆུ་སེར་ནད་དང་རྣག་ཁྲག་སྐེམས།”。依照该分类体系，藏药可分为“珍宝药类”“石药类”“土药类”“木药类”“精华药类”“湿生草药类”“旱生草药类”“动物类药”及“药引类”等 9 类。相比而言，其分类更加符合藏医药领域本体构建的需求，实例无重合，类数少且分类清晰。现将《四部医典》中具体的药材概念分类及示例整理如下：

珍宝药类：

珍宝药类（རིན་པོ་ཆེའི་སྨན་གྱི་སྡེ་ཚན།）无下类。药材实例有：གསེར། དངུལ། ཟངས། ལྕགས། གཡུ། མུ་ཏིག ཉ་ཕྱིས། དུང་། བྱུ་རུ། མུ་མེན།

石药类：

石药类（རྡོ་ཡི་སྨན་གྱི་སྡེ་ཚན།）无下类。药材实例有：རྡོ་ཡི་སྨན་ལ། སྨུག་པོ་སྦལ་རྒྱབ། དཀར་པོ་སྦལ་རྒྱབ། ཆིག་ཐུབ་དཀར་སྨུག གངས་ཐིགས། ཁབ་ལེན། བེ་སྣབས། མཆྀ་ར། ཕག་མགོ བྱིའི་མགོ གསེར་རྡོ། དངུལ་རྡོ། སྤང་ཟེལ། གསེར་ཟེལ། དངུལ་ཟེལ། གྲུ་བཞི། ཅོག་ལ་མ། རྡོ་སླད། ལི་ཁྲི། རྡོ་ཚ། རྡོ་མཁྲིས། གཤའ་དཀར། ཞོང་རོས། བ་བླ། རྡོ་སོལ། བ་ཏྲུ། རྡོ་རྒྱུས། མཐིང་རྒྱུས། ཏི་ཚ་སེར་པོ། མཚལ། ལིག་བུ་མིག བཙག ཡུགས། ཅོང་ཞི། རྡོ་ཐལ། ཏ་ཤིག སོ་རྡེ།

土药类：

土药类（ས་ཡི་སྨན་གྱི་སྡེ་ཚན།）无下类。药材实例有：གསེར་གྱི་བྱེ་མ། སིནྡྷུ་ར། ཟེ་ཚྭ། ཡ་བགླ་ར། བུལ་ཏོག མུ་ཟི་སེར་པོ། ནག་མཚུར། སེར་མཚུར། ཕག་པན། རྡོ་དྲེག བྲག་ཞུན།

木药类：

木药类（ཤིང་སྨན་གྱི་སྡེ་ཚན།）共有根（རྩ་བ།）、梢（ལྕུམ་བུ།）、干（སྡོང་པོ།）、枝（ཡལ་ག）、树脂（ཀང་།）、皮（ཤུན་པ།）、茎（ཐང་ཆུ།）、叶（ལོ་མ།）、花（མེ་ཏོག）、果（འབྲས་བུ།）、等 10 种，但无详细药材名称。

精华药类：

精华药类（རྩི་སྨན་གྱི་སྡེ་ཚན།）在《四部医典》中并无任何分类及药材实例，仅用一句“རྩི་སྨན་རྩི་ཤིང་སྲོག་ཆགས་ལས་བྱུང་བ།”来描述精华药类生自草类、树木和动物的事实。

湿生草药类：

湿生草药类（ཐང་སྨན་གྱི་སྡེ་ཚན།）虽分 5 类，但类下并无详细药材名称。药材实例有：ག་བུར། ཙན་དན། ཙན་དན་དམར་པོ། ཨ་ག་རུ། གི་ཝཾ། ཅུ་གང་། གུར་གུམ། སུག་སྨེལ། ཛཱ་ཏི། ལི་ཤི། ཀ་ཀོ་ལ། སླ་རྩི། དོམ་མཁྲིས། ཨུཏྤལ། ནཱ་ག་པུཥྤ་པ། ནཱ་ག་གེ་སར། པདྨ་གེ་སར། ཟི་ར་དཀར་པོ། ཟི་ར་ནག་པོ། ལ་ལ་ཕུད། སོ་མ་ར་ཛ། ཐལ་ཀ་རྡོ་རྗེ། གསེར་གྱི་མེ་ཏོག གསེར་གྱི་ཕུད་བུ། དུག་མོ་ཉུང་། རྒུན་འབྲུམ། ཅུ་སྒྲུ། སྟར་བུ། བསེ་ཡབ། སེ་འབྲུ། ན་ལེ་ཤམ། པི་པི་ལིང་། སྨན་སྒ སྒ་སྐྱ། ཙི་ཏྲ་ཀ ཤིང་ཚ། ཀ་རླཱ། ཤིང་ཀུན། བྱི་ཏང་ཀ མ་རུ་རྩེ། གོ་བྱེ། སྤོས་དཀར། གུ་གུལ། ཤེལ་ཏ། རྒྱ་ཚ། རྒྱམ་ཚ། ཀླུ་མྱུང་ཚ། ཁ་རུ་ཚ། ཙབ་རུ་ཚྭ། ར་ཚ། ཐལ་ཚ། མཛེ་ཚྭ། ཚ་ལ། ཤ་ཚྭ། ཨ་རུ། རྣམ་པར་རྒྱལ་བ། འཇིགས་མེད་ཟུར་ལྔ། བདུད་རྩི་ཤ་མཐུག འཕེལ་བྱེད་ཧྲུམ་པོ། སྐེམ་པོ་སྲུལ་མང་། བ་རུ་ར། སྐྱུ་རུ་ར། སྙིང་ཞོ་ཤ། མཁལ་མ་ཞོ་ཤ། སླ་གོར་ཞོ་ཤ། ཨ་འབྲས། སྲ་འབྲས། འཇམ་འབྲས། འབྲ་གོ མ་ནུ་པ་ཏྲ། སུ་སྨེར་མུ་ལ། ཙ་ཏྲ། ཡུང་བ། ཤུ་དག སུ་ཤེལ་ཅེ། ཕྲུང་སྔེར་དཀར་པོ། ཕྲུང་སྔེར་སྨུག་པོ། དཔའ་བོ་དཀར་པོ། དཔའ་བོ་སེར་པོ། དཔའ་རྒོད། བོང་ང་དཀར་པོ། བོང་ང་དམར་པོ། བོང་ང་སེར་པོ། ཤིང་མངར། སླེ་ཏྲེས། ཀནྟ་ཀ་རི། ག་བྲ། ཏིག་ཏ། བ་ཤ་ཀ། བ་ལེ་ཀ། ག་དུར། སྟབ་སེང་། སྒྲོན་ཤིང་། སྐྱེར་པ། སེ་རྒོད། སེང་ལྡེང་། སོ་ཆ། དན་རོག ཤྲི་ཁཎྜ། དོང་ག ཀ་ཕེད། ད་དྲིག སླག ཐོན་ཚ་ར།

旱生草药类：

旱生草药类（སྤོ་སྨན་གྱི་སྡེ་ཚན།）无下类。药材实例有：ཧོང་ལེན། སྤང་རྩི་དོ་བོ། རེ་སྐོན། ཀྱི་ལྕེ། སུམ་ཅུ་ཏིག་ཏ། སྤྲི་ཡང་ཀུ ཟངས་ཏིག ལྕགས་ཏིག སྤོ་ལོ་སུག་འདྲ། གཡའ་ཀྱི་མ། གང་གྰ་ཆུང་། བྱ་རྒོད་སྤོས། སྤྲོལ་གོང་པ། ཡུ་མོ་མདེའུ་འཛིན། དར་ཡ་ཀན། རྟ་ལྤགས། ཨ་རྙི་ཁ། སྟག་ཤ སྤང་རྒྱན་དཀར་པོ། ཡུ་གུ་ཤིང་། རྩད། རྒུ་ཐུབ། ལྕུམ་སྟག ཨ་བྲག ཚེར་སྔོན། སྨུག་ཆུང་མདའ་ཡོན། གསེར་སྐུད། ལུག་རུ་སྨུག་པོ། ལུག་རུ་སེར་པོ། ཆུ་རུག་པ། ས་བའི་མེ་ཏོག འབུ་སུ་ཧང་། སྐང་ཐོག་པ། ཨ་གྲོང་། ཚེར་བོང་། ཧང་ཀུན། སེ་རྒོད། ཤུག་པ་ཚེར་ཅན། ཐང་ཕྲོམ། ལང་ཐང་ཙེ། སྲིན་ཤིང་སྣ་མ། དྲིས་མའི་གེ་སར། དཀར་པོ་ཆིག་ཐུབ། ཨ་ཤ། ཞིམ་ཐིག་ལེ། པར་པ་ཏ། དྭ་བའི་རྩ་བ། འདམ་བུ་ཀ་ར། འཕྲི་ཏ་ས་འཛིན། བྱ་ཕོ་ཙི་ཙི། ཤུ་མོ་ཟ། སླེ་བ། ལུག་མར། གཡེར་ཤིང་པ། མེ་ཏོག་སེར་ཆེན། བྲག་སྐྱ་ཏ་པོ། བྲག་སྤོས། རྒྱ་སྤོས། སྤང་སྤོས། སྤྱང་རྩི་སྤྲུས། རྒུ་དྲུས། འབམ་པོ། མེ་ཏོག་ལུག་མིག ཡཁན་པ། ཆུ་མ་རྩི། བྱི་ཚེར། དེ་བ། རྩ་མཁྲིས། རེ་རལ། འོམ་བུ། ཞུ་མཁན། ཚོས། བཙོད། ལྕམ་པ། བྲག་ལྕམ། རྟ་རྨིག བྲ་མ། མཛོ་མོ་ཤིང་། ཕང་མ། སྲད་དཀར་བ། བྱི་རུག མཚེ་ལྕུམ། བྲེ་ག ལུག་ཆུང་། ལུག་ངལ། ཟངས་རྩི་པ། སླ་ལོ། ཤོ་མང་། པ་ཡག་རྩ་བ། བྱེའུ་ལ་ཕུག ཨུག་ཆོས། སྐྱི་བའི་འབྲས་བུ། སརྫི་ཀ སུབ་ཀ ལྕེ་ཚ། དབྱི་མོང་། བ་ལུས། གོ་སྙོད། ཐ་རམས། ན་རམས། བྱ་རྐང་པ། སོག་ཀ་པ། དབང་པོ་ལག་པ། རི་ཤོ། སྤྲུང་ཚེར། དུར་བྱིད། ཐར་ནུ། སྟོན་བུ། ཁྲོན་བུ། ལྕུམ་རྩ། ཆུ་རྩ། རེ་ལྕག་པ། ལྕ་བ། ཉེ་ཤིང་། ར་མཉེ། ཨ་ཤོ་གནྡྷ། གཟེ་མ།

动物类药：

动物类药（སྲོག་ཆགས་སྨན་གྱི་སྡེ་ཚན།）共分 13 个下类：

角类药（རྭ་ཡི་སྨན།），药材实例有：བསེ་རུའི་རྭ། ཁ་ཤའི་རྭ། ཤ་བའི་རྭ། བཙོད་ཀྱི་རྭ། དགོ་བའི་རྭ། རྒྱ་རུ་ལུག་ཐུག་རྭ། རྒོད་ཀྱི་རྭ། གཡག་གི་རྭ། གཉན་གྱི་རྭ།

骨类药（རུས་པའི་སྨན།），药材实例有：མི་ཡི་དུར་ཐོད། མི་རུས་བཙའ་མ། སོག་ཐལ། མི་ཡི་དཔྱི་རུས། འབྲུག་རུས། སྟག་རུས། འགྲོན་བུ། རྒྱ་གཟེར་ཐོད་པ། ཕག་པའི་རུས་པ། ལུག་གི་རུས་པ། སེར་བ་རུས། ཟེར་མོའི་རུས་པ། སྤྲེའུས་རུས་པ། འབུ་སྐྱོགས། བཤུལ་ཆགས་རུས་པ།

肉类药（ཤ་ཡི་སྨན།），药材实例有：མི་ཤ སྦྲུལ་ཤ བྱ་རྒོད་ཤ ཆ་བྱའི་ཤ དར་ཐིད་ཤ སྲམ་གྱི་མཆིན་པ། འཕྲི་བའི་མཆིན་པ། ར་ཡི་མཆིན་པ། སྤྱང་ཀིའི་ཕོ་བ། སྤྱང་ཀིའི་ལྕེ། ཕག་པའི་ལྕེ། ཁྱི་ཡི་ལྕེ། བོང་བུའི་ལྕེ། ཁྱི་རྣིག ཕའི་སྙོ་བ། ཁུག་རྟའི་སྙོ་བ། བྱ་ཕང་ཤ མཆིལ་པ། ནས་ཟན། རྩངས་པ། དུར་པའི་ཤ

血类药（ཁྲག་གི་སྨན།），药材实例有：ཤ་བའི་ཁྲག ར་ཡི་ཁྲག གཡག་རྒོད་ཁྲག གཙོད་

ཁྲག ཕག་ཁྲག བོང་ཁྲག བྱ་ཡི་ཟེ་ཁྲག མངལ་ཁྲག

胆类药（མཁྲིས་པའི་སྨན།）并无任何药材实例。

脂肪类药（ཚིལ་བུའི་སྨན།），药材实例有：སྦྲུལ་གྱི་ཚིལ་བུ། ཤ་ཚིལ། ཕག་ཚིལ། མི་ཚིལ།

脑类药（ཀླད་པའི་སྨན།），药材实例有：ར་ཀླད། ལུག་ཀླད། རི་དྭགས་ཀླད་པ། རི་བོང་ཀླད་པ། མི་ཀླད།

皮类药（པགས་པའི་སྨན།），药材实例有：སྦྲུལ་ལྤགས། བསེ་ཀོ། གླང་ཀོ། བྱི་བའི་པགས་པ།

爪类药（སེན་མོའི་སྨན།），药材实例有：ཆུ་སྲིན་སེར་མོ། བོང་བུའི་རྨིག་པ། རྟ་ཡི་རྨིག་པ། རྟ་བོན་པ།

毛类药（སྤུ་ཡི་སྨན།），药材实例有：ཟ་བྱའི་མདོངས། སོ་བྱའི་སྒྲོ ཁུག་པའི་སྒྲོ བྱ་མ་བྱིའི་སྒྲོ གནའ་བའི་སྤུ། ར་ཐུག་རྫོངས་སྤུ།

尿类药（ཆུ་ཡི་སྨན།），药材实例有：མི་ཆུ། བ་ཆུ།

粪便类药（བྲུན་གྱི་སྨན།），药材实例有：ཁོད་བྲུན། ཕག་བྲུན། མི་བྲུན། རྟ་སྦངས། རི་བོང་བྲུན། ཁྱི་སྤྱང་བྲུན། ཀོང་མོའི་བྲུན། བྱ་བྲུན། བྱི་བྲུན། ཕུག་རོན་བྲུན།

全身类药（ལུས་བུབས་རིལ་སྨན།），药材实例有：བྱང་པ། སྡིག་སྲིན། ཆུ་སྦུར། བསེ་སྦུར། བྱིང་བྱིང་ཐུ་ལུས། སྦུ་མའི་འབུ། རྨིགས་པ།

药引类：

药引类（སྨན་རྟ།）无下类。药材实例有：བུ་རམ། ཀ་ར། སྦྲང་རྩི།

方剂指配方合成药剂。《四部医典》中的方剂分为药味配制类药物和功效配方药物两种。依照药味配方者共有 57 种。依照药物功效，分为平息调理药剂与峻泻药剂两种。其中，调理药剂有八分法①和十分法两种。十分法即将调理药剂分为汤剂、散剂、丸剂、膏剂、药油，外加煅制剂、膏药、药酒、珍宝、草药 5 种，共计 10 种。详细分类如下：

汤剂：

汤剂（ཐང་གི་སྡེ་ཚན།）有热性疾病汤剂类和寒性疾病汤剂类。热性疾病

① 八类平息药分别为汤剂、散剂、丸剂、膏剂、药油、煅制剂、膏药、药酒等八种。此八类分法与论述部中的五类或七类不同。

汤剂类有：གནས་ཀྱི་ཚ་སེལ་བཅོ་བརྒྱད། རིགས་ཀྱི་ཚ་སེལ། ཁ་འཕོར་ཚ་སེལ་གྱི་སྦྱོར་བ། ཚ་སེལ་ཆིག་ཐང་གི་སྦྱོར་བ། 寒性疾病汤剂类有：གྲང་སེལ་ཁ་འཕོར་གྱི་སྦྱོར་བ། གྲང་སེལ་ཆིག་ཐང་།

散剂：

散剂（ཕྱེ་མའི་སྡེ་ཚན།）有热性疾病汤剂类和寒性疾病汤剂类。热性疾病散剂类有冰片君臣方（རྒྱལ་པོ་ལྷ་བུ་ག་བུར་གྱི་སྦྱོར་བ།）、藏红花大臣七味方（བློན་པོ་གུར་གུམ་གྱི་སྦྱོར་བ།）、主药八味佐使方（རྗེའི་གཙོ་བོ་བརྒྱད་པའི་སྦྱོར་བ།）及一般庶民方（སྣ་ཚོགས་ཁ་འཕོར་དམངས་ཀྱི་སྦྱོར་བ།）等 4 种。其中，冰片君臣方细分为：མི་གནོད་ལྷ་བུར་གཅིག་ཕུར་རྒྱང་རྒྱུགས་ཀྱི་སྦྱོར་བ། དཔའ་བོ་ལྷ་བུར་མཚོན་ཆ་སྐྱར་བའི་སྦྱོར་བ། བཙུན་མོ་ལྷ་བུར་འཇམ་སྙིགས་ཀྱི་སྦྱོར་བ། སྐྱིལ་མ་ལྷ་བུར་དགྲ་ཟུན་སྡུགས་པའི་སྦྱོར་བ། དམག་དཔོན་ལྷ་བུར་འཁོར་གྱིས་བསྐོར་བའི་སྦྱོར་བ། རྒྱལ་བུ་ལྷ་བུ་ཚོགས་སུ་འདོན་པའི་སྦྱོར་བ། 寒性疾病汤剂类有：རྒྱལ་པོ་སེ་འབྲུའི་སྦྱོར་བ། བློན་པོ་ད་ལིས་སྦྱོར་བ། རྗེ་གནོད་མ་ཁའི་སྦྱོར་བ། སྣ་ཚོགས་ཁ་འཕོར་དམངས་ཀྱི་སྦྱོར་བ།

丸剂：

丸剂（རིལ་བུའི་སྡེ་ཚན།）有热性疾病丸剂类和寒性疾病汤剂类。其中，热性疾病丸剂类无细分。寒性疾病汤剂类分为：ཁྲུང་ལྡེ་ཁ་སྦྱར། ཁ་འཕོར་གྱི་སྦྱོར་བ།

膏剂：

膏剂（ལྡེ་གུའི་སྡེ་ཚན།）有热性疾病膏剂类和寒性疾病膏剂类。

药油：

药油（སྨན་མར་གྱི་སྡེ་ཚན།）有热性疾病药油类和寒性疾病药油类两种。其中，热性疾病药油类分为：ཏིག་ཏའི་སྦྱོར་བ། ཁ་འཕོར་གྱི་སྦྱོར་བ། 寒性疾病药油类无细类。

煅制剂：

煅制剂（ཐལ་སྨན་གྱི་སྡེ་ཚན།）分为：སྤྱིར་རྩྭ་འཇམ་པར་མའི་སྦྱོར་བ། ཅེ་བྲག་ཅོང་ཞི་འཕྲུལ་ཐལ་གྱི་སྦྱོར་བ། ཁ་འཕོར་གྱི་སྦྱོར་བ།

膏药：

膏药（ཁཎྜའི་སྡེ་ཚན།）分为：གྲོགས་བསྡེབས་ཀྱི་སྦྱོར་བ། ཁ་འཕོར་གྱི་ཁཎྜའི་སྦྱོར་བ། སྲིན་སྨན་མང་སྦྱོར།

药酒：

药酒（སྨན་ཆང་གི་སྡེ་ཚན།）分为治愈隆病的药酒类（རླུང་དང་བད་ཀན་གཉིས་ལྡན་གྱི་གྲང་སེལ་སྦྱོར་བ།）、治愈隆赤巴热性病的药酒类（རླུང་མཁྲིས་གཉིས་ལྡན་གྱི་ཚ་སེལ་སྦྱོར་བ།）和治愈隆病寒性病的药酒类（གྲང་རླུང་འཇོམས་པའི་སྦྱོར་བ།）3 种。其中，治愈隆病的药酒类分为：སྲང་ཆང་སོགས་བཞི། བུར་ཆང་སོགས་ལྔ།

珍宝药物：

珍宝药物（རིན་པོ་ཆེའི་སྡེ་ཚན།）主要分为治愈热性疾病的珍宝药物类（རིན་ཆེན་ཚ་སྦྱོར།）和治愈寒性疾病（རིན་ཆེན་གྲང་སྦྱོར།）的珍宝药物类两种。

草药：

草药（རྩི་སྦྱོར་གྱི་སྡེ་ཚན།）分为治疗热性疾病的配方（ཚ་སེལ་གྱི་རྩི་སྦྱོར།）和治疗寒性疾病的配方（གྲང་སེལ་གྱི་རྩི་སྦྱོར།）。其中，治疗寒性疾病的配方无细类。治疗热性疾病的配方分为：ཐུན་མོང་གི་རྩི་སྦྱོར། ཁ་བསྒྱུར་གྱི་རྩི་སྦྱོར།

然而，后续部中对于方剂的概念分类体系存在标准不一，以疾病名称作为分类依据等问题。另外，以上方剂的分类体系并非按照类名进行分类，或者类名不全。如此，本文暂且将《四部医典》中的调理药剂分为汤剂、散剂、丸剂、膏剂、药油、煅制剂、膏药、药酒、珍宝药物及草药，共计 10 类。

《四部医典》中的药物功效方剂分为平息调理药剂与峻泻药剂两种。其中，峻泻细分为油疗方剂（སྣུམ་འཚོས།）、泻药方剂（བཤལ།）、催吐药（སྐྱུགས།）、滴鼻药剂（སྣ་སྨན།）、温和导剂（འཇམ་རྩི།）、猛烈导剂（ནི་རུ་ཧ།）、清泻反压（ལོག་གནོན་ཙ་སྦྱོངས།），共计 7 种。

除了药物治疗外，《四部医典》中的治疗方法还有手术治疗、行为起居治疗、饮食治疗。其中，手术外治分为针刺放血（གཏར་ཀ）、火灸（མེ་བཙའ།）、罨敷（དུག）、药浴（ལུམས།）、外敷（བྱུག་པ།）、穿刺（ལོག་གནོན་ཐུར་མ།）等 6 种。行为起居治疗分为日常起居行为（རྒྱུན་སྤྱོད།）、季节性起居行为（དུས་སྤྱོད།）、临时性起居行为（གནས་སྐབས་སྤྱོད།）3 种。其中，饮食类分为谷物类、肉类、油脂类、熟食类、烹调类、牛乳类、水类、酒类等。详细如下：

谷物类：

谷物（འབྲུའི་རིགས།）类分为芒类谷物（གྲ་མ་ཅན།）和荚类谷物（གང་བུ་ཅན།）。其中，芒类谷物分为：འབྲས། ཁྲེ། ཁྲ་མ། གྲོ ནས། སོ་བ་སྲེ་ད། 荚类谷物分为：སྲན་མ། མོན་སྲན། རྒྱ་སྲན། མ་ཤ སྙོ་མ། ཏིལ་འབྲུ། ཟར་མ། བྲ་བོ།

肉类：

肉类（ཤའི་རིགས།）共分8类，即，鸟类：ཆ་བྱ། གོང་སྨྱིག སྐྱུང་ཀ བྱ་ནག རི་བྱ། ནེ་ཙོ། ཁུ་བྱུག ཐི་བ། སྐྱ་ཀ འཇོལ་མོ། བྱིའུ། 野兽类：ཤ་བ། དགོ གཉན། རི་བོང་། གཙོད། 猛兽类：ཀྱི། ཁ་ཤ ར་རྒོད། ཕག་རྒོད། མ་ཧེ། བསེ། སྨུག རྐྱང་། གཡག་རྒོད། མཛོ་རྒོད། 大野兽类：སྟག གཟིག དོམ། དྲེད། གསལ། སྤྱང་ཀི གཡི། ཝ། འཕར་བ། སྤྲེ། 猛禽类：བྱ་རྒོད། ཁྭ། གླག ནེ་ལེ། བྱ་རོག ཨུག་པ། བྱིའུ་ཁྲ། 家畜家禽类：མཛོ། གཡག ཛ་མོ། རྟ། བོང་། བ་ལང་། སྙམ་པོ། ར། ལུག ཁྱི། ཕག་པ། བྱ། བྱི་ལ། 穴居类：འཕྱི་བ། བྱི་ཐུར། སྦལ། སྦྲུལ། གྲུམ་པ། རྫིགས་པ། རྩངས་པ། སྡིག་པ། 水居类：ཁྲུང་ཁྲུང་། ངང་། ངུར། སོ་བྱ། སྐྱར་མོ། སྲམ། ཉ།

油脂：

油脂（སྣུམ་རིགས།）分为酥油、芝麻油、骨髓油及脂肪4类。实例有：མར་གསར། མར་རྙིང་། ཞུན་མར། ཞྲི། ཕྱུར་བ། ཟ་མར། འབྲི་མར། ལུག་མར། ཏིལ་མར། ཡུངས་མར། རྐང་མར། ཚིལ།

熟食：

熟食（ཟ་དང་རིགས།）有大蒜、葱等。实例有：སྒོག བཙོང་། སྒོག་སྐྱ། ལ་ཕུག ཙུང་མ། རི་སྒོག ལྕུམ། ཆུ་ལོས།

烹调：

烹饪类（གཡོས་སྦྱོར་རིགས།）分为谷物烹饪类（འབྲུ་ལས་གཡོས་སྦྱོར་བྱས་པའི་སྐྱེ།）、蔬菜烹饪类（ཟ་ལས་གཡོས་སྦྱོར་བྱས་པའི་སྐྱེ།）和调料（སྤོད།）3类。其中，谷物烹饪类实例有：འབྲས་ཐུག་སླ་བ། འབྲས་ཐུག་སྐ་བ། འབྲས་ཐུག་གར་བ། འབྲས་ཆན། འབྲས་ཡོས། སྲུས་ཐུག ནས་ཐུག ཡོས་དྲལ། ཙམ་པ། བཙོས་ཟན། ཟན་ཆང་། ཤ་ཁུ། སྐྱུར་པོ། ཟན་སྐམ། ཚོད་མ། 蔬菜烹饪类实例有：ཟྭ་ཚོད། ལྕམ་པ། བེ་ཁུར། ཉྭ་ཚོད། སྔེ་ཚོད། མོན་སྔེ་དམར་པོ། སྐྱབས། ཁུར་ཚོད། ཟོ་སྔ སྲན་

ཚོད། ཡུངས་ཀར། ལྡུ་བ། ར་མཉེ། ལ་ཕུག སྔོག་སྐྱ། སྔོག་སྔོན།

调料类实例有：གཡེར་མ། སྣ།

牛乳类：

牛乳类（འོ་མའི་སྡེ་ཚན།）实例有：བ་ཡི་འོ་མ།ར་ཡི་འོ་མ། ལུག་གི་འོ་མ། འབྲི་ཡི་འོ་མ། རྟ་བོང་འོ་མ། འོ་རྣེན། བཞོས་ཐག་འོ་མ། ཞོ་སྐྱ། ཞོ། དར་གསར། ཞོ་ཁ། ཕྱུར་ཁུ། ཞོ་བཙོས།

水类：

水类（ཆུའི་སྡེ་ཚན།）实例有：ཆར་ཆུ། གངས་ཆུ། ཆུ་ཀླུང་ཆུ། ཆུ་མིག ཁྲོན་པའི་ཆུ། བ་ཚྭའི་ཆུ། ཤིང་གི་ཆུ། ཆུ་བསིལ། ཆུ་སྐོམ།

酒类：

酒类（ཆང་གི་སྡེ་ཚན།）实例有：གྲོ་ཆང་། འབྲས་ཆང་། ནས་ཆང་། སོ་བ། སྲི་ད། ཡོས་ཆང་།

三、疾病诊断分类体系

《四部医典》有望诊、切脉、问诊 3 种诊断方法，即“ནད་ལ་བལྟ་རེག་དྲི་བས་ཡོངས་ཤེས་བྱ།”或“བརྟག་ཚུལ་བལྟ་དང་རེག་པ་དྲི་བས་བརྟག”。望诊是用眼观察舌苔、尿色等，即“མིག་གིས་བལྟ་བ་ལྗེ་དང་ཆུ་ལ་བརྟག”或“བལྟ་བ་མིག་ཡུལ་བོངས་དབྱིབས་ཁ་དོག་བརྟག །ཁྱད་པར་ལྗེ་དང་ཆུ་ལ་བརྟག་པར་བྱ །”。切脉是用手指揣摩脉象、寒热、凸凹等，主要证象要从脉中体察，即“སོར་མོས་རེག་པ་བརྡ་སྤྲོར་འཕྲིན་པ་རྩ། །”或“རེག་པ་ལུས་ཡུལ་ཚ་གྲང་འབུར་འཇམ་བརྟག །ཁྱད་པར་བརྡ་སྤྲོར་འཕྲིན་པ་རྩ་ལ་བརྟག །”。问诊为三诊之首，是询问疾病起缘、疼痛、饮食等的方法，即“དྲི་བས་བརྟག་པ་རྣ་བའི་ཡུལ་ཀུན་ཏེ། །གང་གིས་གང་ལྟར་གང་ན་གང་དུ་གང་། །ཁྱད་པར་རྒྱུ་གནས་མཚན་ཉིད་དྲིས་ལ་བརྟག །”或“ངག་གིས་དྲི་བ་སྔོང་རྒྱེན་ན་ལུགས་ཟས།”。如此，诊断方法仅有望诊、切脉、问诊 3 种。

四、生理器官分类体系

经梳理,《四部医典》对于人体生理的分类描述主要集中在《论述部》中，共有基于性别的分类（རྟེན་གྱི་སྔོ་ནས་དབྱེ་བ།）、基于年龄的分类（ན་ཚོད་གྱི་སྔོ་ནས་དབྱེ་བ།）、基于体型的分类（ཁམས་རང་བཞིན་གྱི་སྔོ་ནས་དབྱེ་བ།）、患病分类

（ནད་ཀྱི་སྒོ་ནས་དབྱེ་བ།），共计 4 种。其中，基于性别分 3 类：ཕོ། མོ། མ་ནིང་། 基于年龄分 3 类：བྱིས་པ། དར་མ། རྒན་པོ། 基于体型分 4 类：རླུང་གི་རང་བཞིན་ཅན། མཁྲིས་པའི་རང་བཞིན་ཅན། བད་ཀན་གྱི་རང་བཞིན་ཅན། ལྡན་འདུས་ཀྱི་རང་བཞིན་ཅན། 基于患病状况分两类：རྣམ་པར་མ་གྱུར་པ་ནད་མེད་ལུས། རྣམ་གྱུར་ནད་ཅན་གྱི་ལུས། 然而，论述部中未对人体生理进行基于器官的分类，而仅按照身体喻义进行了大致的分类。具体分类如下：

外形：

外形（ཕྱི་ཕུང་པོ་འདྲ་བའི་དཔེ།）实例有：དབྱི་རུས། སྒལ་ཚིགས། སྲོག་པ་རྩ། བྲང་རུས། རྩིབ་མ། ལྷ་རུ་རྩེ། རྩ། ཆུ་རྒྱུས། ཤ། པགས་པ། སྒྲོག་རུས། སོག་པ། མགོ་བོ་དབུ་རྩེ། དབང་པོ་སྒོ། ཐོད་པའི་རུས་པ། ཚངས་པའི་བུ་ག། རྣ་བ། སྣ་བུག། སྐྲ་ལོ། ལག་པ། འོག་སྒོ་རྐང་པ།

内脏：

内脏（ནང་དོན་སྣོད་འདྲ་བའི་དཔེ།）实例有：བྱང་ཁོག་སྟོད། བྱང་ཁོག་སྨད། མཆིན་དྲི། སྙིང་། གློ་བའི་མ་ལྟོ། གློ་བའི་བུ་ལྟོ། མཆིན་པ། མཆེར་པ། མཁལ་མ། བསམ་སེའུ། ཕོ་བ། རྒྱུ་མ། ལོང་ག། མཁྲིས་པ། ལྒང་ཕུག

身体要害处：

身体要害处（གཉན་པའི་གནད།）分为肌肉（ཤའི་གནད།）、脂肪（ཚིལ་གྱི་གནད།）、骨骼（རུས་པའི་གནད།）、脏（དོན་གྱི་གནད།）、腑（སྣོད་ཀྱི་གནད།）、脉道（རྩ་གནད།）。

另外，虽然《四部医典》中对于经脉的描述较为详细，但其体系化明显不足。据论述部阐述，人体经脉分为初成脉（ཆགས་པའི་རྩ།）、依存脉（སྲིད་པའི་རྩ།）和连接脉（འབྲེལ་བའི་རྩ།）3 种。其中，初成脉共有 3 种。依存脉实例有：དབང་པོ་ཡུལ་ལ་འཆར་བར་བྱེད་པའི་རྩ། དྲན་པའི་དབང་པོ་གསལ་བར་བྱེད་པའི་རྩ། ལུས་ཀྱི་ཕུང་པོ་ཆགས་པར་བྱེད་པའི་རྩ། བུ་ཚ་རིགས་བརྒྱུད་འཕེལ་བར་བྱེད་པའི་རྩ། 共有分脉 2000。连接脉实例有：黑命脉（སྲོག་རྩ་ནག་པོ།）、白命脉（སྲོག་རྩ་དཀར་པོ།）2 种，其中，黑命脉有 700 余种，白命脉共 40 有余。对于经脉的分类体系构建，需从文本全文中进行自动构建。

五、治疗器械分类体系

《四部医典》外治器械有检查疼痛用的器械、手术钳、放血器械、穿刺器械及各种小件器械五种。

检查疼痛用器械：检查疼痛用的器械（ཟུག་རྫ་བརྟག་པའི་ཆ་བྱད།）实例有：头部骨折检查器械（མགོ་བོའི་རུས་ཆག་བརྟག་པའི་ཆ་བྱད།）、四肢检查器械（ཡན་ལག་ཟུག་རྫ་བརྟག་པའི་ཆ་བྱད།）、肿胀部位检查器械（རྣག་བརྟག་པའི་ཆ་བྱད།）、痔疮检查器械（གཞང་འབྲུམ་བརྟག་བཅད་ཀྱི་ཆ་བྱད།）。

手术钳：

手术钳（ཟུག་རྫ་འབྱིན་པ་སྐམ་པའི་ཆ་བྱད།）实例有：རུས་ཟུག་འབྱིན་བྱེད་ཀྱི་སྐམ་པ། ཤ་རྒྱུས་ཟུག་རྫ་དབྱུང་བྱེད་སྐམ་པ། རྨ་གཏིང་ཟུལ་པའི་ཟུག་རྫ་དབྱུང་བྱེད་སྐམ་པ། རྩ་རྡོ་རྒྱུས་པ་དབྱུང་བྱེད་སྐམ་པ།

放血器械：

放血器械（ཤ་འདྲལ་ཞིང་ཁྲག་དབྱུང་བ་གཙགས་བུའི་ཆ་བྱད།）实例有：གཙགས་བུ་བྱིའུ་སྒྲ་གུའི་སྒྲོ་འདྲ་བ། གཙགས་བུ་ལྷག་ཉལ་རྩེ་རྫོ། གཙགས་བུ་སྟ་རེ་ཁ་འདྲ། གཙགས་བུ་ཚུ་དྲི་འདྲ་བ། གཙགས་བུ་སོར་བརྒྱད་ཟོར་བའི་དབྱིབས། གཙགས་འདྲ་བྲང་བ་ཅན།

穿刺器械：

穿刺器械（དབུག་པ་ཐུར་མའི་ཆ་བྱད།）实例有：དབུག་པའི་ཐུར་དཔྱད་སྲིད་སོར་དྲུག་པ། སྦུབས་ཐུར་སྦལ་མགོ་སྒྲོ་དཀར་ཡོད་པ། སྦུབས་ཐུར་སྦྲུ་གུ་ཁ། བྱིད་པོ་ཚུ་འདྲ། ནས་འདྲའི་ཐུར་མ། ཟངས་ཐུར་དྲ་བོ་འདྲ་བ། མདོ་ནང་འབྲི་ལྕེ་ཁ། མདུང་རྩེའི་སོ།

各种小件器械：

各种小件器械（ཐན་བུ་སྣ་ཚོགས་པའི་ཆ་བྱད།）实例有：མགོ་རུས་འབྲུད་པའི་ཆ་བྱད། རུས་པ་འབྲེག་བྱེད་ཀྱི་སོག་ལེ། རྩ་རྒྱུས་གཅོད་བྱེད་ཀྱི་ཆན་པ། རུས་པ་འབིགས་བྱེད་ཀྱི་གསོར། ཆ་བྱད་བེ་ལེ་ཁ། མངལ་ཐུར། ཆ་བྱད་སྦྲུལ་མགོ འཕྲུལ་ཐུར། སོ་སྲིན་བསྲེག་པའི་རྩེ་གྱོག ཁ་སྣར་དུ་བ་རྟབ་པའི་ཆ་བྱད། སྦུབས་ཅན་ཐེམ་བུ་ཁ། ཆ་བྱད་གཙེའུ། རྨ་བཀྲུའི་གཙེའུ། ཛབས་རྣ། མེ་བུམ། མེ་ལོང་སྤུ་གྲི་ཟླ་ཚེས་ལྟ་བུ། ཏིལ་པ། ཤའི་ཁབ།

对于《四部医典》中根据器械的功能进行概念分类，方法简单，描述清晰。然而，存在器械名称厘定问题。论述部二十一章“医疗器械”文本中并没有厘定器械名称，多数器械以“形状＋功能”进行命名。如对于肿胀部位检查器械的命名方式为：“སོར་བརྒྱད་དཔལ་ལྡན་རྩེ་མོ་སྐར་ཁུང་ཅན། །སྐྲངས་པ་རྟག་ཏུ་སྨིན་ནམ་མ་སྨིན་བརྟག”，即按照器械长度、器械尖端形状及其器械功能进行命名。若以“སོར་བརྒྱད་དཔལ་ལྡན་རྩེ་མོ་སྐར་ཁུང་ཅན།”进行命名，名称冗长，不利于实体描述和知识推理。针对这个问题，采用《四部医典》注解本中的名称或可解决。如论述部中的挑拣头部骨折的小件器械“སྙིང་ཁ་སོ་གཉིས་པ་དང་བེ་ལེ་ཁ། །ཁོ་མའི་མཆུ་འདྲ་སོར་དྲུག་ཡུ་བ་ཅན། །ཟངས་བཟང་ངར་ལྡན་མགོ་ཡི་རུས་པ་འབྱིན། །”（双锋锛，犊唇刀，形状如麻鸟嘴，长度约六指，有手柄，有铜铁合金所指，用于挑拣头部骨折的器械）在《四部医典大详解》[①]中，将其命名为“མགོ་རུས་འབྱིན་པའི་ཆ་བྱད།”。若将注解本中的命名作为新的“实体”，并按照《四部医典》原文中的概念描述进行知识表示，便可全面理解器械名称相关的属性和关系描述。如“挑拣头部骨折的小件器械”的属性和关系便可其属性名称依次描述为“系有（实体，双锋锛）”“系有（实体，犊唇刀）”“形如（实体，麻鸟嘴）”“长度有（实体，六指）”“部件有（实体，手柄）”“材质有（实体，铜铁合金）”“用处有（实体，挑拣头部骨折）”。

《四部医典》树喻以疾病概念体系为核心，辅以诊断方法、治疗方法（含药物、饮食、起居治疗）、生理器官等相关概念而构成。自顶向下式概念体系构建方法虽然在概念分类准确性上有所提升，然终究不是《四部医典》文本本身的概念体系。以上自顶向下式的概念分类体系也存在以下缺陷：

1. 存在多种概念分类标准，导致同一个类存在多个概念分类。分类依据不同，概念分类体系不同。

2. 文本仅对疾病和疾病高相关性概念进行了知识分类，但并未对其

① 措如・才朗 . 四部医典注疏 [M]. 成都：四川民族出版社，2001：590.

他概念进行详细分类，如文本中并没有对病因和疾病症状进行详细的概念分类。

3. 虽然《四部医典》是整个藏医药知识的基石，不管从知识分类的细化程度还是扩展范围，自顶向下式的概念分类无法覆盖整个藏医药的知识分类体系。

4.《四部医典》文本中的有些实体并未厘定具体名称进行指称。如多个类名和实例名或用代词取代指称，或以陈述式语句代替。

5. 有些概念分类和知识描述在《四部医典》的四个经部中被多次描述，且有时不相一致。

基于此，《四部医典》中的概念分类鳞次栉比，具有鲜明的层级体系和精简明细的文字表述。与其他经典文献相比，《四部医典》在藏医药领域本体概念模型的构建中具有得天独厚的优势。近年来，藏医药体系的理论影响逐步扩大，相继出现汉、英、俄等其他语种的《四部医典》译本。不同版本的文本架构和文字叙述直接决定了知识分类结果，是构建领域性本体知识库的首要工作。就藏文刊印版本而言，12 种《四部医典》版本除了章节叙述不同外，各版本在文字描述上的差异微乎其微，仅有字词拼写不同、语言单位增减不同等微小差异。

针对《四部医典》文献源流混淆难辨的问题，学界至今未能达成共识，分别有认为源自佛说经、丹珠尔、古印度生命吠陀医学、苯教医学的学者，也有学者论证该文献源自宇妥・宁玛云丹贡布，后经众人多次的修订与充实而成的观点。对于文献的寻踪觅迹和正本清源是文本分析的基础研究，因此，本文采用文献内容考证、文本结构对比等多种方式厘清了他的文献源流问题。基于本体概念模型的自顶向下式构建方法比较适宜于藏医药领域本体的构建。与自底向上式的自动构建方法相比，该方法虽然采用人工的手动方法，比较耗时费力，但《四部医典》曼唐和形象树喻中已有的概念关系更加明确，层级也相对鲜明，经过简单修改后可达到知识复用的效果，避免了自动构建方法所引发的一系列致命问题，提升了藏医药本体概念模型的知识准确性和逻辑严谨性。通过藏医药领域静态概念体系的研究，不仅可以全面获取和描述藏医药领域中的概念（类）、概念结构，还能发现概念属性、概念关系、外置规则及公理等更为复杂的属性信息和约束关系。

《四部医典》曼唐从点到面，将零散的医药知识纳入曼唐框架体系中，循序渐进地完成藏医药理论知识网络的组织和分类，对于藏医药领域本体的概念建模具有重要的理论借鉴意义。曼唐中对于藏医药知识的分类方法在一定程度上解决本体自动建模分类混淆的问题。然而严格来讲，能够从曼唐中直接获取的知识资源相对有限，其中知识体系框架与藏医药领域本体的知识框架也有不契合之处。首先，曼唐以《蓝琉璃》为蓝本绘制，属于通识性知识分类，与《四部医典》文本本身并不完全契合，且有些概念（类）的类目归置略显紊乱。其次，曼唐仅凭上下关系来描述实体概念间的关系。在同平面上，未能表示概念间的继承关系、整体与部分关系、相似关系、逆关系、组成关系、时间顺序关系等语义关系。再次，曼唐未能完整描述概念间的关系、概念与实体间的关系、概念与属性之间的关系、实体与实体间的关系。在对象描述的深度上，力求完成从抽象概念到具体的实体和属性的完整描述。最后，曼唐中所能获取到的知识总量与《四部医典》并不完全相等，二者的差异在知识覆盖度和知识模块分布上均有体现。

形象树喻是对《四部医典》文本自身的目别汇分，它从概念层面将整个文本分解为多个知识模块。文章分别进行了藏医药生理病理结构、诊断方法、治疗方法等多个模块的知识分类。经过整理基于树喻的藏医药知识，计得《四部医典》中概念节点共有 6699 个，直系父类子类关系数 6675 个，能够被继承的概念关系总数达 19285 个。不同树喻知识的文本描述研究既有益于研究者对其概念模块进行层级划分、属性定义、关系获取等多项操作，也可作为藏医药领域本体构建的主要构架。然而，基于曼唐和树喻方法的概念体系具有下类概念罗列不全、概念分类依据不同、概念层级不同、知识描述重复且不相一致、层级数量过多等问题，需要进行针对性的概念建模研究。

针对自顶向下式的概念分类体系在本体构建中存在的诸多问题，文章力图在曼唐、树喻图的静态概念框架基础上，通过《四部医典》文本分析方法进行概念的全方位建模与修正研究。经综合考察得知，藏医药文本词汇量大、语言表述精简，且文献和文本结构相对趋于规范，因此适合从计算语言学或自然语言处理视角进行语义知识挖掘。可见，基于文本分析的知识建模方法来进行《四部医典》语义形式化规范和知识表示是可行有效的。该视角下的藏医药本体构建需要对《四部医典》进行全方位的文本分析，需要逐一解析文本中的实体指称、概念分类、属性名称及其关系描述方式等多重语言单位才能从文本底层自动构建藏医药领域的知识本体。如此看来，基于文本分析的知识建模方法必须采用“双方法”结合模式，需要根据领域本体与知识表述之间的对应关系，从本体构建和知识表示两方面入手，同步完成领域本体构建与知识表示。

第五章 《四部医典》文本解析与知识本体构建

自顶向下的领域本体构建方法虽然能够保障本体构建的质量，但亦存在构建过程艰难缓慢且耗时耗力、知识表示范围受限等多种缺陷。因此，研究一种在知识表示性能、领域扩展性能及本体规模上均有良好表现的自动化构建方法极其重要。本文暂将该方法命名为自底向上式的本体自动构建方法。至今为止，医学实体的抽取方法主要有基于医学词典及规则的方法[①]、基于医学数据源的统计方法[②]和基于机器学习方法与深度学习的方法[③]。由于当前藏医药数据的高度稀缺性，导致深度学习方法在藏医药实体抽取测试中的效果不佳，因此，自底向上式的藏医药本体构建方法研究必须且只能从基于文本解析的实体识别开始。就目前而言，医学领域的命名实体识别难点主要来自良莠不齐的原始数据和非专业化的后期加工标注。尽管学界一直致力于研究如何降低对于标注数据依赖度，试图利用海量原始数据持续提升模型性能，从小样本中进行学习，使计

① 徐博，林鸿飞，杨志豪．基于模板抽取和丰富特征的药名词典生成 [C]. 全国信息检索学术会议论文集．上海：第五届全国信息检索学术会议，2009：640-649.

② 许华，刘茂福，姜丽，等．基于语言规则的病症菌实体抽取 [J]. 武汉大学学报（理学版），2015，61（2）：151-155.

③ Kim S，Song Y，Kim K，et al.MMR-based active machine learning for bio named entity recognition[C]. ACL Press.NewYork City：Human language technology and the North American association for computational linguistics.2006：69-72.

算机能够自我探索，逐步学习新知识，形成交互学习的过程。然而，对于数据稀缺的藏医药领域文本而言，实体识别与抽取效果显得差强人意。在解析《四部医典》文本的各种语言现象、语言结构、结构属性以及相互关系的前提下，通过实体抽取和关系抽取，完整描述《四部医典》中对于概念的定义、分类、实例、实体关系以及规则等建模元语，由此拓展完成藏医药领域本体的自动化构建。因此，基于文本解析的方法是目前唯一可行的本体自动构建方法。

基于知识元（而非语句块）的本体构建方法是藏医药领域本体的根本构建方法，也是藏医药领域本体的本质所在。在一定程度上，基于知识元的语义表示决定了藏医药领域本体的构建模式和存在形式。因此，基于《四部医典》的藏医药文本解析不仅要围绕文本中的音节、词汇、句子进行相关语义表示研究,《四部医典》中的词汇指称、语句表示以及实体规范化描述的研究也是该模块重要研究对象。从功能语法的话语角度分析，研究能指与所指之间的关系，尤其是研究语言媒介与对象实体之间的指称关系是自底向上式本体自动构建方法的重点对象。文字和语言二者并不属于同一类事物[①],文字具有人造属性,特征更加显著。《四部医典》是如何通过语言文字的线性排列来表示藏医药相关知识？字、词、句串等语言单位之间又存在什么样的关联？藏医药实体与其表达媒介之间具有何种关系？这些问题均是藏医药领域本体自动构建中的重要研究对象。

① 张朋朋．语言和文字不属于同一类事物——论语言的自然属性和文字的人造属性 [J]. 讨论与争鸣．2008（2）：61-65.

第一节 《四部医典》文本解析与音节研究

语言是人类存在的家，人以语言之家为家。人类对世界的基本经验和基本理解都是语言中的经验和理解。同样，人类在世界上所形成的最基本的生存情感也是人类在语言中形成的。在一定程度上，对于语言的研究等同于人类对于世界的研究。语言三要素是传达世界语义知识的根本载体，是表示语义信息的直接途径。对于语言三要素的解析，等同于语义表示的语言解析研究。在所有语言要素解析方法中，常用且科学的方法是文本计量方法，该方法是用计算语言学、教学和统计学的方法，定量分析一切知识载体，集语料库语言学、数学、统计学、文献学为一体，注重语言量化的综合性知识体系。为了进一步研究《四部医典》中语义表示方法，文章对文本中的音节、词汇，以及句子作了定量分析，该方法既是研究《四部医典》语义表示方法的主要策略，也是自底向上式构建藏医药领域本体的必要工序。

计量语言学主要考察文本的定量特征以及这些特征之间的协同关系。音节计量考察对于《四部医典》文本特征解析尤为重要[①]。本章拟设“文本字符总数”“文本音节总数”“文本音节种数”“文本音节均长”“文本音节重用率”及“音节种数对比”6 项作为《四部医典》文本音节特征的主要考察项。在以上 6 个考察项中，“文本字符总数”是以字符（或称构建）为单位计算的文本总量;“文本音节总数”是以音节（同汉语“字”）为单位计算的文本总音节数；“文本音节种数”是文本中所包含的音节种

① 冷本扎西．语言特征计量视角下的翻译风格对照研究——以梵本《入论》的汉藏三种译本为例 [J]. 高原科学研究，2020，4（04）：77-86.

类数，即不同音节的种类数；“文本音节均长”是总音节种数的平均字符数,用以考察文本的平均音节长度;“文本音节重用率”是“文本音节总数”除以“文本音节种数”的结果，一般用来表示音节的平均重复使用率;“音节种数对比”是《藏文规范音节频率词典》中的实用音节种数与《四部医典》“文本音节种数”的对比，用以考察文本在音节种数上的丰富度。

经统计得知,《四部医典》[①]未标注语料共含898069个字符。据《藏文规范音节频率词典》[②]（以下简称《词典》）统计,藏文实用音节总数共有9111个,《四部医典》中的实用藏文音节仅有3151（含梵转藏音节）个,从实用音节的种数考察,《四部医典》中的实用音节种数与之相差5960个音节。另外从“音节均长”统计可知,文本中的音节平均由3.88624729个字符构成，均值中等。从音节种数来看,《四部医典》共由3151种音节构成，共重复使用231089次，平均重复使用率高达73.33831次。

众所周知，“文本字符总数”“文本音节总数”“文本音节种数”“文本音节均长”“文本音节重用率”及“音节种数对比”6项是考察文本外部特征的客观依据。以上统计数据均从音节层面彰显了《四部医典》在音节使用上的语言特征。除此之外，文本中的高频音节和低频音节的数量及不同高低频音节的出现频次、累计频次、频率、累计频率也是考察《四部医典》语言特征的重点考察项。

除去藏文音节符（231089次）和单垂符（23380次）的频次,《四部医典》中的最高音节频次为9197，最低频次为1。总体来说，不同频次节点上的音节分布相对不均。据统计,《四部医典》中频次在1000次以上的音节数相对较少，仅有30个音节。具体如下：频次在5000以上阈值范围

---

① 本文特指德格版《四部医典》。

② 多拉、扎西加著．2015年1月由中国社会科学出版社出版,《藏文规范音节频率词典》是通过语料库方法统计的藏文音节，语料库规模为36万词种，含9111个目藏文常用音节的频次、频率、累计频次和累计频率以及信息熵。该词典属于藏文音节静态词典，反映了藏文音节在整个语言的词汇系统中所扮演的角色和主次序列，在整个语言系统中具有一定的稳定性。

内的音节共有 4 个；在 4000—4999 和 3000—3999 阈值范围内的音节各有 2 个；在 2000—2999 阈值范围内的音节共有 4 个；在 1000—1999 阈值范围内的音节共有 18 个；相比而言，阈值在 100—999 范围内的音节数量较多,共有 415 个音节。其中,阈值在 900—999 范围内的音节共 3 个;阈值在 800—899 范围内的音节共 5 个；阈值在 700—799 范围内的音节共 10 个；阈值在 600—699 范围内的音节共 14 个；阈值在 500—599 范围内的音节共 22 个；阈值在 400—499 范围内的音节共 29 个；阈值在 300—399 范围内的音节共 45 个;阈值在 200—299 范围内的音节共 92 个;阈值在 100—199 范围内的音节共 195 个；阈值在 0—99 范围内的音节共 2705 个，以 100 为单位计算，各个阈值范围内的音节数量呈增长态势上升，且增长幅度较大。

以 100 为临界值分析,《四部医典》中频次大于 100 的音节数共 445 个，仅占总音节种数的 14.12%；小于 100 的音节数共有 2705 个，占总音节种数的 85.88%。如此看来,《四部医典》中的音节主要集中分布在 100 频次以下。具体分布如下：频次在 90—99 范围内的音节共 20 个；频次在 80—89 范围内的音节共 37 个;频次在 70—79 范围内的音节共 55 个;频次在 60—69 范围内的音节共 66 个；频次在 50—59 范围内的音节共 67 个；频次在 40—49 范围内的音节共 88 个；频次在 30—39 范围内的音节共 149 个；频次在 20—29 范围内的音节共 223 个；频次在 10—19 范围内的音节共 340 个；频次在 0—9 范围内的音节共 1660 个。

以 10 为单位计算，阈值在 1—99 范围内的音节数量呈增长态势上升，除了 0—9 阈值范围的音节种数外，其他各个阈值内的音节种数增量幅度较平稳。频次在 0—9 范围内的音节共 1660 个，占总音节种数的 52.68%，占阈值 0—99 总音节种数的 61.37%。同样地，以 10 为临界值分析可知，《四部医典》中频次达 9 次以上的音节共 1490，占总音节种数的 47.29%，而频次在 9 次及以下的音节共达 1660 个，占总音节种数的 52.71%。

同理，以个数为单位计算并分析得出，《四部医典》中的音节主要集中分布在 1 频次上。该现象表明了文本中的单频次音节使用较多，在一定程度上提高了出现生僻字的概率。这正是大家认知中《四部医典》文本阅览难度较大的原因之一。《四部医典》音节频次分布如表 5–1 所示。

表 5–1 《四部医典》音节频次分布表

9 次	8 次	7 次	6 次	5 次	4 次	3 次	2 次	1 次
66	63	79	70	93	126	199	302	663

通过上表中阈值在 0—9 的音节分布表中可以看出，1 频次音节的占比最大，占 0—9 阈值音节总数的 39.92%；其次为 2 频次的音节，占 0—9 阈值音节总数的 18.18%；频次为 3 的音节数占 0—9 阈值音节总数的 11.98%。三者合占 0—9 阈值音节总数的 70.08%，占《四部医典》总音节总数的 36.94%。通俗意义上，频次小于 2 的音节可被视为低频字。就《四部医典》而言，医典中频次小于 2 的低频字较多，此现象恰是体现《四部医典》文本语言精简度较高、阅览难度较大的语言外部特征之一。

《四部医典》中大规模借用如“ཀྲྀ”“རྵཱ”“ཨུཏྤལ”“སཏ”“བཻཌཱུརྱ”等梵转藏音节来表意，其音节数量较多，但频次较低，其中有 78% 的梵转藏音节在文本中仅出现 1 次。大范围使用低频梵转藏音节也是《四部医典》低频音节数量占多的主要原因之一。另外，《四部医典》中出现的低频次音节也并非都是藏文稀用音节。《四部医典》低频音节（1 频次音节）中夹杂着一些常用藏文音节如“ཚོགས”“བྲིན”“སྦྱོངས”“འཕངས”“ལྕུག”等，这是由该文本的领域性特征直接导致的。由此可知，首先《四部医典》低频音节数量的丰富度与文本本身的难度密切相关。其次，在一定程度上该现象由其文本本身的领域性特征直接导致。

如上所述，每个音节在文本中的出现频次、累计频次、频率、累计频率也是考察文本外部特征的重点考察项。通过高频音节的计量统计发现，《四部医典》中的音节分布相对独特。经统计每个高频音节的频次、累计频次、频率、累计频率后，现抽取《四部医典》中的前 20 个高频音节，并将其频次排列序号与《藏文规范音节频率词典》中的排列序号（表中简称“《词典》序号”）作对比如下（表 5-2）。

表 5-2 《四部医典》高频音节与《词典》高频音节对比表

序号	音节	频次	累计频次	频率（%）	累计频率（%）	《词典》序号
1	པ་	9197	9197	0.039799	0.039799	1
2	བ་	7184	16381	0.031088	0.070886	2
3	དང་	5865	22246	0.02538	0.096266	17
4	ལ་	5482	27728	0.023722	0.119988	9
5	ར་	4278	32006	0.018512	0.138501	66
6	འི་	4116	36122	0.017811	0.156312	4
7	མ་	3217	39339	0.013921	0.170233	3
8	ས་	3122	42461	0.01351	0.183743	21
9	ན་	2811	45272	0.012164	0.195907	44
10	ཚ་	2221	47493	0.009611	0.205518	113
11	ཆུ་	2187	49680	0.009464	0.214982	35
12	ཙུ་	2088	51768	0.009035	0.224018	73
13	དེ་	1944	53712	0.008412	0.23243	109
14	པོ་	1851	55563	0.00801	0.24044	5
15	ནད་	1760	57323	0.007616	0.248056	171
16	སྦྱར་	1578	58901	0.006829	0.254884	572
17	བུ་	1510	60411	0.006534	0.261419	28
18	མི་	1492	61903	0.006456	0.267875	11
19	བྱ་	1415	63318	0.006123	0.273998	31
20	དུ་	1370	64688	0.005928	0.279927	16

在以上前 20 个高频音节表中，“སྦྱར”“ནད”等音节在《四部医典》中的排列序号与其在《词典》中的排列不相一致，尤其是“སྦྱར”“ཚ”“དེ”等音节在文本中的排列序号与《词典》序号之间的差别更具霄壤之别，可见《四部医典》在音节使用上所彰显的领域特性极其显著。如《词典》中排第 66 的音节“ར”作为黏着性格助词，在《四部医典》中的使

用极其频繁，排第 5，该现象刻画出《四部医典》在其语言描述上的工整性和精简性。另外，藏语“དང”主要用于表示实体间的离合关系，“དང”在《词典》中仅排 17 位，而在《四部医典》中被高频使用，位列第 3。“དང”在《四部医典》中用来排列同性实体的连接符，使用极其频繁。如“ནོར་བུ་རིན་པོ་ཆེ་དེས་ནི་རླུང་གི་ནད་དང་མཁྲིས་པའི་ནད་དང་བད་ཀན་གྱི་ནད་དང་ལྡན་པའི་ནད་དང་འདུས་པའི་ནད་རྣམས་སེལ་བར་བྱེད་པ།”，或如“གྲོང་ཁྱེར་དེའི་བྱང་ཕྱོགས་ན་རི་བོ་གངས་ཅན་ཞེས་བྱ་བ་ཟླ་བའི་སྟོབས་དང་ལྡན་པའི་རི་ལ་ཙན་དན་དང་ག་བུར་དང་ཨ་ག་རུ་དང་ནིམ་པ་ལ་སོགས་པ་ཚ་བ་སེལ་བར་བྱེད་པའི་སྨན་རོ་ཁ་བ་དང་མངར་བ་དང་བསྐ་བ་དང་ནུས་པ་བསིལ་བ་དང་རྩུབ་པའི་སྨན་གྱི་ནགས་ཚལ།”。通过考察前 20 个高频音节的排列和意义，不难看出《四部医典》文本的领域性语言特征在其音节使用上展现得淋漓尽致。现从前 50 个高频音节中遴选 20 个藏医药相关的音节，展现以《四部医典》为主的藏医药文献所具有的领域特性。20 个藏医药相关高频音节如表 5–3 所示。

表 5–3　前 20 个藏医药相关高频音节表

序号	音节	译词	频次	累计频次	频率（%）	累计频率（%）
9	ན་	疼、患病、虚词	2811	45272	0.01216414	0.1959072
10	ཚ་	疼、辣、热	2221	47493	0.00961102	0.20551822
11	ཆུ་	水、尿（诊）	2187	49680	0.00946389	0.21498211
12	རྩ་	经脉、脉诊	2088	51768	0.00903548	0.22401759
15	ནད་	疾病	1760	57323	0.00761611	0.24805594
16	སྦྱར་	药物治疗	1578	58901	0.00682854	0.25488448
21	གསུམ་	三 < 数 >	1358	66046	0.00587652	0.28580331
23	ཤ་	肉	1256	68577	0.00543514	0.2967558
25	མཁྲིས་	赤巴、胆	1133	70854	0.00490287	0.30660914
26	བཏང་	“施以” < 动 >	1117	71971	0.00483364	0.31144278
27	རླུང་	“隆”、风	1087	73058	0.00470382	0.31614659
28	ཁྲག་	血	1045	75172	0.00452207	0.32529458
31	སྨན་	药	971	77178	0.00420184	0.33397522
37	མར	下方、油脂食物	818	82450	0.00353976	0.35678894
43	བཅོས་	治疗	735	87059	0.00318059	0.37673364

续表

序号	音节	译词	频次	累计频次	频率（%）	累计频率（%）
44	ཟས་	饮食	730	87789	0.00315896	0.3798926
47	བཞི་	数字“四”	711	89933	0.00307674	0.38917041
48	སེལ་	消除、治愈	701	90634	0.00303346	0.39220387
49	གྲང་	冷、寒病	687	91321	0.00297288	0.39517675
50	ལུས་	体、动词“剩”	667	93334	0.00288633	0.40388768

单从每个高频音节的意义分析，前20高频音节与藏医药的领域相关程度非常高。前20个高频相关音节的词类相对丰富，多个音节兼类表示多种意义。如排列第9的“ན”除了表示疼、痛外，还能充当“依格助词”使用；位列第10的“ཚ”也能表示疼痛、辣味、炙热等多个意义；位列第11的“ཆུ”多用以表示水和尿液（尿诊）；位列第12的“རྩ”主要用以表示经脉和脉诊等。除外，在前20个高频相关音节中，有个别音节是无二义的。如，位列第15的“ནད”仅表示疾病；位列第16的“སྦྱོར”一般只作为动词使用。另有“ཞག”“བཏང”“ཁྲག”“སྨན”“བཅོས”“ཟས”“སེལ”等音节在《四部医典》中也是单义使用的。其中，表示数字的音节“གསུམ”（三）和“བཞི”（四）在《四部医典》中的使用极其频繁。据统计，在《四部医典》中，数字“གསུམ”（三）用来表示序数和数量，还与其他音节结合形成数称词（གྲངས་འདྲེན་གྱི་མིང་།），如“དུག་གསུམ། ཞུ་རྗེས་གསུམ། ཉེས་གསུམ། རྩ་བ་གསུམ། རྒྱུ་གསུམ། དཔྱད་གསུམ། ཁུ་བ་གསུམ། བདེ་བ་གསུམ། གསོ་ཐབས་གསུམ། རྩ་གསུམ། ལུས་ཟུངས་དྲི་མ་རྣམ་གསུམ། རྐྱེན་གསུམ། ཞི་གསུམ། རོ་གསུམ། འབྲས་བུ་གསུམ། འདུལ་གསུམ། སྲིད་གསུམ། ཆུ་སེར་སྨན་གསུམ། རྒྱམ་ཚ་གསུམ། ཚ་བ་གསུམ། ཚ་བ་གསུམ”等。数字“བཞི”（四）的使用亦是如此，有“མཐིལ་བཞི། དུས་བཞི། རྒྱུད་བཞི། བཅུད་བཞི། སྤང་བླང་ཐུ་བཞི། སྤང་བླང་ཐུ་བཞི། ཕྱོགས་བཞི། མེ་བཞི། དམར་པོ་བཞི། དྲི་བཟང་བཞི། སྡེ་བཞི”等大量数称词。总体来说，20个高频相关音节从每个音节的出现频次上体现了《四部医典》文本所独有的领域性文本语言特征。

第二节 《四部医典》文本解析与词汇研究

在自然语言处理领域，语言分析是运用计算机对自然语言进行分析和理解，从而尽可能使得计算机达到人类语言处理的能力。从传统意义上讲，"人类的语言分析能力包括词法分析能力、句法分析能力、语义分析能力、语用和语境分析能力等5个层次"[①]。词法分析作为人类语言中最基本、最自然的语法单位，是整个自然语言处理领域中必须解决的基本课题。藏语文本由连续的藏文字符构成，除了音节符外，词与词之间没有空格或其他符号作为分词标记。况且，藏语虚词使用量大、黏着性强、语法功能丰富，同汉语一样面临着词语切分与标注的问题。因此，对于面向特定领域的藏语信息处理而言，语料数量的规模决定了"大数据无词类思想"并不适用于藏文本语言处理，分词标注是研究整个藏语信息处理下游任务的根本途径。

基于语料库的词法分析直接作用于句法分析和语义理解等下游任务，该方法是一种摈弃单纯思辨的科学研究方法。如何通过词汇计量方法来实现文本分析则是实现藏医药领域本体构建的第一要务，是识别、抽取藏医药实体和实体关系的基本要务，是实现藏医药文本自动理解的根本途径。

藏语信息处理从"字处理"转向"词处理"[②]，在这一转型中首当其冲且迫在眉睫需要解决的便是词汇的分类依据和分类标记问题。在藏语词类标记研究中，词汇分类标准是分词标注所依据的理论基础，词语标

① 江铭虎 . 自然语言处理 [M]. 北京：高等教育出版社，2006：15.
② 欧珠，扎西加 . 藏语计算语言学 [M]. 成都：西南交通大学出版社，2015：73.

记则是分类理论下的直接产物。词汇分类标准要符合藏语言事实且是机器可识别运行的。经多年研究，学界相继提出基于形态标准的藏语分类方法、基于意义标准的藏语分类方法、基于语法功能标准的藏语分类方法以及三种标准糅合的藏语分类方法。在不同的藏语分词标准理论下，西北民族大学、西藏大学、青海师范大学、青海民族大学等研究单位和机构相继推出藏语词性分类及标记方法。针对现有分类标注方法的缺陷与不足，多拉等人根据藏文自身的特点和规律性、系统性，从藏文信息处理的需求出发，将原有的词类系统进行调整和完善后提出专门用于藏语分词与标注的规范标准。多拉等人所提出的《信息处理用藏语词类标记集》① 和《信息处理用藏文分词规范》② 被国家标准化管理委员会采纳，该两项标准旨在为藏文文本自动分词和自动标注提供一个可行参考，现统一作为现代藏文分词和标记的国家标准使用。

词类标记研究是实现藏文自动语义理解的根本途径，是藏医药实体抽取和关系抽取的首要任务。藏文自动分词标记是将连续的藏文音节序列按照一定的规范重新组合词序列并进行分类和标记的过程。《信息处理用藏语词类标记集》对藏语词类进行了 23 个大类标记，进而将其分为 91 个小类标记。其中，将名词类词汇细分为一般名词、人名、地名、国家名、族群名、机构团体名、专用名词、辞藻名词、数称词、处所方位词、时间名词、动名词、职衔名等 13 类；数词类词汇细分为计数、序数、概数等 3 类；量词类词汇细分为度量词、个体量词、集体量词、倍率量词、动量词等 5 类；代词类词汇细分为人称代词、疑问代词、指代词和反身代词等 4 类；动词类词汇细分为不及物动词、及物动词、判断动词、存在动词和助动词等 5 类；形容词类词汇细分为一般形容词和谓语形容

① 国家市场监督管理总局 .GB/T 36377–2018. 信息处理用藏语词类标记集 [S] // 中国国家标准化管理委员会 . 北京：中国标准出版社，2019–01–01.

② 国家市场监督管理总局 .GB/T 36452–2018. 信息处理用藏文分词规范 [S] // 中国国家标准化管理委员会 . 北京：中国标准出版社，2019–01–01.

词2类；副词类词汇细分为程度副词、时频副词、范围副词、情态副词、否定副词、重复副词等6类；助词类词汇细分为时态助词、语气助词、比喻助词、祈愿助词、终结助词和语尾助词等6类；另有状态词类、拟声词类和叹词类无下属细类。根据藏语词汇特有的语法功能，《信息处理用藏语词类标记集》将藏语格助词中的位格类虚词细为业格、为格、依格、同格和时格等5类；将藏语格助词中的具格类分为5个细类，即施事格、工具凭事格、材料凭事格、方式事格和缘由格。藏语属格类助词和源格类助词无下属细类。在虚词中，藏语单纯连词共分22个，即据引连词、引指连词、衔接连词、比较连词、所指连词、添加连词、统分连词、缘由连词、时间连词、随同关系连词、复加桥接连词、转折桥接连词、复指连词、关系引连连词、具指连词、释疑连词、分义连词、疑问连词、数起止连词、境起止连词、时起止连词、区别连词。复合连词共分4类，即语义转折连词、语义关联连词、泛指关联连词及假设关联连词。另将藏语词缀类、成语类、语素类、符号类、非藏文类、梵文类词汇单独制定分类标记。如此，形成23个藏文大类标记和91个小类标记。以下将对91种词类标记在《四部医典》中的使用分布情况进行计量统计和解析研究。

一、《四部医典》用词概貌

计量研究通过语言特征的数量统计，以期达到认识语言规律和语言事实的目的。在本质上，计量方法认为，语言的使用规律与其语言的数量特征存在密切关系，即质存在于量之中，量反映质。基于《四部医典》的词汇计量研究不仅是解析《四部医典》文本概貌和语言规律的必要手段，更是藏医药类文本分析和藏医药本体构建研究的基石。简言之，《四部医典》词汇计量研究通过定量方法，为藏医药文本的语言规律掌控和藏医药实体识别和抽取奠定基础，对藏医药本体构建具有重要的研究意义。

经统计，《四部医典》未标注语料共有898069个字符，由231089个藏文音节构成。文章经过机器自动分词标注后统计出，《四部医典》共有16334个不同标记的词种（词形相同而词类不同的词汇数量），16334个词条共出现184937词次，即全文共有184937词次，每个词种平均重复使用11.32次。

据文本中的词类统计得知，《四部医典》文本语言精练程度较高、专业性较强，未出现词缀、语素词、非藏文符号等标记，全文共出现79种词类。从词种数和词类数分析，《四部医典》的词汇丰富度较高，文本难度较大。文本的词汇丰富度通常有两种计算方法：其一是“统计形符类符比例及频次为1的词汇在总词汇中的所占比例”①。我们通常使用形符类符比（Type Token Ratio，TTR）来计算文本的词汇丰富度，TTR方法是衡量一个文本词汇丰富度的重要指标。其中，形符（Token）指文本中出现的所有词数，类符（Type）是文本中出现的词种数。形符类符比指数越大，词汇丰富度就越大。《四部医典》中的形符数为184937，类符数为16334，形符类符比为8.83%。然而，TTR计算方法在一定程度上会受到文本长度和语料规模的影响，导致计算结果的不准确。对此缺陷，虽有学者陆续提出Guiraud的根号修正方案、Carroll的修正TTR、Herdan的对数TTR等修正方案，然而在实际应用中，当文本规模较大，且领域性较强时，只考虑类符数量以计算词汇丰富度是最普遍且实用的方法。考察文本词汇丰富度的另外一个统计方法，则是统计频次为1的词种数在总词种数中的所占比例。一般而言，单频次词汇数量在一定程度上会增加文本难度，其数量越多，文本的词汇丰富度越高，文本难度越大。照此方法，《四部医典》共有8506个单频次词汇，即单频次词汇占总词种

① Hamrick Phillip，Pandža Nick B.Contributions of semantic and contextual diversity to the word frequency effect in L2 lexical access[J].Canadian journal of experimental psychology& Revue canadienne de psychologie experimentale，2020（1）：74.

数的 55.47%。结合以上两种数据可知,《四部医典》词汇使用极其丰富。

从词长（音节数）来看,《四部医典》中的最高藏文词长（除梵语外）为 11 音节，最短音节为 1 音节，平均词长为 1.9523，可见平均词长较短。《四部医典》中的最高词长为 11 音节词汇，最短为单音节词汇，其中，双音节词汇数最多，单音节词汇数其次。音节数最多的词汇（11 音节词）有如“འཚོ་འཛད་སྨན་གྱི་བླ་བཻ་ཌཱུརྻ་འོད་ཀྱི་རྒྱལ་པོ”“བཅོམ་ལྡན་འདས་སྨན་གྱི་བླ་བཻ་ཌཱུརྻ་འོད་ཀྱི་རྒྱལ་པོ”等 4 条词汇，其后依次为九音节词汇如“ཐམས་ཅད་མཁྱེན་པ་སངས་རྒྱས་སྨན་གྱི་བླ”1 条；八音节音节词汇如“དྲང་སྲོང་ཆེན་པོ་རིག་པའི་ཡེ་ཤེས”“སྣ་ཚོགས་ཁ་འཐོར་དམངས་ཀྱི་སྦྱོར་བ”“ཛེའུའི་སྦྱོར་བ་གནོད་སྦྱིན་རྨོད་མ་ཁ”等 7 条；七音节词汇如“དྲང་སྲོང་ཆེན་པོ་ཡིད་ལས་སྐྱེས”“བཅོམ་ལྡན་འདས་དེ་བཞིན་གཤེགས་པ”等四条词汇；六音节词汇如“ག་བུར་ཅི་ཤུ་ཙ་ལྡེ”“སྐྱེ་རྒུའི་བདག་པོ་མྱུར་བ”“ག་བུར་རྒྱལ་བློན་གསུམ་པ”等 23 条词汇；五音节词汇如“ཕྱི་ནང་གསང་བ་གསུམ”“སྟོན་པ་བཅོམ་ལྡན་འདས”“ཟི་ར་དཀར་ནག་གཉིས”等 86 条词汇。相比而言,《四部医典》中的音节数 1—4 的词条数远远多于其他音长的词条数。有 659 条由四个音节构成的词条“བོང་ང་དཀར་པོ”“སེ་འབྲུ་ལྔ་པ”“སེ་འབྲུ་བརྒྱད་པ”等；由三个音节构成的词汇有如“ཚ་བ་ལྔ”“མན་ངག་རྒྱུད”“རང་རྒྱུད་ཅན”等 939 条；由两个音节构成的词汇最多，在文本中共有 10698 条，占总词条数的 65.48%；由单个音节构成的词汇共有 3868，占总词条数的 23.68%，单音节词汇和双音节词汇的数量合占总词条数的 89.16%。可见,《四部医典》文本中的长音节词汇较少，短音节尤其单音节和双音节的词汇最多。

单从词串的频次和词长分析,《四部医典》中频次最高的藏文词串多数是单音节词条（不计藏文单垂符）。在前 100 条高频藏文词串中，共有 87 个单音节词条，双音节词条 13 条。现从中摘取前 20 条高频藏文词串信息如表 5-4 所示。

表 5-4　前 20 条高频藏文词串信息表

序号	单词	词义	频次	累计频次	频率（%）	累计频率（%）
1	།	单垂符	23695	23695	0.12812402	0.12812402
2	དང་	连词	5497	29192	0.029723475	0.15784749
3	ལ་	位格助词	5021	34213	0.027149639	0.18499713
4	འི་	属格助词	4113	38326	0.022239886	0.20723702
5	ར་	位格助词	3306	41632	0.017876261	0.22511328
6	ས་	具格助词、地方	2729	44361	0.014756297	0.23986958
7	ན་	位格助词、连词	2203	46564	0.0119121	0.25178168
8	མི་	否定副词、人	1375	47939	0.007434924	0.2592166
9	དུ་	位格助词、代词	1172	49111	0.006337259	0.26555386
10	སྦྱར་	结合、治疗	1132	50243	0.00612097	0.27167483
11	མ་	否定副词	1056	51299	0.005710022	0.27738485
12	དེ་	指代词	1022	52321	0.005526176	0.28291103
13	བཏང་	治疗、给予	1008	53329	0.005450475	0.2883615
14	བྱ་	作（动词）	988	54317	0.005342331	0.29370384
15	ཞིང་	衔接连词、地	803	55120	0.004341996	0.29804583
16	ཡིན་	判断动词	779	55899	0.004212222	0.30225805
17	གཉིས་	二（数词）	759	56658	0.004104078	0.30636213
18	ཚ་བ་	热（名、形）	757	57415	0.004093264	0.3104554
19	ནི་	所指连词	740	58155	0.004001341	0.31445674
20	ནད་	疾病	700	58855	0.003785052	0.31824179

表 5-4 中，除“ཚ་བ”外，《四部医典》前 20 条高频词均是单音节词条，且虚词类和兼类词居多。由于该文本具有较高的领域性特征，“ཚ་བ”（热、热病）、“ནད”（疾病）、“སྦྱར”（配制、合成）“བཏང”（给予、治疗）等领域特征明显的词汇入列前 20 条高频词条中。藏文词串的频次分布与文本的语言特征和文本内容直接相关，对文本分析具有较大影响。从藏文词串的频次分布来看，频次在 1000 以上的词条数量相对较少，仅有 12 个词条。以 100 为单位计算，频次在 900—999 和 800—899 的词各有

1 条；频次在 700—799 的词共有 5 条；频次在 600—699 的词共有 5 条；频次在 500—599 的词共有 6 条；频次在 400—499 的词共有 13 条；频次在 300—399 的词共有 25 条；频次在 200—299 的词共有 47 条；频次在 100—199 的词共有 145 条；频次在 0—99 的词共 184689 条，占总词种数的 98.06%。可见，《四部医典》中的词条基本集中在 0—9 频次界点中。另外，以 10 为单位计算，频次在 90—99 的词条共 31 个，频次在 80—89 的词各有 33 条；频次在 70—79 的词共有 47 条；频次在 60—69 的词共有 57 条；频次在 50—59 的词共有 89 条；频次在 40—49 的词共有 121 条；频次在 30—39 的词共有 182 条；频次在 20—29 的词共有 349 条；频次在 10—19 的词共有 866 条，依次稳增；频次在 0—9 的词共 183169 条，占总词种数的 84.94%。经过进一步统计得出，《四部医典》中频次为 1 的词条占总词种数的 49.39%，频次为 2 的词条占总词种数的 14.23%，二者合占总词种数的 63.62%，即《四部医典》中的单音节、双音节词种数最多，该现象从侧面说明《四部医典》中的词汇兼类现象非常普遍。另外，频次在 3—9 的词条数相对较少，分别占总词种数的 6.97%、4.30%、3.06%、2.49%、1.76%、1.63%、1.09%，合占总词种数的 21.3%。

已知《四部医典》中的单音节、双音节词种数共占总词种数的 63.62%，该数据在一定程度上增加了文本的理解难度。然而从词条的频次来分析，前 200 个词条占据总词次数的 56.34%，即文本有一半以上的内容是用不足 200 个单词著写的。前 500 个词条占据总词次数的 69.13%，前 1000 个词条占据总词次数的 78.41%。由此可知，藏医药领域文本的自动处理、自动理解难点主要集中在低频次词条上。

实词和虚词在任何语言中都是词类的基本划分标杆。为了解析实词标记分布在文本中的特征，本文将实词细分为名词、动词、形容词、数词、副词、代词、状态词和量词 8 类。另外，学界对于副词的词类归属问题，争议较大，尤其在“确定副词虚实归属时，提出一系列互相矛盾的分类标准”[①],对于语义表达的准确性起到重要作用。对于《四部医典》而言，副词主要用于表达用药程度、用药方式等，与藏医药本体中的实体密切相关，尤其是否定副词对于语义的性质判断起到决定性作用，文章暂时将其归为实词类解析。

二、《四部医典》实词计量解析

通过《四部医典》用词概貌分析可知，面向机器的藏医药文本分析和藏医药知识本体自动构建研究是一项难度较大的任务。藏医药领域内缺少直接可用的基础资源和理论知识，现有前沿技术方法的应用效果更是差强人意,无法独立完成藏医药知识本体构建的艰巨任务。就目前而言，语料库语言学的研究方法虽然在当前深度学习时代难免显得有些抱残守缺。但是，唯独在其语言使用上进行深层探索研究，以《四部医典》为主的藏医药文本才能形成一个全面的语言特征剖析。为了获得更为精确的文本特征分析结果，本文按照《现代汉语语法信息词典》[②] 将藏语词类简单分为实词、虚词（一般虚词和格助词）、附加类词 3 种，并依次进行基于计量统计的高频词种、高频词类研究。

（一）8 种实词标记的计量解析

从用词概貌解析可知,《四部医典》中的词汇分布极其不均衡，其间差异主要体现在实虚词的使用量对比和内部词类的分布上。据词类的词种数统计,《四部医典》共有 15881 个实词，占总词种数的 97.25%；虚词共有 287 个，仅占总词种数的 1.59%；附加类别仅有 113 个词种，仅占总词种数的 1.16%。可以看出,《四部医典》中的实词、虚词、附加类词汇的词种数量相差较大。另外从词次数来看，实词数量在《四部医典》

---

① 张谊生 . 现代汉语副词研究 [M]. 北京：商务印书馆，2018：4.

② 俞士汶，朱雪峰，王惠等 . 现代汉语语法信息词典大详解（第二版）[M]. 北京：清华大学出版社，2003：41.

中仍居高位，共 112399 个词次，占总词次的 64.39%。虚词和附加类别在词次数也有较高提升，表明文本中的虚词、附加词的重复率较高。其中，287 种虚词共出现 36761 次，平均每个虚词重复 128.09 次。74 个附加类词汇共出现 23815 次，平均每个虚词重复 321.82 次。如此，《四部医典》实虚词的频次和词种对比上，频次对比呈 13.37 ： 1，词种对比呈 61.08 ： 1。它与《语言特征计量视角下的翻译风格对照研究》① 中的频次对比均数 2.84 ： 1 及其他文献中的统计结果相比，《四部医典》中的实词的词种和词次远高于虚词的。该现象与《四部医典》自身的简缩性知识阐释方式和在表达时所采取的语言精简性原则直接相关。真正导致《四部医典》及藏医药文献区别于其他文献的根本特征主要体现在实虚词内部词类的分布上。词类分布形成了语言文本最大的特色，对藏医药文本的自动理解和本体构建形成直接影响。《四部医典》中实词的分类及分布情况统计如下（表 5–5）。

表 5–5 《四部医典》实词分类及分布表

序号	词类	词种	总词种占比（%）	词次	总词次占比（%）
1	名词	10882	0.666095	69725	0.377020
2	动词	3180	0.194650	35171	0.190178
3	形容词	1152	0.070515	8075	0.043664
4	数词	238	0.014568	3951	0.021364
5	副词	211	0.012916	3707	0.020045
6	代词	111	0.006794	2846	0.015389
7	量词	76	0.004652	844	0.004564
8	状态词	31	0.001898	36	0.000195

以上实词分类及分布统计表显示了 8 种词类的词种数、词次数及其占比情况。就以上 8 种标记的词种数和词次数来说，名词的词种数和词次数在总数中占据最大比例，状态词最少。

① 冷本扎西 . 语言特征计量视角下的翻译风格对照研究——以梵本《入论》的汉藏三种译本为例 [J]. 高原科学研究，2020，4（04）：81.

从以上 8 种词类的词次数考察,《四部医典》中的名词最多，占总词种数的 66.6%。名词的出现频次在所有词类也是最高的，占总词次数的 37.7%。然而,名词的词种占比数和词次占比数不成正比,说明《四部医典》中名词的词种数虽多，但其重复数较小。相比而言,《四部医典》中的动词种数（占 19.46%）和词次数（19.01%）较小，二者成正比。另外,《四部医典》中的形容词、数词、副词、代词的使用次数相当多，而量词和状态词的使用相对稀少。在基于三元组形式建模的藏医药本体中，一个谓语连接两个实体。名词性词汇一般用于表示实体，即充当主语和宾语。动词性词汇（含形容词）用于表示实体间的关系，即充当谓语。据此估算，在理论上体词性词汇的词种数（名词与用以指代实体的代词种数之和）与谓语性词汇数（动词总词种数和谓语性形容词总词种数之和）应呈 2 ∶ 1 的比例，即两个实体和一个关系共同构成一个三元组关系。然而在实际文本中，名词和谓语性词汇的词种数比例为 2.54 ∶ 1（10993 ∶ 3180），即 1 个谓语平均支配 2.54 个实体。

针对以上动词与名词在词次数上的对比指数，文章进一步考察了两种词类在真实文本中的描述方式，发现同一个谓语支配多个并列实体的现象在《四部医典》中大有存在，如原句“དྲི་བ་ཡང་ལ་རྩུབ་པའི་ཟས་སྤྱོད་ཀྱི། །རྐྱེན་ཀྱིས་གཡལ་འདར་བྲ་རྒྱང་གྲང་ཤུམ་བྱེད། །དཔྱི་དང་རྐེད་པ་རུས་ཚིགས་མ་ལུས་ན། །” 中，“གཡལ་འདར་”（哈欠发抖）、“བྲ་རྒྱང”（欠伸）、“གྲང་ཤུམ”（寒颤）共享一个谓语“བྱེད”（表示“发作”）。“དཔྱི”（髋骨）、“རྐེད་པ”（腰）、“རུས་ཚིགས”（骨关节）共享同个谓语 “མ་ལུས་ན”（“副词 + 动词”，表示“都疼”）。

从词种分布来看，8 种词类的词种数排序依次是名词、动词、形容词、数词、副词、代词、量词、状态词。其中名词类词语的词种数最多，占据绝对优势，是其余 7 种词类词种总数的 2.18 倍。从名词类词汇和动词类词汇的词种数量对比可知，名词类词汇的重复率远低于动词类词汇的重复率。经统计发现在《四部医典》8 种词类中，状态词重复率最低，其次是名词性词汇。重复率最高是代词类，其后依次是副词类、数词类、动词类、量词类、形容词类，即每一个名词平均重复 6.4 次，动词平均重复 11.06 次，形容词平均重复 7 次，数词平均重复 16.6 次，副词平均重复 17.57 次，代词平均重复 37.45 次，量词平均重复 11.11 次，状态词平均重复 1.16 次。值得一提的是，名词的重复次数远低于动词和形容词的重复次数，表示《四部医典》中的实体（含有指实体和无指实体）数量极其丰富，这是造成《四部医典》的文本难度较大的原因之一。

另外，高频实词统计也是文本分析研究中的关键视角。在《四部医典》中，频次超过 100 的实词共有 235 个。除了量词和状态词以外，其余 6 种词类均出现在前 60 个高频实词中，前 60 个高频实词如下："མི"（否定副词、人）、"སྦྱོར"（治疗、合成）、"མ"（否定副词、母亲）、"བཏང"（治疗、给予）、"བྱ"（作、时态助词）、"ཡིན"（判断动词）、"གཉིས"（二）、"ཚ་བ"（热、热病）、"ནད"（疾病）、"བྱེད"（作、时态助词）、"རླུང"（隆病、风）、"རྩ"（经脉、粪便）、"སེལ"（消除）、"གསུམ"（三）、"བད་ཀན"（培根病）、"ཁྲག"（血）、"གཏར"（放血）、"འགྱུར"（变成）、"འདྲ"（如同）、"དུས"（时间）、"སྦྱོར་བ"（治疗、合成）、"གང"（疑问代词）、"ལུས"（身体、遗留）、"ཀ་ར"（糖）、"ཟས"（事物）、"ཤ"（肉）、"མེད"（判断动词）、"ཀུན"（全部）、"གནས"（地方、在）、"བཞི"（四）、"ཆུ་སེར"（黄水）、"མཁྲིས་པ"（赤巴病、胆囊）、"བསྲེག"（烧制）、"སྨན"（药物）、"རྟགས"（标志）、"བརྟེན"（凭依、给予）、"རྣམ་པ"（形状，类）、"ཕོ་བ"（胃）、"བཅོས"（治疗）、"ཚ"（热、热病）、"གསུངས"（言）、"མང"（多）、"མགོ"（头脑、头部）、"ཆུང"（小）、"མཁྲིས"（赤巴病、胆囊）、"སྐྲངས"（肿胀）、"རྨ"（疮伤）、"གུར་གུམ"（红花）、"རྒྱུ"（原因、游行）、"དབྱེ་བ"（区分、类别）、"སྙིང"（心脏）、"མེ"（火）、"མིག"（眼）、"རྣག"（脓疮、化脓）、"འབྱུང"（产生）、"བྱུག"（涂抹）、"ཨ་རུ"（藏青果）、"དོམ་མཁྲིས"（熊胆）、"ཞུ"（消化）、"ཆང"（药酒）。

（二）36 种实词标记的计量解析

名词等 8 种的细类标记在《四部医典》中的使用特色非常突显，显示了医药类文本自身独有的语言特色。然而对于藏医药本体构建的文本分析而言，8 种标记的统计解析是不足以探究该文本语言特征的，需要进一步考察 36 种细类标记（8 种词类的二级分类标记）在词次和词种上的分布情况。

在 16 种细类标记中，名词一般用于表示实体，即用来表示存在于现实世界中并且可以与其他物体区分开来的物体，是本体核心成员。对于《四部医典》的名词解析对于文本分析和本体构建均有重要作用。在《四部医典》中，共出现 10 种名词细类标记，频次和词种各不相同。10 种细类标记中频次最高的前 5 种词类为一般名词（63907 次）、处所方位词（1967 次）、时间词（1917 次）、数称词（1206 次）、人名（471 次）。相对而言，职衔名词[①]、种族名、专用名词、藻饰词及地名在文本中的使用频次相对较少，合计仅有 257 次。10 种细类标记的词种数排序也是如此，一般名词等 5 种最多，合计 10784 个词。其中，职衔名等 5 项最少，仅有 98 个词。以上数据均能表明《四部医典》中名词类词汇的分布，表示该文本中主要以普通实体（含医药类实体，一般由一般名词表示）、处所方位词（地名类实体）、时间词（时间类实体）、数称词（数量类数据属性值）、人名（人物类实体）作为主要实体。从 10 种细类名词标记的平均重复次数统计，处所方位词的平均重复次数最高（12.07 次），剩余 9 项依次是人名（8.26 次）、职衔名（8.2 次）、时间名（7.18 次）、一般名词（6.51 次）、藻饰词（6 次）、数称词（2.55 次）、地名（1.6 次）、专用名词（1.45 次）、族群名（1.38 次）。在所有人名标记中，“དྲང་སྲོང་རིག་པའི་ཡེ་ཤེས”“དྲང་སྲོང་ཡིད་ལས་སྐྱེས”“དྲང་སྲོང་ཆེན་པོ་ཡིད་ལས་སྐྱེས”“བཅོམ་ལྡན་འདས”“འཚོ་འཛོད་

① 在实际文本中，职衔名称如“རྒྱལ་པོ།”（国王）、“བློན་པོ།”（官臣）等并未专门用来表示任务的职衔，而是以比喻的方式用于药材名、方剂名和治疗方法名称，以表示它们在各自领域中的地位。

སྨན་གྱི་བླ་བཻ་ཌཱུརྱ་འོད་ཀྱི་རྒྱལ་པོ” “བཅོམ་ལྡན་འདས་དེ་བཞིན་གཤེགས་པ” 等人名的重复使用最为频繁，贯穿整个文章。数称词在《四部医典》中的使用次数非常多，它既包含了通用的数称词如“དུས་བཞི”“དབང་པོ་ལྔ”“ཕྱོགས་བཅུ”，也有用到仅医药领域才会用到的数称词如“འབྲས་སྣ་གསུམ”（ཨ་འབྲས། སྐྱུ་འབྲས། འཇམ་འབྲས།）、“འབྲུ་སྣ་ལྔ”（ནས། འབྲས། གྲོ སྲན་མ། ཏིལ།）、“དམར་པོ་གསུམ”（བཙོད་དང་འབྲི་མོག རྒྱ་སྐྱེགས་གསུམ།）等，当然也有不少临时凑齐的数称词（方剂名称）。数称词在文本中的高频使用在一定程度上提升了文本的理解难度。文本中的地名使用较少,仅有“རི་བོ་འབིགས་བྱེད”“རི་བོ་གངས་ཅན”“རི་བོ་ལྡ་ན་སྡུག”“སྡེ་དགེ①”“རི་བོ་མ་ལ་ཡ”“རི་བོ་སྤོས་ངད་ལྡན” 等少数词汇。前 300 个高频名词云图展如图 5–1。

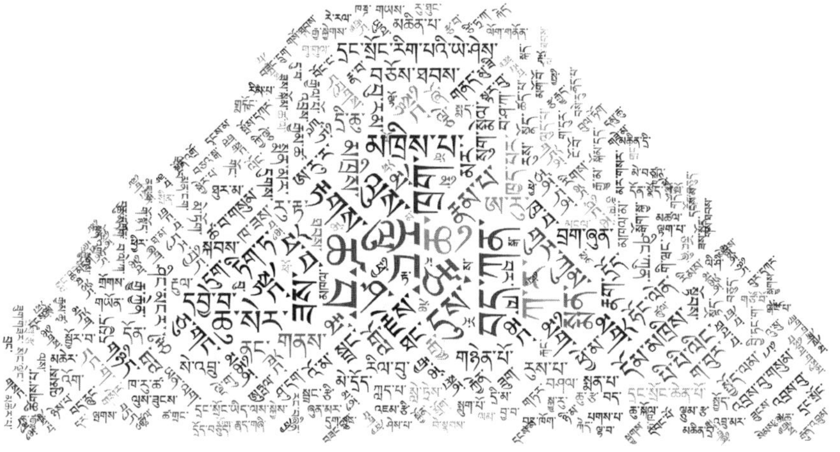

图 5–1 《四部医典》前 300 个高频名词云图展

在语义知识本体中，动词和谓语形容词是三元组关系描述的主要词语，是用于表示属性和实体关系的谓语。《四部医典》中共出现 5 种动词细类标记，其动词总词种数和总词次数占比相对均衡，重复率达

① “སྡེ་དགེ” 为 “德格” 地名的音译，该地名仅在《四部医典》德格版本方才可见，其余版本中皆用与其出版地相对应的地名作为代替。

11.06 次。在 5 种动词细类标记中，频次最高的是及物动词(共 19659 次)，表示由施动者主动完成的动作描述语句，在文本中相对丰富。其次是不及物动词（12008 次），其余 3 种依次是助动词（1731 次）、判断动词（1182 次）、存在动词（591 次）。存在动词在文本中的出现频次（591 次）从数值上体现了《四部医典》中表示实体存在（如表示药材的处所存在）的语句相对较少。5 种动词细类标记中词种数最多的是及物动词（1807 次），其后依次是不及物动词（1335 次）、存在动词（19 次）、判断动词（11 次）、助动词（8 次）。从 5 种动词细类标记的词次数和词种数对比结果分析，《四部医典》动词的重复率相对较高。在 5 种细类标记中，助动词的平均重复率最高，达 216.38 次，其后依次是判断动词（107.46 次）、存在动词（31.11 次）、及物动词（10.88 次）、不及物动词（8.99 次）。以上数据显示，作为本体三元组核心成分的动词在总词种数和总词次数上远不及名词，然而其动词重复次数远高于名词。就及物动词的词种分布来分析，《四部医典》中及物动词和不及物动词相对较少，与副词类和形容词类词汇的词种数相当。另外，《四部医典》中的高频动词较多，频次在 100 以上的动词共有 60 个。其中，及物性动词偏多，共 28 个，不及物动词共 17 个，判断动词和助动词各 2 个，存在动词 1 个。前 50 个高频动词如下：“སྦྱར”（治疗、附加）、“བཏང”（施给）、“ཡིན”（是）、“བྱ”（做）、“སེལ”（消除）、“བྱེད”（做）、“ན”（疼）、“སྦྱར་བ”（治疗、附加）、“འགྱུར”（变成）、“གཏར”（放血）、“བསྲེག”（烧）、“བརྟེན”（靠，用）、“མེད”（无）、“བཅོས”（治疗）、“གསུངས”（言说）、“སྐྲངས”（肿）、“འབྱུང”（生）、“བྱུག”（涂）、“གྱུར”（变成）、“ཞུ”（消）、“འཇོམས”（除）、“བབས”（落）、“བདུག”（熏）、“བཤད”（说）、“བཅོས་པ”（治理）、“གཟེར”（钉）、“སྐྱེད”（发动）、“བྱེད”（做）、“བཏབ”（施、作、添）、“རྒྱས”（发展）、“སྨིན”（成熟）、“གདབ”（扎、施给、添）、“སྦྱང”（配药）、“གསོ་བ”（治）、“གསོ”（治）、“བཅད”（切）、“བྱུང”（生）、“ཞུགས”（入）、“ཉན”（听）、“ཡོད”（在）、“འཛག”（滴漏）、“སྐྱུག”（吐）、“བརྟག་པ”（诊、查）、“སྤང”（舍）、“མནན”（摁）、“ཤོར”（失）、“འཆི”（亡）、“སྐྱེ”（产生）、“ཤེས”（知晓）、“བྱས”（做）。

通过前50个高频动词可知，文本中存在大量同义词（含近义词）。如动词“做”的过去时“བྱས”，现在时“བྱེད”及未来时“བྱ”的三种时态，另有原型动词“སྦྱར”与添加后缀词“བ”的动词“སྦྱར་བ”，词义相近的动词“སྦྱར”“བཏང”“བསྟེན”“བཏབ”“གསོ”等均出现在前50个高频动词中。以上高频动词的词义，从另一个侧面阐述了《四部医典》是一部与“治疗”“传授”“生死”“配药”等关键词相关的文本。

形容词主要用来描述或修饰名词和代词，在句法中常用作定语，也可作表语或补语，是实体属性的描述词句。《四部医典》中的形容词使用相对频繁，主要用于表示事物（药材、疾病）的性质、状态、属性特征等。其中，谓语形容词主要用于描述实体的性质属性，如药味属性和药性属性等。形容词能够组成名词性词组，一般用来形容实体本身的特性，它既可以充当实体的本质属性，也可以充当实体术语的组成元素。相对而言，《四部医典》中的谓语形容词相对较少，然其重复使用次数较多，且词种相对单一，词种呈261：891的比例。谓语形容词最高频次达378次，平均每个谓语形容词重复出现10次以上。前20个高频谓语形容词为“ཆེ”（大）、“ཆུང”（小）、“བདེ”（健康）、“དཀའ”（难）、“མང”（多）、“མཆོག”（优）、“ལྕི”（重）、“གསལ”（清晰）、“སླ”（稀）、“རིང”（长）、“ཤིས”（号）、“ཐུང”（短）、“ཡང”（轻）、“ཕྲ”（细）、“དམར”（红）、“ཁ”（涩）、“བཟང”（优）、“རྣོད”（烈）、“སེར”（黄）、“བསིལ”（凉）。《四部医典》中的一般形容词在词种数上超过谓语形容词，然其词次与重复率较低，最高频次为200次，平均重复率为5.9次，用于实物描述的词汇较多。前20个高频一般形容词为“བྱེ་བྲག”（具体的）、“ཚ་བ”（热的）、“ཚ”（热的）、“སྤྱི”（总的）、“དམར”（红的）、“གྲང་བ”（冷的）、“མང”（多的）、“སེར”（黄的）、“བསིལ”（凉的）、“སྐམ”（干的）、“ཆེ”（大的）、“སྣུམ”（油腻的）、“གྲང”（寒冷的）、“སྔོ”（绿的）、“ལྕི”（重的）、“ཆེན་པོ”（大的）、“སྣ་ཚོགས”（多种）、“འཇམ”（温和的）、“སྨུག་པོ”（紫的）、“དག་ཤུལ”（凶猛的）。

数词在本体描述中具有实体定量作用，因此《四部医典》中的数词词汇和词汇使用量都普遍较高。计数、序数和概数 3 种数词在文中频繁出现。在所有数词中，计数词的词次和词种数最高，词次高达 3141 次，词种共 164 个，平均每个计数词重复 19.15 次。序数词其次，词次达 726 次，有 47 个词种，平均每个序数词重复 15.45 次。概数词最少，词次仅 84 次，词种有 27 个，平均每个概数词重复 3.1 次。对于实际的本体构建需求而言，序数词和概数词的作用并不显著，序数词主要在文本结构的梳理上起作用，而概数仅用于描述动作频次。与序数词和概数词不同的是，计数词在《四部医典》中既用于量化药材的配伍，又用于量化概念的类数，因此它在本体构建中的作用举足轻重。从频次上看，频次排位靠前的序数词都是单位数数词，最高频次达 756 次。前 20 个序数词依次为“གཉིས”（二）、“གསུམ”（三）、“བཞི”（四）、“ལྔ”（五）、“གཅིག”（一）、“དྲུག”（六）、“བདུན”（七）、“བརྒྱད”（八）、“དགུ”（九）、“བཅུ་གཉིས”（十二）、“བཅུ་གཅིག”（十一）、“བཅུ”（十）、“བཅུ་གསུམ”（十三）、“བཅོ་བརྒྱད”（十八）、“བརྒྱ”（一百）、“བཅུ་དྲུག”（十六）、“བཅུ་བཞི”（十四）、“ཉི་ཤུ”（二十）、“བཅོ་ལྔ”（十五）、“ཉི་ཤུ་རྩ་ལྔ”（二十五）。经统计，《四部医典》中的复合型数词使用较多，且精简程度较高，如“བཞི་བཅུ་རྩ་བརྒྱད”“དྲུག་བརྒྱ་བཅུ་དྲུག”“དྲུག་བརྒྱ་བཅུ་དྲུག”“བརྒྱད་ཅུ་དགུ”，但也有将十位数以上的数词用统分连词“དང་སྒྲ”分开描述的词如“བརྒྱ་དང་རྩ་བཞི”“སྟོང་དང་ལྔ་བརྒྱ”“སྟོང་གཅིག་དང་དྲུག་བརྒྱ་རྩ་ལྔ”。文本中的数词表示较为丰富，考虑数词（含普通数词和复合类数词）与具体数值之间的对等性，文章统一将以上数词均视为单个数词统计。

《四部医典》中的量词使用较少，文中仅有 50 个，但其重复使用率较高。经统计，《四部医典》中的度量词共出现 199 次，共 41 个词种；个体量词共出现 91 次，共 12 个词种；集体量词共出现 501 次，共 13 个词种；倍率量词共出现 32 次，共 6 个词种；动量词共出现 21 次，共 4 个词种。在 5 种量词中，度量词和集体量词的词种数和出现次数最多，动量词和倍率量词最少。从词汇重复率考察分析，重复最多的是集体量词，其后依次是个体量词、倍率量词、度量词，文本中的动量词复用率最少。前 20 个高频量词依次是“རྣམས”（qj）、“སོར”（qd）、“རེ”（qg）、“རེ་རེ”（qg）、“ཞ”（qd）、“སྤང”（qd）、“ལན”（qg）、“ཚོན”（qd）、“ཐེངས”（qg）、“མཐོ”（qd）、“ཕུལ”（qd）、“སྐྱིམ་པ”（qd）、“མཚོན”（qd）、“སྐོར”（qj）、“ཁྲ”（qd）、“སོར”（qd）、“ཁ”（qd）、“འདོམ”（qd）、“ཕུན”（qd）。通过以上高频量词在真实文本中的考查可知，药材尺寸、把脉位置、用药量是《四部医典》中最常用的量词使用对象，这也是前 20 个高频量词中有 65% 是度量词的主要原因。

藏语代词不仅有定指作用，在实际语言环境中更有替代实体的作用。代词在《四部医典》多用于指代实体，这也是实体识别和抽取中最为困难的一环。因此，代词的考察对于藏医药文本分析及本体构建具有重要意义。《信息处理用藏语词类标记集》中将代词分为人称代词、疑问代词、指代词、反身代词 4 种。4 种代词在《四部医典》中均有出现，然而由于文本的领域性特征显著，4 种代词的分布各有不同。在《四部医典》中，代词主要用于替代主实体，词种数量少，重复率高。从 4 种代词的词种数和频次数分布来分析，指示代词最多，反身代词最少。指代词的词种数（51 个）和频次数（2145 次）最高，平均每个指代词重复 42.06 次；其次是疑问代词，疑问代词在药师佛的对话内容中出现的最多，共 36 个词种数在文本中共出现 529 次。反身代词在文本中主要用于填补格律诗（或称颂偈诗、近诗体）音节数而用，4 个词种数在文本中共出现 16 次。人称代词在通用语料库中的使用触目皆是，然而在《四部医典》中，人称代词的使用相对稀少，且仅用于指代药师佛等 34 个人名，因此 8 个人称代词在文本中仅出现 156 次。从词种考察，指代词“དེ”的使用率在所有代词中最高，原因归咎于“དེ”本身不仅具有通指功能，还能对实体进行定指和指代作用。前20个高频代词如下所示：“དེ”（rz）、“གང”（ry）、“འདི་སྐད”（rz）、“འདི”（rz）、“སོགས”（rz）、“ལ་སོགས”（rz）、“དེ་ལྟར”（rz）、“དེ་དག”（rz）、“གཞན”（rz）、“ཇི་ལྟར”（ry）、“རང”（rr）、“བཅས”（rz）、“ལ་སོགས་པ”（rz）、“གང་ཡང”（ry）、“སོ་སོ”（rz）、“ཁོང”（rr）、“དེ་ཉིད”（rf）、“གང”（ry）、“ཉིད”（rf）、“དེ་འདྲ”（rz）。对于本体构建而言，在文本中定位指代词的所指对象是一项极其棘手的问题。譬如，在《四部医典》中，“དེ”经常被用来指代前一个主体或事件。如：原文句子“དེ་ལྟར་དྲུག་ཅུ་རྩ་གསུམ་གསོ་བྱའི་ནད། དེ་ལ་འདོད་ཆགས་ཞེ་སྡང་གཏི་མུག་གསུམ།”（译：“如此，六十三种疾病类，它分贪嗔痴三种”）下半句的第一个代词“དེ”用以指代前句中的“དྲུག་ཅུ་རྩ་གསུམ་གསོ་བྱའི་ནད་”（六十三种疾病）。

副词在句法中主要充当状语，它既可以充当句首修饰语或补语，在特定情况下，有一部分还可以充当高层谓语和准定语的具有限制、描摹、评注、连接等功能的半开放词①。在本体三元组的知识描述中，副词主要是对谓语进行程度、范围、否定、情态等修饰作用，对实体属性的描述具有重要作用，是描述实体属性关系的重要组成部分。据统计数据显示，《四部医典》中共有211种副词，占总词种数的1.29%。211种副词在文中共现3707次，约占总词次数的2%。《信息处理用藏语词类标记集》中的副词细分为程度副词、范围副词、时频副词、情态副词、否定副词和重复副词。就细类副词的词种数来说，《四部医典》中词种数最多的是时频副词（73个）。时频副词在文本中主要用于描述发病时间和治疗时间。所有副词中词种数最多的副词依次为程度副词（45个）、范围副词（41个）、情态副词（41个）、重复副词（5）和否定副词（6个）。然而在实际的语言使用中，否定副词的使用量最大，重复率最高，其中“མི”共出现1113次，“མ”出现“776”次。其余副词的词重复量顺序依次为范围副词、重复副词、程度副词、情态副词和时频副词。前20个高频副词

① 张谊生．现代汉语副词研究[M]. 北京：商务印书馆，2018：4.

依次为“མ”（不）、“ཀུན”（全部）、“ཙམ”（局部）、“ཤིན་ཏུ”（非常）、“ཐམས་ཅད”（全部）、“མ་ལུས”（所有）、“ཅུང་ཟད”（局部）、“ཕལ་ཆེར”（几乎）、“ཡང་ཡང”（重复地）、“རྒྱུན་དུ”（时常）、“འཕྲལ་དུ”（立刻）、“མྱུར་དུ”（立刻）、“རྟག་ཏུ”（时常）、“སྐྱར”（重复地）、“དྲགས”（过渡地）、“ཞིབ”（仔细地）、“མཆོག་ཏུ”（极好地）、“རྣམ་པར”（彻底）、“ཀུན་ཏུ”（所有）、“ཏ་ཅང”（很）。《四部医典》中频繁使用否定副词，这种语言现象说明文本中为了达到更好的知识传承和治疗效果，作者使用大量的“否定性”语词来“告诫”和“制止”患者的不当行为。

状态词主要用于描述和表示相对静止事物的状态，在本体中一般用于描述实体的本质属性。在《四部医典》中，全文使用 31 个状态词，总词次数仅有 36 次，每个状态词只重复一次。尽管状态词的词种数和频次数远低于其他实词，然其语言使用极其生动，多用叠音词表示。如原句“སྣ་ཁྲག་འཛག་དང་སྣ་སྐམས་སྣ་གོང་རྡུལ། ལྕེ་སྐམས་སེར་ལ་ཐོས་ཀྱིས་དོགས་ལྟར་སྨྲ། ཟས་ལ་འཛམ་ཞིང་ཡང་ན་ཏབ་ཏབ་ཛམ། འགྲངས་དང་བཀྲེས་དུས་ན་ཞིང་ཟོས་རྗེས་སྐྱུག”，用于形容似狗般贪馋美食的样子。另有叠音状态词如“མེར་མེར”（浮光潋滟状、欲溢的样子）、“འབར་འབུར”（凹凸不平的）、“ཚང་ཚིང”（茂密）、“ལིང་ལིང”（摇晃状）、“རྙོག་རྙོག”（浑浊不清）、“ནར་ནར”（扁状）等。状态词在三元组描述中一般充当主语实体的状态修饰，如原句“ཀླད་སྤྲི་མེར་མེར་སྦོས་ན་ཚ་སེར་གཅག །”中的状态词“མེར་མེར”（浮光潋滟状）主要用来表示实体“ཀླད་སྤྲི”（脑膜）的柔软欲溢的形状。

三、《四部医典》虚词计量解析

藏语虚词使用极其丰富，起到句法和语义桥接的作用，是整个句子的“骨架”。虚词按照一定规律填充语句，与实词一同完成语义表达。藏语虚词的分类较为繁杂，分类角度也各有不同。从功能角度进行分类，有具格、属格等；从形式或虚词本身分类，如位格等。藏语虚词计量考察对于实体三元组的研究具有重要作用，不管是在句子中的头实体和尾实体（主宾）的位置定位，还是在实体排列关系和选择关系的描述语句中，虚词都充当着重要角色。

（一）9种虚词标记的计量解析

为了便于文本解析，本文将位格助词、具格助词、属格助词、源格助词、助动词、单纯连词、复合连词、叹词及拟声词等9种词类归入虚词一类进行统一考察。9种虚词在《四部医典》中的使用情况如表5–6统计所示（表中“词种”特指词串和标记均相同的虚词）。

表5–6 《四部医典》虚词使用统计表

序号	词类	词种	词次	总词种占比（%）	总词次占比（%）
1	位格	7	8324	0.000428	0.045010
2	具格	5	4591	0.000306	0.024825
3	属格	5	6035	0.000306	0.032633
4	源格	2	642	0.000122	0.003471
5	助动词	60	1752	0.003673	0.009473
6	单纯连词	65	13977	0.003979	0.075577
7	复合连词	50	1221	0.003061	0.006602
8	叹词	15	208	0.000918	0.001125
9	拟声词	9	11	0.000551	0.000059

计总数，文本中共有218个虚词，占总词种数的1.33%。可见《四部医典》中的藏语虚词词种数较少，然其使用频次和重复使用率较高，使用频次高达36761次，重复使用率高达18.88%。从9种虚词的词种数分布来看，单纯连词种数最多，其后依次是助动词、复合连词、叹词、拟声词、位格、具格、属格、源格。从严格意义上讲，前4种虚词即助动词、复合连词、叹词、拟声词属于开放式词类，而后5种虚词则是封闭类，词种数量相对固定。

从9种虚词的频次分布来看，单纯连词是文本中使用次数最多的虚词，其后依次是位格、属格、具格、助动词和复合连词，相比而言，源格助词，叹词和拟声词的使用相对较少。前 20 个《四部医典》高频虚词及其标记分别为“དང”（cd）、“འི”（gi）、“ལ”（ls）、“ར”（ld）、“ན”（cv）、“ར”（ls）、“ལ”（cn）、“ས”（bg）、“ས”（bo）、“དང”（cn）、“དུ”（ls）、“ཞིང”（cn）、“ས”（ba）、“ནི”（ci）、“ཡི”（gi）、“ཀྱིས”（bo）、“ཡིས”（bo）、“ལ”（cl）、“ལ”（cn）。

（二）41 种虚词标记的计量解析

以上 9 种藏语虚词在《四部医典》中的分布各有不同，对其进行计量考察尚不能完全满足藏医药本体构建的真实语言分析需求，需要将其逐层细化分析。文章根据每个虚词的语法功能，将 9 种虚词进一步细分为 41 种虚词，并逐一进行量化解析。（注 :《信息处理用藏语词类标记集》中有境起止连词、数起止连词、时间连词、缘由连词 4 种虚词在文本中并未出现）

1. 连词计量解析

如上所述，单纯连词在《四部医典》中的使用频次和词种数量最多。据详细统计，65 个藏语连词在文本中共出现 13977 次，使用频次极高。其中，据引连词等 14 种连词的数量分布不甚均匀。从词种数来看，分义连词、衔接连词和疑问连词的词种数最多，其他连词较少。然而从《四部医典》中出现的词次来看，衔接连词“ནས་སོགས”（占总词次 31.7%）、统分连词“དང”（占总词次 30.9%）、据引连词“ན”（占总词次 11.37%）、所指连词“ནི”（占总词次 5.52%）的词次数最多，占连词总词次数的 79.49%，表示文本语句的语义复杂度较高。其余连词多为复合类常用连词，词次数较少。文本中引指连词、分义连词、关系引连连词、复指连词和转折桥接连词的总词次数达 1924 次。而复加桥接连词等其他连词的词次数较少，总词次数仅有 151 次。在所有单纯连词中，统分连词、分义连词和所指连词在本体构建中具有实体辨识的功能。如原句“སྤྱི་སྣང་པར་པ་ཏ་དང་དུག་མོ་ཉུང། པ་ཏོ་ལ་དང་ཚ་མཁྲིས་བསྙན་ལ་བཏང།”中，通过上一句中虚词

“དང”（同“和”）的统分功能，能够依次识别实体“པར་པ་ཏ”（角茴香）和“དུག་མོ་ཉུང”（白薇）在本体描述中具有“逻辑与”的作用。通过后一句中的“དང”能够识别实体“པ་ཏོ་ལ”（鸦葱）和“ཙ་མཁྲིས”（鹅食）。除外，另有衔接连词（cn）、引指连词（cl）、所指连词（ci）也在实体的辨识中起到重要作用。如原句“[རླུང་_jbm] JBM ལ་_cl [ཟོ་ས_nn] QJM ར་_ls [ཡིད་འོང་_as གྲོགས་_nn བསྟེན་_vt] QJM ཞིང་_cn །_ww [མཁྲིས་པ་_nn འི་_gi ནད་_nn] JBM ལ་_cl [བསིལ་ས_nn] QJM ར་_ls [དལ་བ_as ར་_ld བསྡད_vi] QJM །_ww [བད་ཀན་ནད་_jbm] JBM ལ་_cl [རྩོལ་_nn བཅག་_vt] QJM [ཟོ་ས་_nn བསྟེན_vt] QJM །_ww”（译：隆病要保暖处良友，赤巴要纳凉缓行动，培根要不劳保温暖）中，引指连词“ལ”在语句中起到实体“རླུང”（隆病）、“མཁྲིས་པའི་ནད”（赤巴病）、“བད་ཀན་ནད”（培根病）的定位定指作用。17 种连词在《四部医典》中的出现频次与词次对比如图 5–2 所示。

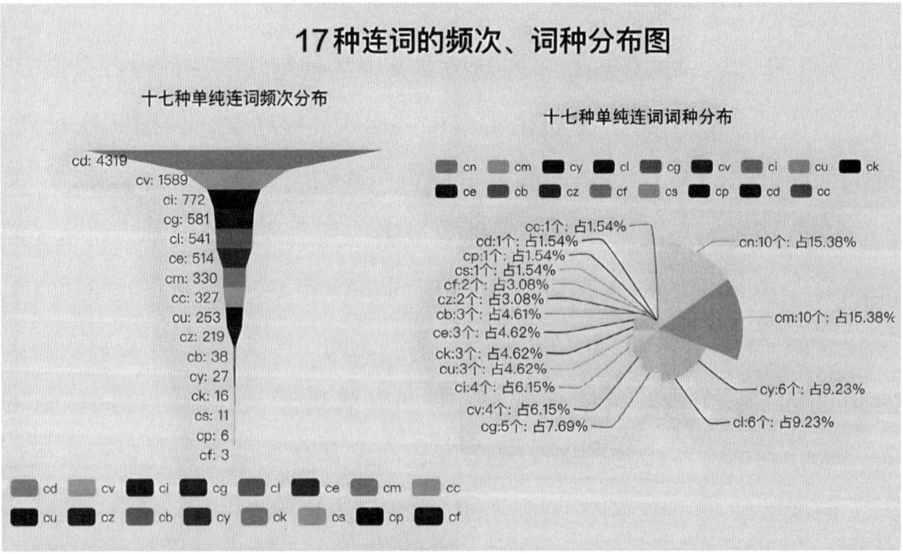

图 5–2　17 种连词的词种、频次分布图

除了语义关联连词外，《四部医典》中的其他复合连词的使用较少，词种总数仅有 50 个，频次数达 1221 次。其中，语义关联连词占据最大

比例，词种数 38 个，占复合连词总词种的 76%，词次数达 1166 次，占复合连词总词次数的 95.5%。在所有复合连词中，假设关联连词仅有“གལ་ཏེ”，全文共出现 12 次。泛指连词共有“ཅི་ཡང”和“གང་ལྟར”两个词种，全文共出现 3 次。《四部医典》中仅有几个假设关联连词和泛指连词的现象，从另一个层面表示文本自身具有较高的理论性而缺少泛泛而谈的描述语句。与二者不同的是，语义转折连词共有 8 个词种，全文共出现 42 次，在文本中主要用于表述疾病的转换。

2. 助词计量解析

《四部医典》中的助词使用相对频繁，词种数多达 60，词次共 19752 次。根据词种数和词次数的综合类比来看，比喻助词的词种数（14 个）和频次数（802 次）最高，其次是终结助词（频次 622 次，词种 10 个）、祈愿助词（频次 163 次，词种 9 个）、时态助词（频次 86 次，词种 12 个）、语气助词（频次 59 次，词种 5 个）及语尾助词（频次 20 次，词种 3 个）。藏语中的助词多用于表示时态、语气、祈使、比喻、原因、目的、终结的词。对于藏医药本体构建而言，大部分助词仅充当实体关系词的辅助元素而存在，对于实体三元组的描述基本是徒劳无益。如终结助词在文本中仅用于表示句子的终结。时态助词仅用于表示动作发生的时间。祈愿助词和、语气助词和语尾助词对于本体构建的作用亦不具有实质影响。相反，文本中使用的比喻助词对于本体的构建具有一定作用，在实际构建过程中，比喻助词是作为实体关系而存在的。如原句“དཔྱི་རུས་གཉིས་ནི་རྩིག་པའི་འགྲམ་གཞི་འདྲ།”中，“དཔྱི་རུས་གཉིས”和“རྩིག་པའི་འགྲམ་གཞི”是实体，而比喻助词“འདྲ”则是二者的关系，在其三元组表述中必不可少。通过数据可知，《四部医典》中使用比喻助词的次数较高，14 个词种共出现 802 次，可见文本中常用“比喻体”（འདྲ་དཔེ）来表述藏医药类实体。前 20 个高频助词依次是“འདྲ”（ub）、“སོ”（uz）、“འོ”（uz）、“ལྟར”（ub）、“ཅིག”（uq）、“ལྟ་བུ”（ub）、“བཞིན”（ub）、“ལགས”（uu）、“འདྲ་བ”（ub）、“ནོ”

（uz）、“མཚུངས”（ub）、“ཇི”（uz）、“འགྱུར”（us）、“བཞིན”（us）、“གྱིས”（uq）、“ཡིན”（ud）、“གོ”（uz）、“ཀྱིན”（us）、“ལོ”（uz）、“ཏོ”（uz）。在前 20 个高频助词中，共有 5 个助词的频次超过 100 次，分别为“འདྲ”（419 次）、“སོ”（333 次）、“འོ”（182 次）、“ལྟར”（142 次）、“ཅིག”（132 次）。

3. 格助词计量解析

众所周知“多个词在述语（动词）的驱动下依照逻辑格和语义格的结构映射关系，在词汇概念联想的约束和话语音律的限制下构成句子”①。在所有词类中，格助词的句法功能最为丰富。研究格助词在文本中的词汇计量统计和分布，有助于考察文本的语义表示方法，对藏医药知识图谱的构建研究具有重要意义。

藏语格助词词种数虽少，然其兼类现象较多，在文本中的使用频率也较高。正如表 5–6 所示，《四部医典》中共有 67 个虚词词种②，在文本中共出现 22347 次。其中，格助词共有 19 个，频次达 19592 次，占文本虚词总频次的 87.67%。但根据格助词的形态，习惯将藏语格助词分为位格助词（ལ་དོན་གྱི་སྒྲ།）、具格助词（བྱེད་སྒྲའི་སྒྲ།）、源格助词（འབྱུང་ཁུངས་ཀྱི་སྒྲ།）及属格助词（འབྲེལ་སྒྲའི་སྒྲ།）4 种。从 4 种格助词的分布来看，《四部医典》中的位格助词、具格助词、属格助词及源格助词的词种数量分布和总词次分布各不相同。按照 4 种格助词在文本中的总词次排序，位格助词的总词次最多，其后依次为属格助词、具格助词，源格助词的使用量最少。本文按照传统语法和格助词在句法中的功能，将 4 种格助词细分为 19 种格助词。经过对前 20 个高频格助词作统计解析得知，19 种格助词在文本中的分布也不尽相同。前 20 个高频格助词统计如表 5–7 所示。

① 祁坤钰 . 信息处理用藏文自动分词研究 [J]. 西北民族大学学报（哲学社会科学版），2006（4）：92–97.

② 按照传统的语法形态划分方法，藏语格助词仅有 7 个位格助词、5 个作格助词、5 个属格助词和 2 个源格助词，共计 19 个格助词。现因语义表示的需要，暂将“ཆེད་དུ།”“ཕྱིར་དུ།”等具有格助词具有相同功能的词也囊括在格助词之中，因此格助词词种数量偏多。

表 5–7 《四部医典》前 20 个高频格助词统计表

序号	格助词	标记	频次	序号	格助词	标记	频次
1	འི་	gi	4112	11	ཡིས་	bo	538
2	ལ་	ls	2572	12	ཀྱི་	gi	462
3	ར་	ld	1817	13	ལས་	jg	412
4	ར་	ls	1334	14	གྱི་	gi	398
5	ས་	bg	925	15	གི་	gi	380
6	ས་	bo	851	16	གྱིས་	bo	336
7	དུ་	ls	801	17	དུ་	ld	314
8	ས་	ba	733	18	གིས་	bo	300
9	ཡི་	gi	681	19	སུ་	ls	246
10	ཀྱིས་	bo	628	20	ནས་	jg	230

不同格助词在句法中具有不同的功能。对于文本中的格助词计量考察能够为藏医药本体构建的实体识别和关系抽取提供很好的帮助。如在实体和关系抽取识别中，位格助词一般能够辨识宾语，具格助词用来辨识主语，属格助词用来表示实体间的领属关系，源格助词用来辨识实体间的来源关系等。因此，格助词的语法功能不同，它在实体辨识和关系抽取中所起到的作用不尽相同。正如表 5–7 所示，19 种格助词在文本中的使用频次也各不相同。现依次对其进行解析 :

位格助词（སུ་རུ་ར་ལ་ཏུ་དུ་ན）按其句法功能细分为业格、为格、依格、同体格、时间格 5 类。5 种格对于藏医药本体构建所起到的作用和分布状况并不相同。其中，业格在本体构建中用以标识和区分直接宾语和对象宾语，在《四部医典》中共出现 5242 次。时间格用以表示动作发生的时间，在文本中一般作为时间状语出现，在《四部医典》中主要用以表示诊断时间和治疗时间。时间格助词在文本中共出现 483 次。依格用以表示实体间的依存、方位、处所关系，主要作状语使用，在文本中共出现 179 次。为格助词用于区分所需，表示动作的目的、对象和意图①，

① 扎西加，顿珠次仁 . 自然语言处理用藏语格助词的语法信息研究 [J]. 中文信息学报，2010，24 : 43.

在文本中仅出现 68 次。同体格主要填接在动词、形容词后，对于本体的构建并无实质性作用。同体格助词在《四部医典》中主要作为表示实体关系的动词性词组成员，共出现 2314 次。按照“སུ”等 7 个格助词的词次顺排，《四部医典》中的业格助词最多，其后依次是同体格、时间格、依格，为格助词的词次最少。当然，“སུ”等 7 个格助词在文本中的分布也不尽相同。如，助词“སུ”在文本中主要用于表示业格（共 246 次）、时间格（139 次）、同体格（75 次），而不表示为格和依格；助词“རུ”在文本中主要用于表示业格（共 100 次）、同体格（56 次）、时间格（2 次）、依格（1 次）的功能，而不表示为格；助词“ར”在文本中主要用于表示同体格（1817 次）、业格（共 1334 次）、时间格（59 次）、依格（21 次）的功能，不能表示为格；助词“ལ”在文本中主要用于表示业格（共 2572 次）、时间格（179 次）、依格（15 次）、同体格（3 次）的功能，而不表示为格；助词“ཏུ”在文本中主要用于表示业格（共 179 次）、同体格（87 次）、时间格（12 次）、依格（2 次）的功能，而不表示为格；助词“དུ”在文本中主要用于表示业格（共 801 次）、同体格（314 次）、时间格（42 次）、为格（7 次）、依格（4 次）的功能。助词“ན”在文本中主要用于表示依格（136 次）、时间格（49 次）、业格（共 2 次）的功能，而不表示为格和同体格。可知，除助词“དུ”可以普遍表示 5 种位格外，其余 6 种格助词在文本中均体现自己的语词使用惯性。在《四部医典》中，5 种位格对于“སུ”等 7 个格助词也同样具有一定的选择性和使用惯性。如业格习惯用格助词“ལ”（2572 次）和“ར”（1334 次）；时间格习惯使用格助词“ལ”（179 次）和“སུ”（139 次）；依格习惯使用格助词“ན”（136 次）和“ར”（21 次）；同体格习惯使用格助词“ར”（1817 次）和“དུ”（314 次）；为格习惯使用复合型格助词“ཕྱིར”（63 次）和格助词“དུ”（2 次）。

属格表示事物之间的领属关系，一般在句法中做前置定语使用。属格对于藏医药实体和关系的抽取所起到的作用相对较小，在文本中主要以名词性词组构成要素的身份用来表示一个完整实体，表示实体之间的“领属关系、修饰关系、复指关系、总别关系和依存关系”①。“གི”等5个属格助词在《四部医典》中的出现频次相对较高，共出现6035次。在5个属格助词中，助词“འི”在文本中的使用次数最多，频次多达4112次，占总属格助词频次的68.14%。其后依次是助词“ཡི”（681次）、“ཀྱི”（462次）、“གྱི”（398次）、“གི”（380次）。助词“འི”在文本中的高频使用表示复合词在《四部医典》中的使用次数较多，也表明文本语言相对精简。

具格用以表示施动者和动作之间的主谓关系。具格助词在本体构建中可以充当抽取主语性实体的主要标识符。按照句法功能，具格可分为施事格、工具凭事格、材料凭事格、方式事格、缘由格五种。施事格助词是实体抽取的主要标识符，在《四部医典》中的使用次数最多，总词次达2670次。缘由格（969次）、工具凭事格（790次）、材料凭事格（13次）、方式事格（149次）对于实体抽取的直接作用较小。同样地，五种具格对于“གིས”等五个格助词也同样具有一定的选择性。施事格习惯使用“འིས”（851次）和“ཀྱིས”（628次）；工具凭事格习惯使用“འིས”（733次）和“ཡིས”（16次）；材料凭事格仅使用“འིས”（13次）；方式事格习惯使用“འིས”（104次）和“གྱིས”（36次）；缘由格习惯使用“འིས”（925次）和“ཡིས”（5次）。

源格主要表示实体的来源关系，共有“ནས”“ལས”两个助词形式。用在名词、名词性短语后组成源格结构，源格助词在《四部医典》中多被用来直指身体部位名称、地域名等。两个源格助词在《四部医典》中的使用频率较低，总词次仅有642次。其中，“ལས”使用412次，“ནས”使用230次。经查阅，“ནས”“ལས”在文本中并不直接作用于实体（如表示药材的来源等），现不作细述。

4. 叹词和拟声词计量解析

---

① 格桑居冕，格桑央京．实用藏文文法教程[M]. 成都：四川民族出版社，2011：14.

“传统文法把表示对别人打招呼的一种独立成分叫作呼格，常与指人的名词一起用在句首作呼语，不跟任何句子成分发生结构关系。”① 为了符合传统语法中“第八格”的定位，本文暂将第八格词汇统称为“叹词”，并入虚词考察。又因呼语不能算作独立的格，本文将其与其他格助词区分，独立对其进行解析。《四部医典》中共出现 4 个叹词，分别为“ཀྱེ”“ཀྱེ་ཧོ”“ཀྱེ་མ”“ཨེ་མ་ཧོ”。其中叹词“ཀྱེ”的频次最多，共出现 204 次，主要出现在与药师佛的对话中。其余 4 个叹词仅出现 1 次，在文本中的使用次数较少。

拟声词是模拟自然界声响而造的词汇，是世界上所有语言都具备的词汇。《四部医典》中的拟声词主要用于描述疾病状态，如原句“འཁྲུམས་སུ་ཆུང་ཤོར་བཀྲོལ་ན་ཀྲིག་ཀྲིག་ཟེར། ཡོད་ཡོད་འདྲ་ཡང་རྩ་སྟོང་ཆུ་མདོག་སྐྱ། སྐྱོ་སྙིང་འདར་ལ་མིག་དཀར་ཟ་བ་ཅན། གདོང་སྐྱ་འཁྱོག་པའི་སྐད་ལ་འཕེལ་འབྲི་འོང་།”。经统计发现，《四部医典》中的拟声词使用较少，仅有 8 个拟声词，即“ཧྲིལ་ཧྲིལ”“ལྷང་ལྷང”“ཙག་ཙག”“ཤང་ཤང”“ཁྲལ་ཁྲལ”“ཁྲིད་ཁྲིད”“ཀྲོག་ཀྲོག”“ལྷུག་ལྷུག”“ཕུས”等在文本中各出现 1 次。

四、《四部医典》附加词计量解析

本文将《四部医典》中出现的梵文、符号、词缀、语素词统一归入附加类别中进行统计。经统计，《四部医典》中符号的频次最多，共出现 23703 次；梵文其次，出现 112 次；未出现独立的词缀词和语素词。符号主要以单垂符“།”② 为主，另有“༄༅”“༔”“༄༅༅”“༅༅”等 5 种藏文符号。其中，单垂符在本体自动构建中具有重要作用，是机器完成实体和关系抽取识别、自动抽取的单元界限。在《四部医典》中，单垂符的使用频次最多，共 23695，表明文本共有 23695 个小句。其他 4 种符号仅出现

① 格桑居冕，格桑央京．实用藏文文法教程 [M]. 成都：四川民族出版社，2011：14.

② 德格版《四部医典》在数据录入中，统一将 2 个单垂符（UNICODE 编码：U+0FOD）录为两个单垂符（UNICODE 编码：U+0F0E），文章统一将双垂符等同于双垂符处理。

1 次。

《四部医典》中出现大量的梵文，文本中的梵文或是作为药材名称出现，或是作为咒语治疗词出现。经统计，《四部医典》共出现 108 个梵文①。其中，除了“བཻཌཱུརྱ”和“ཏརུ་ཥྐ”各重复出现 2 次外，其余 106 个梵文各出现 1 次。

第三节 《四部医典》文本解析与常用复合词研究

对于通用藏文文本处理而言，现有的两项国家标准基本能够全方位解决文本分析的需求，能够从音节、词汇层面较为直观、科学映射文本中的实际语言特征。然而藏医药本体构建是一项语义工程，语义工程主要以实体的完整词义作为处理单位。因此，面向藏医药本体构建的文本分析不能仅停留在词汇（基于两项标准的词汇）层面，需从词法研究延伸至更大的语义单位。面向藏医药本体构建的文本分析需要在词类研究的基础上，拓展进行藏医药常用复合词的研究。

一、《四部医典》常用复合词标记研究

通常而言，分词单位不仅限于语法词。在语言形式上，语法词也包含语言处理中所需的一部分结合紧密且使用稳定的复合词。两项标准对于词汇处理的粒度较细，一般对非固定复合词进行分解处理。而在实际语义理解中，复合词需要单独处理。复合词可粗略分为常用复合词和非常用复合词（以下将非常用复合词简称复合词组）。常用复合词组词长较

① 本书统一将梵文按照单垂符“།”进行匹配统计。在严格意义上，梵文统计不等同于梵文词汇统计，也不等同于梵文句子统计。

短，在词形、词义及功能上均与普通词汇相同，本文不作特别研究。而非常用复合词组虽然在词义和功能上具有普通词汇相同的作用，然而其词形上较为复杂，构成元素较多，词长较长，且常伴虚词作为连接。对于本文而言，复合词既区别于普通词汇，也区别于通俗意义上的词组（或称短语），它由词和词按照一定的规律组合的比词大、比句子小的语言单位。《四部医典》中的常用复合词既可以是实词与实词的组合，也可以是实词和虚词的组合，它与普通词汇具有相同的语法功能和区别意义。

针对藏医药本体构建的词义完整性需求，本文暂拟 4 种复合词组标记，即名词复合词组、动词复合词组、数量词复合词组和形容词复合词组。现逐一进行如下区别性解释：

名词复合词组（np）："དངོས་མིང་འདུས་མ།"，名词性复合词组是指语法功能相当于名词的一类词组，用来表示特定独立的实体。名词性复合词组在句子中可以充当主语、宾语和定语等。如"གསོ་བ་རིག་པའི་མན་ངག"（医学箴言）、"འཕེལ་འགྲིབ་ནད་ཀྱི་གནས"（发病位置）、"རླུང་གི་ནད"（隆病）、"གསུངས་པའི་མན་ངག"（言说的箴言）、"མན་ངག་རྒྱུད"（秘诀部）、"སེམས་ཅན་ཐམས་ཅད"（众生）、"བཤད་པའི་དུས"（言说时间）、"ཞུ་བའི་ཚིག"（问句）。

动词复合词组（vp）："བྱ་མིང་འདུས་མ།"，通常将动词性词组分为动宾词组、动补词组、连谓词组等。文中动词性复合词组指那些在动词后添加助动词后不改变原有基本词义的动词性词组，如"副词 + 动词"型复合词组"རྣམ་པར་འཚེ་བ"和"ཅུང་ཟད་བྱིན"；"动词 + 同格 + 时态助词"型复合词组"བསླབ་པར་བྱ"和"གསོ་བར་བྱ"。另外，由于"宾动结构"组成的复合词在《四部医典》中经常用来表示独立的行为实体，文中将其标注为动词性复合词组。如"བད་ཀན་ཟད་པས་རང་གི་གནས་སྟོངས་ཤིང་། མགོ་འཁོར་སྙིང་འདར་ཚིགས་མཚམས་ལྷོད་པར་འགྱུར།"中的"མགོ་འཁོར"（头晕）、"སྙིང་འདར"（心悸）等词组表示单独的症状，被标为一个动词性词组。

形容词复合词组（ap）："ཁྱད་མིང་འདུས་མ།"，它是以形容词为主体的短语，它的语法功能与形容词相当。文章仅标注“副词 + 形容词”和“形容词 + 复指连词 + 形容词”为谓语形容词短语。如“ཤིན་ཏུ་ལེགས”（非常棒）、“ཏ་ཅང་འཕྲོད”（非常符合）、“མངར་ལ་སྐྱུར”（甜又酸）、“དྭངས་ལ་གསལ”（清而澈）。

数量词复合词组（mp）：“ཤུགས་འདོན་པའི་མིང་འདུས་མ།”，数量词复合词组是以“数词”作为词义核心构成的词组，在剧中主要充当状语，偶尔可作定语。“数词 + 统分连词 + 数词”型和“量词 / 普通名词 + 数词”型的复合词标记为数量词复合词组。如“བརྒྱ་དང་ལྔ་བཅུ་བཞི”（一百五十四）、“བརྒྱ་ཉི་ཤུ”（一百二）、“སྐྱིམ་གང”（一把）、“ལེའུ་དྲུག”（六章）等。

二、《四部医典》常用复合词组结构

《四部医典》中的常用复合词组使用频率较高，全文共出现 3861 个复合词。其中名词性复合词组最多,共出现 2894 次,动词复合词组 913 次、形容词复合词组 25 次和数量词复合词组 34 次。从前 20 个高频复合词组来看，动词复合词组数量居多，名词复合词组紧随其后，而形容词复合词组和数量词复合词组未能入列。4 种复合词组的词种上分析，前 20 个高频复合词分别是“ཞེས་གསུངས་སོ”（44 次）、“དྲང་སྲོང་ཆེན་པོ”（43 次）、“བཅོམ་པའི་ཐབས”（38 次）、“བཤད་དུ་གསོལ”（37 次）、“ཤེས་པར་བྱ”（36 次）、“སྨན་པའི་རྒྱལ་པོ”（32 次）、“གསེར་གྱི་མེ་ཏོག”（24 次）、“བསྟེན་པར་བྱ”（16 次）、“འཚོ་མཛད་སྨན་པའི་རྒྱལ་པོ”（16 次）、“བསླབ་པར་བགྱི”（15 次）、“ཉོན་ཅིག”（15 次）、“བཤད་དུ་གསོལ”（14 次）、“བདུད་རྩི་སྙིང་པོ་ཡན་ལག་བརྒྱད་པ་གསང་བ་མན་ངག་གི་རྒྱུད”（13 次）、“ཞུས་པའི་དོན”（12 次）、“ཕོ་བའི་མེ་དྲོད”（11 次）、“གཅོད་པར་བྱེད”（10 次）、“ཕྱག་འཚལ་ལོ”（10 次）、“འཇོམས་པར་བྱེད”（10 次）、“ཞེས་ཞུས་པ”（9 次）、“སྐྱེད་པར་བྱེད”（9 次）。

名词复合词组是所有复合词组中数量最多的，在文本中共出现 2894 次。在所有的名词复合词组中，有些复合词组是具有特定指称对象的，在文本中经常用来指称藏医药药材名称（414 个）、疾病名称（297 个）、人体名称（141 个）、方剂名称（129 个）、饮食名称（104 个）、治疗方法名称（24 个）、时间名称（13 个）、人物名称（12 个）、器械名称（6 个）。而有些则是没有特定指称对象的，如“ངན་འགྲོའི་སྡུག་བསྔལ”（众生之苦）、“གསུངས་པའི་ཚིག”（言词）、“སྨན་གྱི་རྒྱལ་པོ”（药王）。具有特定指称对象的复合词组是本体构建中最为基本的语义单位，文章另设章节详细探讨。此处仅考察没有特定指称的复合词组。据统计，《四部医典》中共有 1760 个不具特定指称对象的复合词组，可见名词复合词组对于藏医药类文本的影响之大。在语义层面上，名词复合词组是作为独立语义块的，如原句“(འདི་སྐད་བདག་གིས་བཤད་པའི་དུས་གཅིག）npན།（དྲང་སྲོང་གི་གནས）np（སྨན་གྱི་གྲོང་ཁྱེར་ལྟ་ན་སྡུག）npཅེས་བྱ་བ（རིན་པོ་ཆེ་སྣ་ལྔ་ལས་གྲུབ་པའི་གཞལ་ཡས་ཁང）npཡོད་དེ།” 中的 np 均是作为独立语义块来表达语义的。这类名词复合词组在《四部医典》中的使用较为频繁，共有 1403 个复合词种。其中，频次在 10 次及以上的名词复合词组共有 15 个。分别是：“དྲང་སྲོང་ཆེན་པོ”（43 次）、“བཅོས་པའི་ཐབས”（38 次）、“སྨན་པའི་རྒྱལ་པོ”（32 次）、“འཚོ་མཛད་སྨན་པའི་རྒྱལ་པོ”（16 次）、“བདུད་རྩི་སྙིང་པོ་ཡན་ལག་བརྒྱད་པ་གསང་བ་མན་ངག་གི་རྒྱུད”(13 次)、“ཞུས་པའི་དོན”(12 次)、“ཕོ་བའི་མེ་དྲོད”（11 次）、“བཤད་པའི་རྒྱུད”（9 次）、“བཅོས་པའི་ཚུལ”（7 次）、“རིག་པའི་ཡེ་ཤེས”（7 次）、“རྩ་བའི་རྒྱུད”（6 次）、“བྱ་བའི་ཐབས”（6 次）、“མ་ཞུ”（5 次）、“ཕོ་བའི་མེ”（5 次）、“ཚ་བའི་ནད”（5 次）、“ཕྱི་མའི་རྒྱུད”（5 次）、“སེལ་བའི་སྨན་སྡེ”（4 次）、“རྣམ་པར་མ་གྱུར”（4 次）、“ཤ་ཟུའི་ཐལ་བ”（4 次）、“ནད་ཀྱི་ངོ་བོ”（4 次）、“གསོ་བ་རིག་པའི་མན་ངག”（4 次）、“མདུན་གྱི་བར་སྣང”（4 次）。从构词结构来看，名词复合词组的构词方式多样，共有 357 种构词方式。在《四部医典》的 357 种复合词组构词结构中，共有 17 种结构在文本中的出现次数超过 10 次，分别是：“nn+gi+nn”（共 1016 次，如 ངན་འགྲོའི་སྡུག་བསྔལ）、“vt+gi+nn”（共 212 次，如 གསུངས་པའི་ཚིག）、“nn+as”（共 71 次，如 དྲང་སྲོང་ཆེན་པོ）、“nn+vi”（共 70 次，如 རྣམ་གྱུར་ན་བ）、“nn+nn”（共 59 次，如 བདུད་རྩི་སྙིང་པོ）、“as+gi+nn”（共 43 次，如 གྲང་བའི་ནད）、“nn+gi+nx”（共 41 次，如 སྨན་གྱི་

རྒྱལ་པོ）、“vi+gi+nn”（共 35 次，如 འདུས་པའི་ནད）、“nf+gi+nn”（共 28 次，如 མདུན་གྱི་བར་སྣང）、“nt+gi+nn”（共 23 次，如 ཚེ་ཡི་རྩ）、“nn+nn+gi+nn”（共 22 次，如 རྩ་ཆུའི་མདོ）、“nn+vt+gi+nn”（共 13 次，如 གནས་སྐབས་སྤྱོད་པའི་ཆོ་ག）、“as+nn”（共 13 次，如 མདོག་གསལ་མིག་གཟུགས）、“nn+df+vi”（共 12 次，如 སྐྱེ་གནས་མི་མཐུན་པ）、“no+nn+gi+nx”（共 12 次，如 འཚོ་མཛད་སྨན་པའི་རྒྱལ་པོ）、“nn+nn+nn+nn+gi+nn”（共 12 次，如 བདུད་རྩི་སྙིང་པོ་ཡན་ལག་བརྒྱད་པ་གསང་བ་མན་ངག་གི་རྒྱུད）、“nn+vt+nn+nn”（共 10 次，如 བཪ་སྦྱོར་འཕྲིན་པ་རྩ）等。另有 93 种构词结构的频次在 1 次以上，结构相对稳定。从名词复合词在文本中的使用频次和表示方法可知，《四部医典》中的有指实体构词较为复杂，义素较多，语义理解难度较大。

动词复合词组计量解析在文本中共出现 913 次，在文本中主要作为实体关系使用，一般充当谓语。其中，频次在 10 次及以上的动词复合词组共有 10 个，分别是：“ཞེས་གསུངས་སོ”（44 次）、“བཤད་དུ་གསོལ”（37 次）、“ཤེས་པར་བྱ”（36 次）、“བསྟེན་པར་བྱ”（16）、“བསླབ་པར་བགྱི”（15 次）、“ཉོན་ཅིག”（15 次）、“བཤད་དུ་གསོལ”（14 次）、“གཅོད་པར་བྱེད”（10 次）、“ཕྱག་འཚལ་ལོ”（10 次）、“འཇོམས་པར་བྱེད”（10 次）。另有 67 个频次超过 1 的动词复合词组。就构词结构来说，动词复合词组的构词亦是较为丰富，共有 128 种构词结构。其中，词种数超过 10 个的构词结构共有 17 种结构。分别是：“vt+ld+vu”（共有 311 个，如 སེལ་བར་བྱེད་པ）、“vt+ld+vt”（共有 93 个，如 སྤྱབ་པར་འདོད་པ）、“as+ld+vt”（共有 64 个，如 སྨིན་པར་སྒྲིག་པ）、“ce+vt+uz”（共有 44 个，如 ཞེས་གསུངས་སོ）、“vt+ld+vi”（共有 36 个，如 གནོད་པར་འགྱུར་བ་）、“nn+vi”（共有 31 个，如 དབང་པོ་ཉམས）、“vt+cn+vt”（共有 22 个，如 བཀྲུས་ལ་བཏག）、“vt+ls+vt”（共有 18 个，如 བསླབ་པར་བགྱི）、“vi+ld+vu”（共有 16 个，如 གྲུབ་པར་བྱེད་པ）、“vt+uq”（共有 15 个，如 ཉོན་ཅིག）、“nn+ls+vi”（共有 13 个，如 པགས་ལ་གྲུམ）、“vi+ld+vi”（共有 13 个，如 སོ་བར་ཟད）、“nn+ls+vi”（共有 12 个，如 བཅུད་ལ་བོར་བ）、“ce_vt”（共有 12 个，如 ཞེས་བྱ་བ）、

“as+ld+vi”（共有 11 个，如 ཡང་དག་པར་རྫོགས་པ）、“vt+uz”（共有 10 个，如 ཕྱུག་འཚལ་ལོ）、“nn+ls+vt”（共有 10 个，如 ཙ་ཏ་རྒྱ）。在所有的动词复合词组构词结构中，频次达 2 次及以上的结构共有 51 种。

相对而言，形容词复合词和数量词复合组在《四部医典》中的出现次数较少。形容词复合词共有 25 个词种，共出现 26 次。其中，频次超过 1 的形容词复合词仅有一个，是“དྲི་མ་མནམ”，在文本中表示症候名称。频次仅有 1 次的形容词复合词共有 24 个，如“མདོག་སེར”“དྲི་མ་དུགས”“ཁོང་ན་འདར”“རོ་སྐྱུར”“ཧྲངས་འཁྱིབས”“ལྷུ་བཅས”“མི་བརྟན”“རོ་བསྐ”等。从形容词复合词在真实文本中主要作为症候名使用，另有少许用于药材属性的形容。从构词结构上看，形容词复合词组的构词结构相对简单，仅有 8 种构词结构。形容词复合词组的构词结构及频次如表 5–8 所示。

表 5–8　复合形容词组的构词结构及频次表

构词结构	例词	频次	构词结构	例词	频次
_nn_ad	ལྷུ་བ་ཆེ	22	_dc_ad	ཤིན་ཏུ་ཉེ་	1
_nn_vj	མདངས་མེད་	5	_df_as	མི་སྡུག་	1
_df_ad	མི་བདེ་	2	_ad_cf_vt_ad	ཆེ་ལ་ཞི་བ་དཀའ	1
_nn_ub	ཚུ་འདུ་	2	_as_ad_cm_ad	རིང་བ་ཆེའམ་ཆུང་	1

数量词复合组在《四部医典》中的出现次数也相对较少，全文共有 38 个数量词复合词，共出现 39 次。在所有数量词复合词中，仅有“བརྒྱ་དང་ཙ་གཅིག”（5 次）和“ཞག་བདུན”（2 次）的频次超过 2 次及以上，其余 31 个数量词复合组在文本中仅出现 1 次。其他数量词复合组如“ལེའུ་ཉི་ཤུ་ལྔ”“སྙིམ་གང”“གྲང་འབྱམས་གཉིས”“ཀང་གཉིས”“འདོན་པ་གསུམ”“ལེའུ་སུམ་ཅུ་གཅིག”“བརྒྱ་སྟོང་དུ་མ”“སྟོང་དང་ཉིས་བརྒྱ”“སྐབས་བཅོ་ལྔ”“རང་ཁྲུ་ཁྱིད་དང་བཞི”“བཞི་བརྒྱ་དང་ཙ་བཞི”等。文本中出现大量由“nn+mj”结构构成的数量词复合词，由于先前已将此种复合词在词汇统计章节中作为数称词统计，此处不再赘述。另外，从构词结构来看，全文共有 13 种构词结构，其中“nn+mj”

结构和“mj+cd+mj”结构的词种数超过 10 次及以上。13 种数量词复合词组的构词结构及频次如表 5–9 所示。

表 5–9　复合数量词组的构词结构及频次表

构词结构	例词	频次	构词结构	例词	频次
_nn_mj	ཞེའུ་དྲུག	24	_mj_mj_cd_mj	ཉི་ཤུ་གཉིས་དང་ལྔ	1
_mj_cd_mj	བརྒྱ་དང་ལྔ་བཅུ་བཞི	10	_nn_nn_mj	བསེ་རུ་ག་དོར་གཉིས་	1
_nt_mj	སྐབས་བཅོ་ལྔ	9	_mj_cd_nn	བརྒྱ་དང་རྩ་གཅིག་	1
_mj_mj	བརྒྱ་ཉི་ཤུ	8	_ysm_qd_mj	བུར་སྣང་གཅིག	1
_mj_mg	བརྒྱ་སྟོང་དུ་མ་	1	_nn_ql_cd_mj	རང་ཁྲུ་ཕྱེད་དང་བཞི	1

第四节　《四部医典》文本解析与实体研究

一、本体论视野下的符号学意义指称研究

语言是人类认识世界的重要工具，人们通过语言来获得世界知识。对于领域本体构建的文本语言，我们应当持有什么样的语言观？这是极其重要的。语言观作为现代人类对语言的基本看法，是语言研究中最为首要的问题，它关系到“语言研究的理论、目标、范围、途径、方法、重点、结果，乃至语言政策指定”[①] 等根本性问题。国内外学者根据语言的功能、范围、系统性、本能（平克）或非本能（萨丕尔）属性、动态（洪堡特、乔姆斯基）与静态（索绪尔）上的分歧，形成不同语言观。潘文国先生（2001）从权威大师、工具书中搜集出了自 19 世纪迄今的 68 种关于语言的定义，阐释了不同学者在语言观上的分歧。尽管国内外学者对于“语言是什么？”的定义不尽相同，但亦可简约归纳如下四类：

① 甘健候，姜跃，夏幼明 . 本体方法及其应用 [M]. 北京：科学出版社，2016：8.

1.“自足系统说”，以索绪尔为代表人物，强调语言的自然属性。

2.“交际工具说”，该学说以斯大林为代表，重点强调语言的社会属性。

3.“本能说”，以乔姆斯基为代表，以人类自身的自然属性为出发点，强调语言研究中的自然科学方法，并希望“用自然科学的理性探索特征来研究世界上所有精神方面的东西”①。

4.“世界观说”，以洪堡特为代表人物，以人类所特有的文化属性为出发点，强调语言研究中的人文科学方法，与乔姆斯基所提倡的“自然科学方法”完全针锋相对。可见学界对于语言的定义方式不拘一格，五花八门。

经归纳整理，人类对于语言的观念在不同哲学思潮的影响下大致经历了“原始语言崇拜”“语言工具论”“语言本体论”②三个阶段。语言本体论强调语言的二重性，强调语言对人的思维、认识的局限性，强调人的本质和文化本质的特殊关联性，强调语言对人类生活的本体性意义。语言本体论使西方现代哲学呈现“语言学转向”，更新了西方传统的理性观念，此处无须展开探析。其中，认为语言是“一种作为社会交际工具的符号系统”③的观念最为大众所接受和探讨最多的，语言本体论是20世纪最大的语言观转向。故而，语言既有“工具性”又有“符号性”。语言的本质究竟是什么？语言是否只能有一种本质属性？对于语言的定义是否只能从本质属性入手？这些相关问题就成为了人类语言研究过程中最为重要的关键问题。

在三种不同语言观中，卢梭（Jean-Jacques Rousseau）在《论语言的

① Noam Chomsky. Powers & Prospects:Reflections on Human Nature and the Social Order[M]. Boston：MA:South End Press，1996：31-32.

② 夏丽莉．从工具论到本体论——论古今语言观[J]. 前沿，2013（21）：54.

③ 胡明扬．语言和语言学[M]. 武汉：湖北教育出版社，1985：5.

起源》[①] 中提出的交际工具说的思想最被广泛引用。语言的交际工具说经列宁添加修饰语“最重要的”后补全成为“人类最为重要的交际工具”，后经斯大林阐发后便成为了对于语言性质的经典定义。从语言作为一种社会现象的角度来看，语言是一种交际、思维工具。语言的工具性作为“三大语言层面”[②]（即语言的工具性、本体性和诗性）中的一种媒介或者工具，我们可以透过该传播媒介来达到对语言表象背后的思想或实在的认识。普遍意义上，语言工具论认为语言从本质上就是思想的一种物质外壳，或者说语言在其本质上是一种表象，它以文字或语音为交际媒介，表述表象背后的深层思想。

众所周知，语言具有传情达意、思维、指示、文化记录等交际功能。关于语言具有工具性属性的说法，人们基本保持认同。但是交际工具说是否为语言独有的本质属性？学界各抒己见，观点不一。洪堡特[③] 等学者认为，语言还有贮存知识、延续经验等多项功能。迪宁（Dinneen Francis P）也在《An Introduction to General Linguistics》[④]（普通语言学导论）中列举了语言具有有声性、线性、体系性、系统性、任意性、约定俗成、对立面并存的系统、创造性、唯一性和各种语言的相似性等符号特性。随后，美国学者鲍林杰（Dwight Bolinger，1981 年）等人列举了 10 条语言的特性，弗罗姆金（Victoria Fromkin）等人也列出 12 条语言的“共性”特征。虽然这种“列举”方法对于界定语言的本质属性丝毫无补，潘文国更是称其为一种“避难就易、回避矛盾的偷巧方法”[⑤]。但是跳出这种相对单一的

① Jean-Jacques Rousseau. Essai sur l’ origine des langues, translated into English by John H Moran, in Peter H.Salus(ed.)On Language(1969)：138.

② 高玉 . 论语言的工具性和思想本体性及其关系 [J]. 社会科学辑刊，2007（4）：27-30.

③ Humboldt Wilhelm Von. On the Comparative Study of Language and its Relation to the Different to the Different Periods of Language Development[M]. in T.Harden and D.Farrelly(eds.)Wilhelm Von Humboldt：Essays on Language, Frankfurt am Main, Berlin, Bem, NewYork,Paris:Peter Lang GmbH,1997：27.

④ Dinneen Francis P. An Introduction to General Linguistics. New York：Rinehart and Winston,Inc. 1967：6-11.

⑤ 潘文国 . 语言的定义 [J]. 华东师范大学学报（哲学社会科学版），2001（1）：103.

思维模式，反过来看，这种列举方法恰好揭发了语言除了最基本的交际功能外，还有符号性等其他功能属性。

将语言视作一种社会现象来进行研究，语言确实是一种人类最重要的交际工具。虽然语言在本质上是社会性的，但是如果将语言作为一种系统结构来分析，那么它就是一种音义结合的符号系统，具有结构性、线条性、任意性、不变形、可变性、生成性等多种符号属性。为此，索绪尔通过《普通语言学》的著写，指出“语言是一种表达观念的符号系统”①的思想，并引入能指与所指、历时与共时、组合与聚合等对立概念来探讨语言特点。索绪尔对于语言符号的认知基本同藏文传统语法一致，认为语言符号是概念和声音模式的结合体（སྒྲ་དོན་འདྲེས་གཟུགས།），是一种能指与所指的结合体。从微观探析，语言的符号性特征对于特定语言的研究更加重要。

思维是语言的“内核”，文字和声音作为一种表示思维的符号系统，是语言的“外壳”。虽然文字和语言都是表达思想的媒介，然二者并不属于同一类事物。②语言具有共性，有其自然属性，而文字具有个性特征，具有人造属性。不过在意义的指称性问题上，语言与文字具有相同的功能，基本可以等同对待。符号的指称意义作为符号学最为核心的重点研究对象，多以静态特征（语言特征等）来探析符号的意义问题。索绪尔在《普通语言学》中将语言符号视作一种双面“心理实体”，他用能指和所指分别代替概念和音响形象，并将二者简单对立。索氏否认语言与外界的联系，认为所指（概念）和能指（音响形象）应该也是心理性的东西。（图 5–3）

① 费尔迪南・索绪尔 . 普通语言学教程 [M]. 高名凯，译 . 北京：商务印书馆，2002：37–38.

② 张朋朋 . 语言和文字不属于同一类事物——论语言的自然属性和文字的人造属性 [J]. 讨论与争鸣，2008（2）：61–65.

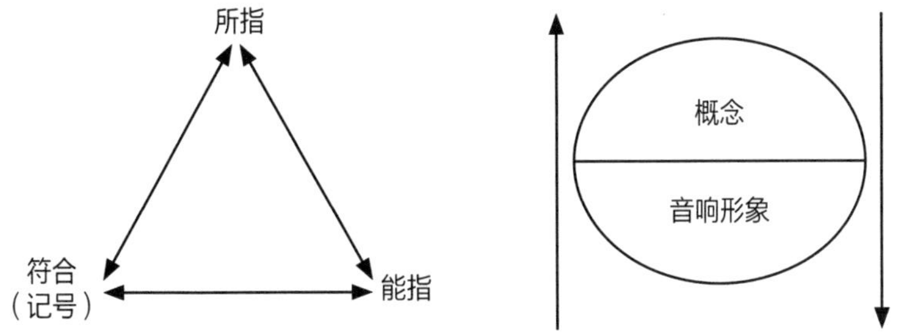

图 5-3　索绪尔符号三项式与概念、音响形象对立图

然而，随着所指对象的变化，符号本身的意义就会处在不断变化之中，所指与能指或音响形象与概念之间也不可能呈现严格的完全对应关系。符号的指称问题始终离不开符号所依附的语境和场景，需要参照语言的外部事物。正如美国逻辑学家皮尔士（Charles Sanders Peirce，1839—1914）所说，符号的意义指称过程不能仅仅包含能指和所指两个方面，需要进一步引入第三因素“解释项”（Interpretant）。在强调符号的意义指称活动开放性的同时，更要始终把外部世界纳入意义指称活动的整个过程中。

基于语言与外界具有多重联系，且其所指实体也具有多重属性特征，因此，相同的所指对象可以由不同的能指来表示，这种“意指作用”并非是一对一的关系，而是一对多的关系。譬如，作为具体事物的桌子是这个语言符号的所指，作为语言符号的词语“桌子”或者一幅画像都可作为桌子的能指，这个能指则是这个语言符号的意义。但是从本体论来看，由于所指具有多重属性，能指的符号意义可以用多种方式表述。纵然有些属性并不是“桌子”所特有的本质属性，然而表示“桌子”的能指可以由其相对固定的实体范畴类别名称完成意指作用，其意指作用同样也可以由其形状、颜色、位置等非本质属性来完成。由此可知，人类是通过不同符号来认识和描述外界事物的，而语言符号（含文字符号、语音符号、图像符号等）作为“所指”对象的重要“指代符号”。单个语言符号无法表述对象事物的“第三因素”，不能完全与其所指的状态与变化对等，唯一能够表示对象状态和变化的方法是通过多方位、多层次、多关系的语言符号记录。因此，语言符号内在的语义关系和属性是人类认知世界并进行表述的媒介和方式，是构建知识本体中不可或缺的重点内容。对藏医药典籍《四部医典》进行深层次的文本分析工作是认识、描述其实体属性基础工作，也是构建藏医药知识本体的重点所在。

二、对于名词性成分指称的再认识

语言符号内在的语义关系和属性研究是人类认识世界和表述世界知识的媒介和方式。对于藏医药本体构建而言，语言符号所具有的意义指称功能研究首当其冲，探析“有指”词汇和“无指”词汇的区别问题尤为重要。“指称”（referent）问题重点讨论词语和所指对象之间的关系，虽然指称在学界早已提出。然而由于指称问题与语义、形态、句法、话语信息结构、语言认知等均有很大关系，所以指称问题在当代依旧是语言学家、逻辑学家和哲学家等共同关注的前沿课题。名词性指称研究在国内已有 30 年历史，词语与所指对象间的关系一直受到语言学家的关注，涌现大量研究成果。现作简单梳理如下（表 5-10）。

表 5-10　名词性成分指称研究梳理表

问题类别	文献名称	作者	年代
“指称”综论	释汉语中与名词性成分相关的四组概念	陈平	1987
	指代范畴的语法化之一：现代汉语里的阶段性发展	张伯江、方梅	1996
	关于“指称”的反思	杨成凯	2003
	语言学的一个核心概念指称问题研究	陈平	2015
“指称”用法	名词性成分的指称用法	徐烈炯	1999
“指称”分类问题	功能语法指称分类之我见	王红旗	2004
	试论现代汉语指称分类系统	陈俊和	2009

续表

问题类别	文献名称	作者	年代
“无指”	汉语名词怎样表现无指成分	张伯江	1997
	现代汉语无指的分类和分布位置	刘顺	2004
	论无指成分	王红旗	2007
“类指”成分	汉语类指成分的语义属性和句法属性	刘丹青	2002
“通指”指称	现代汉语通指的指称地位和分布位置	刘顺	2004
指称特性历史演变	汉语光杆名词指称特性的历时演变	董秀芳	2010
“不定指”	不定指成分出现的语境条件	王红旗	2012
体词性指称强弱	体词性成分指称性的强弱	王红旗	2015

通过对现有文献（表 5-10）的分析，可知汉语学界对于名词性指称的基本问题主要围绕在对于指称的概念研究、指称系统的分类方法以及分类标准的研究上，对于此研究，学界大家各抒己见，现提出的分类体系和区分标准皆有待进一步商榷。如杨成凯（2003）通过语言和思维世界的关系，考察名词指称性的理论基础，重新审查以往对“有指”和“无指”“有定”和“无定”等概念，认为可能世界的每一个事物在人们头脑中都有一个对应的映像，使用哪种语言表达式来表示，基本上决定于映像在说话人头脑中的状态，最重要的因素是它在说话人头脑中是单元映像还是类元映像。另有陈平（2009）在 Givon（1984）以及其他功能语法文献的基础上进一步提出了语义的指称性、语用的指称性和话语主题的指称性。

概念定义历来是系统分类的先行标准。学界对于指称的认识具有基于逻辑和哲学角度的认识、基于语义学角度的认识、基于语用学角度的认识和基于话语分析角度的认识。逻辑和哲学将指称视为词语形式的属性，主张指称作用的语言符号具有“意义”和“所指对象”两层意思。因此，研究指称问题，也就是研究意义和所指对象的关系，探究其表现手段和方式。然而从语义学的角度观察，指称指的是语言中词的指称性，包括名词、动词、形容词和副词等（Chierchia，1998）。从功能语法的话语分析角度，指称指的是篇章中某个名词性词语与其话语所指实物之间的关系（王红旗，2004），指称词语的使用目的是功能语法的重点研究对象。

指称成分是话语中用于指称实体的名词词例，是指称实体的成分。实体包括语境中的实体和可能存在的实体。而“非指称成分是指话语中不指称实体的名词词例，表示的是名称和属性的成分”[①]。现有名词性指称研究仍处于实践和探索阶段，对回指形式的研究、篇章照应与形式选择的研究、零形主语指称转移等许多问题尚需进一步讨论和探索。然而，概念定义历来是系统分类的先行标准，尤其对于藏医药本体而言，名词的指称问题首当其冲。针对名词性指称问题，本文认为基于语用学角度的名词性指称的定义方法更适用于藏医药本体的构建。认为名词指称是指在特定篇章中的某个名词词例与所指物之间的关系，存在于一定的语境之中，我们可以用语言表达这一实体，简而言之就是研究语言中特定词语的指称性，看它在具体的语境中是如何使用的。

三、藏医药实体分类标记研究

常规词汇、复合词组研究并不能全面表达《四部医典》的文本特征，尤其对于藏医药本体语义工程的构建不具备明显实用效果。原因有二：其一，基于词汇的文本分析颗粒度过小，表达的语义完整度受一定限制，然而藏医药本体工程是以具体的实体（知识元）为构建单位的。其二，并非所有的词汇都有具体的指称对象，即词汇的指称有有指和无指之别。因此，《四部医典》的文本特征研究，需要扩展至藏医药类文本中的“有指实体”，这也是构建藏医药本体工程的唯一研究途径。

《信息处理用藏语词类标记集》（以下简称“标准”）是一套面向通用文本的藏文分词国家标准。从语法功能的角度分析，以上标准对于名词

① 王红旗．功能语法指称分类之我见 [J]. 世界汉语教学．2004（2）：17.

的分类是足够的，然而从词义分类的视角分析，藏医药类文本领域性较强，标准对于藏医药类文本具有一定的不足，主要体现在对于名词的语义分类不够细致，词粒度过小导致词义完整性的缺失等问题。如标准中统一使用 NZ（专用名词）指代所有具有领域性的术语。如此，藏医药领域中配方药名“ཨ་རྒྱག་དྲུག་ཐང”（方剂名称）、计算机领域内表示 CPU 的名称“core i7 སྒྲིག་གཙོད་ཆས”（core i7 处理器）、生物学领域的术语“ལིན་པྲ་ཕྲ་ཕུང”（淋巴细胞）均被统一归入专用名词（nz）类下。按照国家两项标准，将药材名“ཨ་རུ་ར”、疾病名“སྙིང་གཟེར་གྱི་ནད”等医药专用词汇也将归入一般名词类下。如此专用名词类和一般名词类又为一个新的“词类盲区”。一般名词和专用名词的类属词汇虽然都属于名词，也具有相似的语法功能，但在词汇的概念语义上则是名词指称的词义相似性较低，类目鱼龙混杂，语义便捷不清。以《四部医典》为主的藏医药领域文本，词汇与其指称（所指）间的对称性是藏医药本体构建的基本要求，另外藏医药文本中的词长较长，构词复杂，时常由虚词充当必要词素。本文认为，在与名词、动词具有相同语法功能的前提下，词义应当成为制定子类分词标记的重要辅助依据，应当在保障词义完整度的前提下适当拓宽分词的粒度。综合以上需求，且为了藏医药实体的识别和关系抽取的简便，现暂定一套面向藏医药领域的实体分类子标记体系，并作描述如下：

病因名（BYM）：疾病发生的原因，或称为致病因素。是指作用于机体的众多因素中，能引起疾病的因素。《四部医典》中的病因主要由“不当行为起居因”导致如“ཉིན་གཉིད་ལོག”“བསིལ་ཆེས་བསྟེན་དྲགས་པ”“ཉིན་གཉིད་དྲག་ཤུལ་རྒྱུན”；“饮食因”导致如“མ་འཚོས་འཚིག་དང་ཁངས་པའི་ཟས”“ཞོ་དར་ཆུ་གྲང་ཛ”“ཤ་མར་སྙིང”；“过失因”导致如“སྦྱོར་དམན་རྒྱུན”“དུས་བཞི་དམན་ལྷག་ལོག་པ”；“疾病因”导致如“འགྲམ་འཁྲུགས”“རླུང་ཁྲག་འཁྲུགས”“རླུང་འཁྲུགས་རྩར་ཞུགས་པ”；“事件因”导致如“མ་དང་བུ་རྫི་མ་བཟོ་བས་ལྷུང་ངམ་བརྡབས་སམ་སྨྱུགས”“ཟས་སྤྱོད་གདོན་གྱིས་རླུང་འཁྲུགས་པ”“མཆིན་པའི་རྡོད་ཤོར་རུལ་བ”等。

地方名（DFM）：地方名与标准中的地名（ns）相同。针对常用医药文本中大量介绍药材生长地，特设地方名标记，不仅用以标注具体地名，也用于“湿地”“沙漠”等表示药材生长环境的名称。文本中的地方名如“རི་བོ་འབིགས་བྱེད”“རི་བོ་མ་ལ་ཡ”“རི་བོ་ལྷ་ན་སྡུག”“རི་བོ་སྤོས་ངད་ལྡན”等。

动物名（DWM）：用以标记文本中出现的“用爪抓刨觅食者”（ཚོན་གྱིས་རྐོ་བའི་སྲི）”如“རྨ་བྱ”（孔雀）、“སྐྱུང་ཀ”（红嘴乌鸦）、“གོང་མོ”（雪鸡）；“用喙觅食者”（མཆུ་ཡིས་རྐོ་བའི་སྲི）如“ནེ་ཙོ”（鹦鹉）、“ཁུ་བྱུག”（杜鹃）、“ཕི་བ”（鸽）等；“野兽类”（རི་དྭགས་སྲི་ཚན）如“ཤ་བ”（鹿）、“གླ”（麝）、“གཉན”（盘羊）；“大野兽类”（རི་དྭགས་ཆེ་བའི་སྲི）如“ཁ་ཤ”（马鹿）、“ར་རྒོད”（野山羊）、“ཕག་རྒོད”（野猪）；“猛兽类”（གཅན་གཟན་སྲི）如“དྲེད”（棕熊）、“གསའ”（雪豹）、“གཡི”（猞猁）等；“猛禽类（རྒོལ་མཐུས་ཟ་བའི་སྲི）”如“བྱ་རྒོད”（秃鹫）、“ཁྱུང”（大鹏）、“ནེ་ལེ”（鸢）；“家畜家禽类”（མི་ཡིས་བདག་བྱེད་སྲི）如“མཛོ”（犏牛）、“གཡག”（牦牛）、“ཛ་མོ”（骆驼）等；“穴居类”（ཁུང་གནས་སྲི）如“ཕྱི”（旱獭）、“ཟུར”（刺猬）、“གྲུམ་པ”（獾猪）”；“湿居类”（ཆྭན་ལ་གནས་པའི་སྲི）如“ཁྲུང་ཁྲུང”（大雁）、“ངང”（麻天鹅）、“སོ་བྱ”（沙秋鸭）等。

方剂名（FJM）：“སྨན་སྦྱོར་གྱི་མིང་།”，包括藏医药中的汤剂、散剂、丸剂、膏剂、药油，外加煅制剂、膏药、药酒、珍宝、草药等实体。如“གྲང་སེལ་ཁ་འཐོར་གྱི་སྦྱོར་བ།”“སྔོན་པོ་ད་ལིས་སྦྱོར་བ།”“ཁྱུང་ལྔ་ཁ་སྦྱར།”“བུར་ཆང་སོགས་ལྔ།”“རིན་ཆེན་གྲང་སྦྱར།”等方剂药实体。

疾病名（JBM）：“གསོ་བྱ་ནད་ཀྱི་མིང་།”，含《四部医典》中涉及的三基因疾病、内科病、热病、五官科病、脏腑病、生殖病、杂病、外科病、儿科病、妇科病、精神病、外伤、中毒、老年病等所有疾病及其实体的细类。如：“ཁོང་ནད།”（内科病）、“ལུས་སྟོད་ནད།”（五官科病）、“གཞང་འབྲུམ་གྱི་ནད།”（痔疮）等。

起居名（QJM）：“སྤྱོད་ལམ་གྱི་མིང་།”，文本中用于表示适当起居和不适当起居，临时起居与季节性起居的名称。如“སྐམ་སར་ལུས་ངག་རྩོལ་བཅག”（干旱地戒除言身劳作而居）、“ལུས་ངག་ཡིད་གསུམ་ཞི་དལ་དེས་པ”（言身意温和而行）、“ཡིད་འོང་གྲོགས་བསྟེན”（良友相处）、“ཉིན་གཉིད”（白日嗜睡）等。

器械名（QXM）：“ཆ་བྱད་དཔྱད་ཀྱི་མིང་།”，藏医药中用于手术治疗的器械名称，具体可分为检查疼痛用的器械、手术钳、放血器械、穿刺器械及各种小件器械等 5 种实体名称。如“གཞང་འབྲུམ་བརྟག་བཅད་ཀྱི་ཆ་བྱད།”（痔疮检查器械）、“གཙགས་བུ་སྟ་རེ་ཁ་འདྲ།”（似斧头放血器）、“མེ་བུམ།”（火罐）。

人体名（RTM）：“གྲུབ་པ་ལུས་ཀྱི་མིང་།”，用于表示人体外形、内脏、身体要害处等的实体名称。如“ཐོད་པའི་རུས་པ།”（头骨）、“སྙིང་།”（心脏）、“ཆུ་རྒྱུས་ཀྱི་གནད།”（筋腱）、“རྩ་གནད།”（脉道）等。

人物名（RWM）：“གང་ཟག་གི་མིང་།”用于表示文本中的人物名称，基本与标准中的“人物名”（nr）相同。人物名（RWM）专为文本中的“修饰词 / 职衔名 + 人名”而设立。如“མུ་སྟེགས་ཀྱི་མེས་པོ་ཚངས་པ”“ལྷའི་སྨན་པ་སྐྱེ་རྒུའི་བདག་པོ་སྨུར་བ”“བཅོམ་ལྡན་འདས་དེ་བཞིན་གཤེགས་པ་དགྲ་བཅོམ་པ་ཡང་དག་པར་རྫོགས་པའི་སངས་རྒྱས་སྨན་གྱི་བླ་བཻཌཱུརྱ་འོད་ཀྱི་རྒྱལ་པོ”等长实词。

缩代名（SDM）：“སྐུང་ཚབ་ཀྱི་མིང་།”，为了语言精简性，藏医药文本中经常使用缩代名。其中，缩词如《四部医典》原文“བསྡད་འོར་མཚོན་ལམ་ལ་བརྟེན་ཚ་ལ་དམར། དུག་རིག་ཁོང་སོང་དུག་རྟགས་ལྡན་པས་ཤེས། བཅོས་པའི་ཐབས་ལ་སྤྱི་དང་བྱེ་བྲག་གཉིས། སྤྱི་བཅོས་གསར་དུས་སྦྱུང་བྱ་འཇུ་སླ་བསྟན།”中“གསར་དུས”（初期）为缩写词，其所指全称词为“བསྡད་འོར་གསར་དུས”;代词名一般由代词（rz）充当，如《四部医典》原文“མདོག་གསལ་ནད་ལ་ཙན་དན་གུར་ཀུམ་བྱུག། གསེར་གྱི་མེ་ཏོག་ཙན་དན་སོ་མ་ར། ར་གསུམ་ཀར་སྦུར་ཆུས་བྲན་རྩ་ཐྲན་གཏར། བད་ཀླུང་གང་འབྲེལ་དེ་ཡི་གཉེན་པོ་བསྟེན། སྤྱི་ན་ནད་འདི་གདོན་ཆེ་བཅོས་སྟོན་དུ། སྲུ་མདོས་སྟོ་མདོས་གསེར་མདོས་ལ་སོགས་བཟློགས།”中的“ནད་འདི”（此病）指代原句中的“མདོག་གསལ་ནད”等。

时间名（SJM）：“དུས་ཚོད་སྟོན་པའི་མིང་།”，用于表示文本中的时间名称，包含季节、日期、时辰等直线时间，也包含“治疗时间”等线段时间。如“དགུན་སྟོད”“ཟླ་བ་དང་པོ་བདུན་ཕྲག་དང་པོའི་དུས”“ནད་རྒྱས་གསར་དུས”“ཉིན་དགུང་མཚན

དགུང་ཞུ་བའི་དུས” 等。

药材名（YCM）：“སྨན་རྫས་ཀྱི་མིང་།”，药材指可供制药的原材料，尤指藏医药材，即未经加工或未制成方剂的藏药原料。如珍宝类药材“དུང་།”（海螺）、“མུ་ཏི།”（珍珠），石药类“རྡོ་ཐལ།”（石灰）、“རྡོ་སོལ།”（煤），土药类“སུ་ཟི་སེར་པོ།” 等药材实体。

饮食名（YSM）：“ཟས་སྐོམ་གྱི་མིང་།”，饮食名可详细分为谷物类、肉类、油脂类、熟食类、烹调类、牛乳类、水类、酒类等。如“མར་གསར།”“སོ་བ་སྲི་དུ།”“ལ་ཕུག”“སྔོན་སྐྱེ་དམར་པོ།”“ཕྱུར་ཁུ།”“ཡོས་ཆང་།”等标为饮食名实体。

症候名（ZHM）：“ནད་རྟགས་ཀྱི་མིང་།”，主要是用以表示疾病症状的名称，一般宾动性词组较多。如“མགོ་འཁོར”（头晕）、“དང་ག་མི་བདེ”（饮食失调）、“ཟས་མི་འདོད”（无食欲）。

治疗名（ZLM）：“བཅོས་ཐབས་ཀྱི་མིང་།”，即用于治疗疾病的涂油法、按摩法、针灸法、催汗法、放血法、药浴法等。如“བསྐུ་མཉེ”（按摩）、“ཧོར་གྱི་མེ་བཙའ”（蒙古灸法）、“མར་གསར་སྣུམ་འཚོས”（鲜酥油清油疗法）、“བ་གཅིའམ་རྟ་སྤྲངས་དུགས”（牛尿或马尿罨疗法）等。

此外，另将《四部医典》中出现的完整咒语标为“SK”，将疾病名称的同体词标为“BZM”。这两种标记的使用仅限于本文，不纳入实体标记集中。

四、《四部医典》实体研究

研究 15 种实体标记在《四部医典》中的分布与其结构是藏医药本体构建的必经之路。因此，以下将逐一对文本中的病因名、地方名、动物名、方剂名、疾病名、起居名、器械名、人体名、人物名、时间名、药材名、饮食名、症候名、治疗名等 15 种标记进行研究。17 种实体在文本中出现的频次如表 5–11 所示。

表 5–11 《四部医典》实体频次表

序号	实体标记	藏文例词	词类频次	实体频次
1	ZHM	གཡལ་འདར་བྱ་རྒྱང་གྲང་ཤུམ་བྱེད	39 次	3980 次
2	JBM	གཙོང་ནད་	6789 次	3464 次
3	FJM	ཙི་ཏྲ་ཀ་དང་མར་སྣང་སྣུར་བ་	278 次	2387 次
4	RTM	དབྱི་ཁེད་	7474 次	915 次
5	YCM	མ་ནུ་སྣི་ཊེས་ཏིག་ཏ་	13128 次	1063 次
6	ZLM	སྐྱི་བཤལ་སྐོམས་བཤལ་	1042 次	576 次
7	BYM	ཉེན་པར་གཉིད་ལོག་	7 次	424 次
8	YSM	ཤ་མོ་འབྲུ་མར་འབྲི་ཡི་ཚོ་དར་	3268 次	503 次
9	QJM	ཡང་ལ་རྒྱུབ་པའི་ཟས་སྤྱོད་	0	218 次
10	SJM	དབྱར་དུས་དགོངས་ཐོ་རངས་	1915（ns）次	134 次
11	QXM	སྤྲུབས་ཕུར་སྤྲལ་མགོ་འདྲ་བ	138 次	47 次
12	SDM	དེ་ནད་འདི་	0	28 次
13	RWM	གཞོལ་འགྲོ་སྐྱེས་མེ་བཞིན་འཇུག་	471（nr）次	22 次
14	DWM	རི་བྱ་སྐྱུང་ཀ་	786 次	9 次
15	BZM	འཇུ་བའི་གཞི་	0	292 次
16	DFM	རི་བོ་མ་ལ་ཡ་	8（ns）次	0
17	SK	ཨོཾ་ཨུག་ཐུམ་སྭཱ་ཨུག་ཐུམ། ཏེ་ཙ་ཨུག་ཐུམ་ཐེ་ཕུར་སོད། ནི་ཕུར་སོད། བྱ་ཁང་སོད། ནད་སོད། རིམས་སོད། དལ་སོད། ཡམས་སོད་སྭཱ་ཧཱ།	112 次	15 次

表 5–11 中的第四列名称（词类频次）是指以上 17 种具有指称性的实体以词汇方式在文本中出现的次数。第五列（实体频次）是指以上 17 种具有指称性的实体以复合词组和词组方式在文本中出现的次数。

（一）病因类实体

正如表 5–11 显示，病因名（BYM）在《四部医典》中共出现 431 次，共有 392 个实体，最高频次为 3，重复率仅有 1.1%。频次在 3 及以上的病因名称有“ཉེན་གཉིད་ལོག”（3 次）、“ཟྭ་མ་མ་ཞུ་ཕྱི་མ་ཟོས་པ”（3 次）、“མཁྲིས”

（3 次）、“དྭངས་མ་མ་ཞུ”（3 次）等。从结构上看，病因名在文本中或以词组的形式出现，或以单词形式出现。以单词形式出现的多是以“疾病名称”或以“饮食名称”作为病因的。如“མཁྲིས”（赤巴病）、“ཚྭ”（盐）、“ཟོ་མར”（乳桶酥）、“ རླུང”（隆病）、“ལྕགས་དྲིག”（铁落）等。但是大部分病因名称实体是以词组形式出现的，如“གོས་སྲབ་འཁྱགས”（衣着单薄而受寒）、“ཆགས་པས་དུབ”（性过渡而疲劳）、“རླན་སྟེང་ཉལ”（居住在潮湿地）、“ཟས་དང་སྤྱོད་ལམ་གདོན་ལ་སོགས་འདུ་བ་འཁྲུགས་པ”（饮食习惯搭配错误）、“ཁྲག་མང་ཟགས”（流血过多）、“ཉིན་པར་གཉིད་ལོག”（白日嗜睡）、“བསིར་བུས་བུས”（着风）等。词组形式病因名共有 308 种构词结构，其中，“nn+vi”结构组成的病因名称相对固定，在文本中重复出现 26 次。经统计发现共有 42 种结构相对稳定的（频次在 2 及以上的）病因名。《四部医典》常用实体结构统计如表 5–12 所示。

表 5–12 《四部医典》常用实体结构统计表

结构	例词	结构	例词
_nn_vi	ལུས་གྲངས་	_nn_as_gi_nn_vi	སྐྱིགས་མ་དངས་མའི་རྩ་མིག་ཤོར་བ་
_nn	བུ་རྐྱེན་	_nn_nn_nn	མ་མོ་མཁའ་འགྲོ་ཐད་འཁྲུགས་
_nn_df_vi	དངས་མ་མ་ཞུ་	_vt	བཙོན་
_nn_as	གོས་སྲབ་	_as_ld_vi	སྐྱིད་པར་འདུག་པ་
_nn_nn_vi	ངན་ཁྲག་ཆུ་སེར་རྒྱས	_vt_ad	བསྐྱང་སྟེས་
_jbm	རླུང་	_df_vi_vt	མི་ཐེག་ཁུར་བ་
_df_vi	མ་གོམས་	_nt_vt	གནས་སྐབས་འཁྲུ་བ་
_nn_vt	ཆུ་སེར་སྐྱེད	_nn_nf_vi	རླན་སྟེང་ཉལ་
_jbm_vi	བད་ཀན་འདྲེས	_nn_bo_vi	གནས་ཀྱིས་སྡོངས་པ་
_nn_ls_vi	ནད་ལ་བྱ་ཤོར་	_nn_cd_nn_nn_rz_ww_nn_vi	ཟས་དང་སྤྱོད་ལམ་གདོན་ལ་ སོགས། འདུ་བ་འཁྲུགས་པ
_nn_as_vi	ལུས་ཟུངས་སྟུམ་ཟད་	_jbm_gi_nn_vi	སྲིན་རྒྱུའི་བུ་ག་འགགས་

续表

结构	例词	结构	例词
_nn_nn	ཆུ་སེར་ཁྲག	_nn_gi_nn_vi	རྗོ་རྗེའི་ནང་དམེ་དར
(_rtm_gi_nn) np_vi	ཕོ་བའི་མེ་དྲོད་ཉོར་བ་	_ysm_nn	ཚ་སྐྱུར་ཟས་
_nn_gi_nn	མ་ཡི་རྐྱེན་	_nn_bo_vt	བསེར་བུས་བུས་
_rtm_vt	དབུགས་ལམ་བཀག་	_nn_as_vt	ཁ་ཟས་སྐྱོ་བ་ཟ
_rtm_vi	རྒྱུ་མ་འགྲམས་	_as_vi	དྲག་ཤུལ་འགྲམས་པ
_nn_ad	རྟུལ་རྩུབ་	_nn_ls_vt	མཁྲིས་པར་འདྲེས་པ
_nn_df_ad	ཡིད་མི་བདེ་	_jbm_nn_vi	བད་ཀན་ཚོལ་འཁྱིལ་བ
_jbm_jbm	འགྲམ་འབྲུགས་	_nn_cd_nn_vi	གདོན་དང་འདུ་བ་འབྲུགས་པ
_nn_nn_vt	བཤང་གཅི་ཕྱིན་དབུགས་བཀག་པ་	_rtm_nn_vi	གློ་སྦུབས་ཆུ་སེར་ཁེངས་
_ysm	ཞོ་མར་	_nn_nn_jg_vi	མྱུ་ངན་སེམས་ལས་དུབ

（二）地方类实体

《四部医典》中的地方名使用频次较少，仅有“རི་བོ་འབིགས་བྱེད”“རི་བོ་གངས་ཅན”“རི་བོ་ལྷ་ན་སྡུག”“རི་བོ་མ་ལ་ཡ”“རི་བོ་སྤོས་ངད་ལྡན”及“སྟེ་དགེ”6个实体。6个实体各在文本中出现1次。前5个实体的分布位置相同，均在文本第一章的开端出现。而“སྟེ་དགེ”在文本末端出现，仅德格版所有，原则上不能算作文本中的实体。

（三）动物类实体

动物类药材是藏医药的重要药材之一。动物名在文本中的出现次数较高，共出现795次。《四部医典》中的动物名主要用于指称动物药材，指动物本身的相对较少，只有如“སྨན་གྱི་ནགས་ཚལ་གྱི་རྩེ་ན་རྨ་བྱ་དང་ཤང་ཤང་དང་ནེ་ཙོ་ལ་སོགས་པ་བྱ་སྐད་སྙན་པར་སྒྲོག་པ། རྩ་བ་ན་གླང་པོ་ཆེ་དང་དོམ་དང་གླ་བ་ལ་སོགས་པ་སྨན་བཟང་པོ་ཡོད་པའི་སེམས་ཅན་ཚང་བར་གནས་པ།”等少数原句中的动物名才用于指称动物本身。从词种来看，《四部医典》中出现近197种动物名，其中多个动物名在文本中的使用频次达 10 次及以上的共有 22 个，分别是："ར"（38 次）、"ཏ"（33 次）、"བ"（29 次）、"དོམ"（26 次）、"ཉ"（22 次）、"སྦལ"（20 次）、"ལུག"（20 次）、"ཁྱི"（19 次）、"བྱ་རྒོད"（18 次）、"བོང"（18 次）、"བ་ལང"（18 次）、"ཕག"（16 次）、"རྨ་བྱ"（15 次）、"གཡག"（15 次）、"ཝ"（13 次）、"མཛོ"（13 次）、"སྲམ"（12 次）、"བོང་བུ"（12 次）、"སྡིག་པ"（11 次）、"རི་བོང"（11 次）、"སོ་བྱ"（10 次）、"ཤ་བ"（10 次）。频次超过 2 及以上的动物名称有 97 个。《四部医典》中的动物名主要参与药材名、饮食名的指称上（简称动物类药材名），其构词形式有单纯词形式和复合词形式。以单纯词形式表示药材名称的构词方式为数较少，如原句"རྨ་བྱ་མིག་ནད་སྐྲད་འགགས་ཀས་སུ་ཕན།""འཕྱི་བ་སྣུམ་ལྷི་རྡོ་ཞིང་འབྲས་ལ་ཕན། གླང་རྩུང་པོ་བ་མཁལ་རྐེད་མགོ་ནད་སེལ།"中的动物名"རྨ་བྱ"和"འཕྱི་བ"在文本中直接用以表示药材名。当然也有多个动物名排列表示药材名的，如文本原句"རྒྱ་དང་ཁ་ཤ་ར་རྒོད་ཕག་རྒོད་དང་། མ་ཧེ་བསེ་རྐུག་རྐྱང་དང་གཡག་རྒོད་དང་། མཛོ་རྒོད""རྨ་བྱ་གོང་སྨིག་སྨྱུང་ག་བྱ་ནག་དང་། རི་བྱ""ཤ་བ་གླ་དགོ་གཉན་དང་རི་བོང་དང་། གཙོད་ཀྱི་ཤ""འཕྱི་བ་བྱི་བྱུར་སྤལ་སྦལ་གྲུམ་པ་དང་། ཚིགས་པ་རྩངས་པ་སྡིག་པ""ཁྲུང་ཁྲུང་ངང་ངུར་སོ་བྱ་སྐྱར་མོ་དང་། སྲམ་དང་ཉ""སྟག་གཟིག་དོམ་དྲེད་གསའ་དང་སྤྱང་ཀི་གཡི། ཝ་དང་འཕར་བ་སྤྲེ""ནེ་ཙོ་ཁུ་བྱུག་ཐི་བ་སྐྱ་ག་དང་། འཇོལ་མོ་བྱིའུ""བྱ་རྒོད་ཁྲ་སྣག་ནེ་ལེ་བྱ་རོག་དང་། འུག་པ་བྱིའུ་ཁྲ"。但与总数相比，这种构词形式相对较少。动物名在文本中多次以复合形式表示药材，一般"动物名 + 普通名词"为其主要合成结构，结构中的动物名和普通名词皆可重复。如"གཡག་རྒོད་_dwm ར་_nn""བ་_dwm ར_dwm འི་_gi ཞོ་_nn དར་_nn""རྨ་བྱ་_dwm དོམ་_dwm མཁྲིས་_nn""སྡིག་སྲིན་_dwm ཕྱམ་པ་_dwm སྲམ་_dwm གྱི་_gi སྙིན_nn""ལུག་_dwm དང་_cd གཡག་རྒོད་_dwm གཅན་གཟན་_dwm ཉ་_dwm * ཡི་_gi ཤ_nn""ཝ་སྤྱང་_dwm གོང་མོ་_dwm སྲེ་_dwm ཡི་_gi སྙིན_nn""རི་བོང་_dwm ཁྲག་_nn"等。经统计，动物类药材名的复合结构共有 65 种，其中频次大于 2 及以上的共有 18 种。如表 5–13 所示。

表 5-13　频次大于 2 的动物类实体表

结构标记	例词	频次	结构标记	例词	频次
_dwm_gi_rtm	སྤྱང་ཀིའི་ཕོ་བ	9	_nn_dwm_gi_nn	མི་རྟའི་རོ་ཚན་	2
_dwm_dwm_nn	གཡག་རྒོད་རྭ་	8	_dwm_cd_dwm_gi_nn	རྟ་དང་གླང་གི་མཁལ་མ	2
_dwm_gi_ysm	རའི་འོ་མ	6	_ycm_dwm_nn	སྐྱུར་མོ་སྤྲལ་པ་རྫིགས་པ	2
_dwm_dwm_dwm_nn	གནའ་དགོ་བ་ལང་ཤ	5	_dwm_dwm_dwm_ysm	གནའ་དགོ་བ་ལང་ཤ་གསར་	2
_dwm_dwm_gi_ysm	བ་རའི་ཞོ་དར་	5	_dwm_dwm_rtm	རྒྱ་བྱ་རྡོམ་མཁྲིས་	2
_dwm_dwm_dwm_gi_nn	ཕྱིག་སྲིན་ལྕམ་པ་སྲམ་གྱི་བྲུན	4	_dwm_gi_ysm_ysm	ཕག་པའི་རྐང་མར་ཚིལ	2
_nn_dwm_nn	མི་རྡོམ་མཁྲིས་	3	_dwm_rtm	རི་བོང་གླད་པ་	2
_nn_dwm_dwm_rtm	མི་རྡོམ་ཕག་མཁྲིས་	2	_nn_dwm_rtm	མི་རྡོམ་མཁྲིས་པ་	2
_dwm_dwm_gi_rtm	སྤྲལ་སྤྲུལ་གྱི་ཤ་	2	_dwm_dwm_ysm	རྟ་བོང་ཤ་	2

（四）方剂类实体

方剂名主要由药材名或饮食明构成，文本共有 2665 个方剂名。《四部医典》中的方剂名共有 475 个，其中高频的如“ཨཧྲལ་བརྒྱད་པ”“གཟི་མའི་ཟན་ཆང”“བཅུད་བཞིའི་ཐང”“བཟང་དྲུག”“སེ་འབྲུ་ལྔ་པ”“མ་ནུ་བཞི་ཐང”“སེ་འབྲུ་ལྔ” 等。如上所述，方剂名主要由药材名或饮食名构成。《四部医典》中的方剂名可由单纯实体充当（药材名和饮食名等），也有以复合形式合成的。由单纯实体充当的方剂名分两种，一种是常用方剂名和专用术语，如“སེ་འབྲུ་ལྔ་པ”“ཆོས་གསུམ་ཐང”“ཨ་རུ་བདུན་པ”“མ་ནུ་བཞི་ཐང”等；第二种是由药材名或其他名词充当，如“ཚ་སྨན”“ཐོད་སྦྱོར”“དངུལ་ཆུ”等。其中，频次超过 3 及以上的方剂名共有 18 个。方剂名也可以复合形式合成，共有 43 种合成结构。其中频次超过 2 及以上的方剂名复合结构共有 10 种，分别是“_ycm_mx”（共 9 次，如 ཨཧྲལ་བརྒྱད་པ）、“_nn_vc”（共 9 次，如 སྲིན་སྨན་ལྔན）、“_nm_gi_nn”（共 8 次，如 བཅུད་བཞིའི་ཐང）、“_ycm_gi_ysm”（共 5 次，如 གཟི་མའི་ཟན་ཆང）、“_

ycm_gi_ysm _vt”（共 2 次，如 སྲོ་ལོའི་ཆང་སྦྱོར）、“_ycm_ycm_vt”（共 2 次，如 ཐི་ཀ་རུས་སྦྱོར）、“_nn_nt_gi_nn”（ 共 2 次， 如 དུག་སྦྱོར་ཕྱི་མའི་ཐང）、“_ycm_ycm_ycm_ gi_nn”（共 2 次，如 སྨི་ཊིས་ཛྙ་ཏི་སྨོག་སྐྱུའི་ཐལ་བ）、“_ycm_qd_mj”（共 2 次，如 ཤུ་མོ་ཟ་ཚོམས་གཅིག）、“_ycm_ycm_ycm_ycm_gi_nn”（共 2 次，如 ཤིང་མངར་སྦྱོར་པ་ཀྞ་ཀ་རི་ཡི་ཁཎ）。在所有方剂名合成结构中，“药材名 / 饮食名 + 药材名 / 饮食名”“药材名 / 饮食名 + 序数词”和“药材名 / 饮食名 + 及物动词 + 一般名词”的方剂名数量最多。其中“药材名 / 饮食名 + 药材名 / 饮食名”结构合成的方剂名，如“རྡོམ་མཁྲིས་ཙུ་གང་ནུ་ཞོ”“ག་བུར་རྡོམ་མཁྲིས་སྦྱོར་ཁཙ”“ཐང་ཤིང་རུ་རྟ་ལྡོང་རོས་མར”“ལུག་སུག་ཐལ་བ་མར་དཀར”“ཤིང་ཚ་གུར་གུམ་ཕི་ལིང་ཀ་ཀོ་ལ་རུ་རྟ་བོང་ང་བ་ལེ་ཀ་མཁྲིས་ཆེན”“སྐྱུ་རུ་ཙན་དན་ག་བུར་ཐིག་པན་ཐལ”“ཨ་རུ་མཆུ་སྟུང་སྦྱོར་ཤུན་བ་ལེ་ཀ་གསེར་གྱི་མེ་ཏོག”等。“药材名 / 饮食名 + 序数词”结构合成的方剂名，如“སད་ཐང་སྲི་ལོང་པ་ཡི་ཚིག་ཐང་དང། རུས་བཅུད་གསུམ་དང་གོ་སྙོད་གསུམ་པའི་ཐང”“གུར་གུམ་ལི་ཤི་དུག་ཅུང་རྡོམ་མཁྲིས་སྦྱོར་པ་བྲག་ཞུན་པ་ཏོ་ལ་བདུན་པ”“ཤུག་ཚེར་སྡིག་སྲིན་སུག་སྨེལ་ཉི་དགའ་ཨ་རུ་ཏིག་ཏ་གུར་གུམ་ཀ་ར་བདུན་པ”“ཤིང་སྣ་ཙན་དན་གཉིས་སེང་ལྡེང་སྦྱོར་པ་དེ་བ་དྣ་རུ་སྨུག་ཤད་སྤྱི་ཞུར་རུ་རྟ་ཀ་ར་བརྒྱད་པ”“གསེར་གྱི་མེ་ཏོག་ཏིག་ཏ་དུག་ཅུང་གུར་གུམ་སྦྱོར་པ་རྡོམ་མཁྲིས་བ་ཤ་ཀ་ཀ་ར་བདུན་པ”“གུར་གུམ་ཙུ་གང་སུག་སྨེལ་ཀ་ཀོ་ལ་བ་ལེ་ཀ་གསེར་མེ་ཏིག་ཏ་ཀ་ར་བདུན་དང་ཧོང་ལེན་དུག་ཅུང་དང་དགུ་པ”等，当然，在序数词后面也可添加“ཐང”“ཁཎ”“ལྡེ་གུ”等一般名词,如原文中的实体名称“སད་ཐང་སྲི་ལོང་པ་ཡི་ཚིག་ཐང་དང། རུས་བཅུད་གསུམ་དང་གོ་སྙོད་གསུམ་པའི་ཐང”“གཡུ་སྙིང་གུར་གུམ་ལི་ཤི་ཨུཏྤལ་གེ་སར་གསུམ་བདུན་པ་སྐྱི་བའི་མེ་ཏོག་སུམ་ཅུ་ཏིག་སེང་ལྡེང་ཤིང་ཚའི་ཐང”“གུར་གུམ་ལི་ཤི་སུག་སྨེལ་ཀ་ཀོ་ལ་དུར་བྱིད་པར་པ་ཏ་སྤང་སྤོས་ཤུ་མོ་ཟ་སྤང་སྤྲེ་བརྒྱད་པའི་ལྡེ་གུ”“པ་ཏོལ་དུག་ཅུང་ཧོང་ལེན་གསུམ་པའི་ཐང”“ཤིང་མངར་སྦྱོར་པ་ཀྞ་ཀ་རི་ཡི་ཁཎ”等，方剂名中的数字等同于药材名或饮食名的数量之和。“药材名 / 饮食名 + 及物动词 + 一般名词”结构合成的方剂名，如“ཧོང་ལེན་ཏིག་ཏ་ཀྱི་ལྡེ་ཞོ་སྦྱར”“ཛྙ་ཏི་གེ་སར་གསུམ་ཨ་ག་རུ་མི་མཁྲིས་ལྷུགས་ཕྱེ་ཀ་ར་བདུན་པ་བརྡེབས་པ”“ག་བུར་ཙུ་གང་གུར་གུམ་ཙནྡ་བ་ཤ་ཀ་ཧོང་ལེན་པདྨ་གེ་སར་ཏི་བདུན་པ་ཀ་ར་སྦྱར་བ”“བྲག་ཞུན་རྡོམ་མཁྲིས་གུར་གུམ་ཨུཏྤལ་བཞི་པ་ཀ་ར་སྦྱར”，其中合成元素药材名或饮食名可重复出现。在及物动词后还可以添加一般名词而形成方剂名，如“ཐ

རམས་བྱ་ཁང་རྒྱ་སྐྱེགས་བརྩུས་ཁུ་བ" 等，不过数量相对较少。

（五）疾病类实体

藏医药文本以疾病类实体为绝对核心，在文本中共出现 10253 次，词种数高达 1872 个。《四部医典》也有少数不参与三元组的疾病名，如原句"སྐབས་བཅོ་ལྔ་ལ་བསྟན་པར་བྱ་སྟེ་གང་ཞེ་ན་འདི་ལྟ་སྟེ། དང་པོ་ཉེས་གསུམ་གསོ་བའི་སྐབས། གཉིས་པ་ཁོང་ནད་གསོ་བའི་སྐབས།" 中的疾病名"ཉེས་གསུམ" 和 "ཁོང་ནད"。但是大部分是充当三元组中的头实体或者尾实体。充当三元组头实体的如标注原句"[བད་ཀན་_jbm] JBM [ཁྲད་པ་_rtm] RTM ལ་_ls [བརྟེན་_vt] GXC [སྙོད་_nf] NP ན་_lt [གནས_vc] GXC། _ww" 中的疾病名称 "བད་ཀན";充当三元组尾实体的如原句 "[ཚན་ཅན་_as རྙམ་པ་_as] NP [བད་ཀན་_jbm] JBM [ཡུལ་_nn] SXC ཏུ་_ls བཤད_vt། _ww" 中的疾病名称 "བད་ཀན"；或是作为因此疾病类实体在《四部医典》文本分析中属于重点研究对象。在构词结构上，由单纯词构成的疾病名称较多，初步推测是因疾病名在文本中的高频使用导致。单纯词疾病名称在文本中的使用量极高，频次总数达 6789 次，词种数达 1363 个，平均每个单词重复 4.98 次。其中频次达 5 次及以上的词种数共有 246 个；频次达 10 次及以上的词种数共有 116 个；频次达 20 次及以上的词种数共有 43 个；频次达 10 次及以上的词种数共有 6 个，分别是"མཁྲིས་པ"（777 次）、"རླུང"（577 次）、"བད་ཀན"（439 次）、"ཚ་བ"（421 次）、"མཁྲིས"（175 次）、"ཆུ་སེར"（158 次）。其余前 20 个高频疾病名称依次是 "ཚ"（81 次）、"བད"（69 次）、"གྲང"（65 次）、"བད་རླུང"（65 次）、"ཁྲག"（62 次）、"སྐྱ་རབ"（59 次）、"གྲང་བ"（56 次）、"རླུང་ནད"（48 次）、"སྐྲན"（46 次）、"སྐྱུག་པོ"（45 次）、"ཚད་པ"（44 次）、"རིམས"（41 次）、"སྲིན"（39 次）、"དུག་ནད"（34 次）、"མཁྲིས་ཚད"（32 次）、"འབྲས"（29 次）、"དམུ་ཆུ"（29 次）、"ཙ་ནད"（28 次）、"སྤྲོ་ནད"（27 次）、"ཁྲག་མཁྲིས"（27 次）、"སྐྲང་ཐབས"（25 次）、"གྲང་རླུང"（25 次）、"རླུང་ཚབས"（24 次）、"འདུས་པ"（24 次）、"གཞང་འབྲུམ"（24 次）、"རླུང་གྱུར"（23 次）、"མི་དབལ"（23 次）、"སྐྱིགས་བུ"（22 次）。以上高频词种中有多次疾病名称是同义不同形实体，如 "གྲང

བ”与“གྲང”“ཚ་བ”与“ཚ”“བད་ཀན”与“བད”等。从疾病名词素的词性来看，其词性一般由表示疾病名的词素充当，如“མཁྲིས་པ”“རླུང”等。然而在实际文本中，也存在由其他单纯词词性构成疾病名称。由一般名词充当单纯疾病名词素的共有 69 个实体，如“དཱིག”；由动词充当单纯疾病名词素的共有 58 个实体，如“སྐྲངས”；由人体名充当单纯疾病名词素的共有 43 个实体，如“སྙང་པ”；由形容词充当单纯疾病名词素的共有 21 个实体，如“ནག་པོ”。《四部医典》中有多个疾病名称并列表示的情况，如“འབྲས་དང་སུར་ཡ་དྲེག་དང་གྲུམ་བུ་དང་། མིག་སེར་རྫ་སྐྲན་ཀང་བམ”“ཕྱི་ནང་འབྲས་དང་གཞང་འབྲུམ་དང་། མེ་དབལ་སུར་ཡ་ཟེན་བུ་ཧྲིག་ཧྲུགས་དང་། ཀང་བམ་མཚན་བར་རྡོལ”“བྲང་དང་གློ་མཆིན་འབྲུ་སྐྲུག་དང། རིམས་དང་ལྟེ་བ་རྩེ་ཝུའི་ནད”“སྐེམ་དད་སྐྱིགས་བུ་དང་། དབུགས་མི་བདེ་དང་ཡིད་འཆུས་ཆམ་པ”。疾病名并列数量最多可达 26 个，如“མཁྲིས་པ་སྨུག་པོ་དམུ་འོར་སྐྱ་རབ་གཉོང་། ཚ་བ་སྙི་དུག་འགྲམས་འབྲུགས་རིམས་ནད་དང་། འབྲུམ་བུ་ལྷོག་པ་སྦྱར་དུག་ཛྷི་ཟེར་དུག ཧྲངས་དུག་ཤ་དུག་མི་འཕྲོད་པ་ཡི་དུག བཙན་དུག་ཕྱི་དུག་སྲིན་བུ་སྦྲུལ་གྱི་དུག འབྱུང་པོ་གཟའ་དང་མཛེ་འབྲས་མེ་དབལ་སྲིན”。疾病名间也可用统分连词区分，如“སྐད་འགགས་སྐྱིགས་བུ་ཡི་ག་འཆུས། སྐེམ་དད་དབུགས་མི་བདེ་དང་གླང་ཐབས་སྲིན། འབྲུ་སྐྲུག་དྲི་མ་གཅིན་འགགས་གཅིན་སྙི་དང་། ཚད་འབྲུ་དྲེག་གྲུམ་ཆུ་སེར་རྫ་དཀར་དང་། ལྷགས་ནད་ཕྲན་བུ་ཐོར་བུ”。

另外，《四部医典》中含有大量由复合词构成的疾病名称，共有 112 种合成结构。在 112 种合成词结构中，既有常用复合词构成的疾病名，如“གཉོང་ཆེན་ནད”“རྫ་ཡི་ཆུ་སེར”“ཀན་ཟེན”。也有通俗意义上的词组，如主谓结构性疾病名“བྲང་ནད་གྲང་བ”“ཉེ་མས་འགྲམས་པ”“ཁྲག་ངན་ཚ་བ”“ཁྲག་མཁྲིས་འཐྲེལ”，动宾结构性疾病名“སོང་དུ་ལྡང་བ”“རྒྱུ་མར་ཐུར་སེལ་འཁྲིལ་བ”“ཀླད་པར་བབས”“སྙིང་ལ་རླུང་ཞུགས”等。在所有的疾病名合成结构中，由两个词素构成的疾病名称共有 70 种合成结构，如“ཀན་ཟེན”“རླུང་འཁོས”等；由 3 个词素构成的疾病名称共有 196 种合成结构，如“སྐྲ་ཡི་ཟ”“ཚ་བས་སྐྱིགས”等；由 4 个词素构成的疾病名称共有 177 种合成结构，如“ཁྲག་ལ་རླུང་ཞུགས”“མཆིན་པའི་གབ་འཁྲུགས”等；由 5 个词素构成的疾病名称共有 128 种合成结构，如“པོ་བ་རྒྱུ

མར་གཉན་བབས” “ཆ་རྣོན་ཤ་ཞུ་མི་ཆགས” 等；由 6 个词素构成的疾病名称共有 63 种合成结构，如 “སྨིན་བུས་རྙིངས་པའི་ཚ་བ་འདྲིས་པ” “ནད་གཞིའི་མཁྲིས་པ་ཐང་ལ་ལྷག་པ” 等；由 7 个词素构成的疾病名称共有 26 种合成结构，如 “འཚོ་ཆེས་ཆུ་སེར་བད་མཁྲིས་རྒྱས་པའི་ནད” “ཉི་ཟེར་དུ་བ་རླངས་ལས་བྱུང་བའི་དུག” 等。在 112 种疾病名合成结构中，词种数在 10 次及以上的合成结构共有 28 个；词种数在 20 次及以上的合成结构共有 17 个；词种数在 50 次及以上的合成结构共有 6 个，分别是 “_jbm_jbm”（共 170 个，如 ཙ་མཁྲིས་མཁྲིས་ནད）、“_rtm_vi”（共 114 个，如 སྒྲོ་བ་ཟགས་པ）、“_nn_vi”（共 96 个，如 ཧུག་འགགས）、“_rtm_ls_vi”（共 81 个，如 ཀླད་པར་བབས）、“_nn_gi_nn”（共 64 个，如 གསང་བའི་ནད）、“_rtm_gi_jbm”（共 51 个，如 ཞོང་གི་ཟགས་ཆུ）。其余前 20 个高频复合疾病名结构如表 5–14 所示。

表 5–14 《四部医典》复合疾病名构词统计表

结构标记	例词	词种数	结构标记	例词	词种数
_jbm_jbm	ཙ་མཁྲིས་མཁྲིས་ནད་	170	_rtm_vt	མཁྲིས་པ་ཕྱུག་	11
_rtm_vi	སྒྲོ་བ་ཟགས་པ་	114	_jbm_dw	གྲང་ནད་ཀུན་	10
_nn_vi	ཧུག་འགགས་	96	_jbm_vt	ཁྲག་མཁྲིས་འཁྲིལ་	9
_jbm_nn	བད་ཀན་ལྷེན་སྐྲན་	44	_rtm_nn	ཁན་ཟིན་	8
_jbm_vi	རླུང་འཁྱོས་	43	_rtm_rtm	མཆེར་མཁལ་	7
_nn_nn	གཅོང་ཆེན་ནད་	38	_nn_ad	ནད་སྦོམས་འཕྲིང་	7
_nn_jbm	ཁྲག་ངན་ཚ་བ་	36	_nn_as	ཁྲག་མཁྲིས་ཤས་ཆེ་	6
_jbm_as	ཐང་ནད་གྲང་བ་	35	_nf_vi	བྱུར་རལ་	6
_rtm_jbm	མཆིན་པ་གཞུང་རེངས་	30	_df_vi	མ་ཞུ་བ་	6
_nn_vt	གཉེར་སྦོས་	19	_vi_vi	བྱིང་འཐིབས་	6

（六）起居类实体

《四部医典》中主要通过日常性起居行为、季节性起居行为和临时性起居行为三章讲解起居行为。文本中共有两种起居名，即适当起居名和错误的起居名，适者起到延年益寿的作用，一般作为疾病治疗方法出现。

而错误的起居则贻害无穷，在文本中一般作为病因名出现或在疾病治疗中作为“反例起居”名称出现，以致告诫。起居名在文本中的使用相对较少，总词次仅有 292 次，词种数也仅有 191 个。如“ཉིན་གཉིད”“ཉལ་པོ”“རྩོལ་བཅག”“ཡིད་འོང་གྲོགས་བསྟེན”“ཟས་སྨོམ་བསིལ་བསྟེན་སྤྱོད་ལམ་དྲག་ཤུལ”“སྨམ་སར་ལུས་ངག་རྩོལ་བཅག”“ཟིའུ་གསིང་ས་གཙང་ཟླ་འོད་བསིལ་གནས་འདུག”等。从结构上看，由单纯词构成起居名的案例相对较少，仅有“ཉལ་པོ”“བཙོན་པ”“གྲངས”“བསིལ་ས”等个别起居名。从数量上看，有 95% 的起居名是复合形式的，由“宾谓结构”构成，如“རྩོལ་བཅག”（nn+vt）、“གཉིད་ལོག”（nn+vi）、“མཆི་མ་བཀག་པ”（nn+vt）、“ཁྲུས་བྱ”（nv+vt）。在其主谓结构中，主语部分也可以出现名词性复合词组，如“ཡིད་འོང་གྲོགས་བསྟེན”（as+nn+nn）、“ཟས་སྨོམ་བསིལ་བསྟེན”（nn+as+vt）、“རྡོ་ཞིང་ཚ་བའི་ཟས་དང་སྤྱོད་ལམ་བསྟེན”（as+cn+as+gi+nn+cd+nn+vt）、“ལུས་ངག་ཡིད་ལས་ཉེས་སྤྱང”（nn+nn+nn+nn+nn+vt）。一般而言，起居名表示一个行为，因此，多个角色参与在实体名中，如“སྨན་ཁྲང་རྡོ་བའི་གནས་སུ་བསྟད”“སྦྲ་བ་བཅད་དེ་སྔོང་སྲིས་ཞུ་བར་བརླས”“མ་ལོག་ནང་པར་སྨྱུང་བྱ”等。

（七）器械类实体

器械名是用于藏医药手术治疗的工具，具体可分为检查疼痛用的器械、手术钳、放血器械、穿刺器械及各种小件器械等 5 种实体名称。器械名在《四部医典》文本中的出现次数较少，共出现 185 次。由单纯词直接充当器械名的如“ཐུར་མ”（75 次）、“ཚ་ཐུར”（6 次）、“མེ་ཐུར”（6 次）、“སྐམ་པ”（4 次）、“ཐུར་རྩེ”（4 次）、“རྒྱ་ལྕུག”（4 次）、“གྲང་ཐུར”（4 次）、“ཛབས་ར”（3 次）、“སྒྲོང་བུ”（3 次）、“ཚ་ཐུར”（3 次）、“རྒྱ་གྲི་འདྲ་བ”（3 次）、“ཛབས”（3 次）、“ཟངས་ཐུར་བྱ་ཐོ་འདྲ་བ”（3 次）、“སོག་ལེ”（2 次）、“ལྕགས”（2 次）、“ཏྲུ་ཙེ”（2 次）、“གཙགས་བུ”（2 次）等。从器械名的结构来看，以“名词 + 比喻助词”“名词 + 存在动词”和“名词 + 属格助词 + 名词”构成的器械实体名称较多，也表示《四部医典》中主要以描述器械的长度、形状及功能等属性为主要目的，如原句“ཀོ་མའི་མཆུ་འདྲ་སོར་དྲུག་ཡུ་བ་ཅན། ལྕགས་བཟང་ངར་

ལྡན་མགོ་ཡི་ཏུས་པ་འབྱུད།"，分别描述了该器械的形状（ཁོ་མའི་མཆུ་འདྲ）、尺寸（སོར་དྲུག）、所包含的部件（ཡུ་བ་ཅན）、材料（ལྕགས་བཟང）、特性（ངར་ལྡན）等信息。"名词 + 比喻助词"如"ཟངས་ཐུར་བྱ་བོ་འདྲ་བ""ཆ་བྱད་ཟླ་གམ་རྒྱབ་འདྲ""སྦལ་མགོ་འདྲ་བ"等。"名词 + 存在动词"结构组成的器械名如"སྦུབས་ཐུར་སྦལ་མགོ་སྒོ་དཀར་ཡོད་པ""ལྕགས་བཟང་ངར་ལྡན""མཛོ་གང་དཔལ་ལྡན"等。"名词 + 属格助词 + 名词"结构中的前一个名词主要作定语，如"འཁར་བའི་ཐུར་མ""ར་ཁྲག་སྦྱར་བའི་ལྕགས་མདའ""ཞ་ཉེའི་ཐེམ་བུ""གསེར་གྱི་གཙག་བུ""ཛབས་རྣ་གཟུགས"。也有三种结构复合形式的器械名如"ཁོ་མའི་མཆུ་འདྲ་སོར་དྲུག་ཡུ་བ་ཅན"等。

（八）人体类实体

人体类实体是文本中表示人体所有器官的名称，除经脉外，如头颈部大脑、颈，躯干部的胸、背、脊椎，上肢部的肩、上臂、前臂、手，以及下肢部的臀、大腿、小腿、足等人体名称。《四部医典》中的人体词使用较多，总频次达 8389 次，共有 1530 个人体词。其中，与"经脉"相关的人体词共有 301 个，以"རྩ"结尾的实体共有 189 个。其中，仅有音节数 2 至 4 个与"རྩ"相关的人体名如表 5–15 所示。

表 5–15　与"རྩ"相关的人体类实体表

སྟོག་རྩ	ལྕགས་རྩ	འབྲིང་བུ་འདོམ་རྩ	མཁལ་མའི་རྩ	ཉ་གཞུག་རྒྱུ་རྩ
སྟོག་པ་རྩ	ཡོང་རྩ	འཕར་རྩ	མ་རྩ	ཆུ་སེར་རྩ
སྲིན་རྩ	ལག་པའི་སྙིང་རྩ	འདོམས་རྩ	སྣ་རྩ	ཆུ་སེར་གདོང་རྩ
སྲིད་རྩ	ལག་པའི་རྩ	འདོམ་རྩ	བྲིན་གཞུག་ཡོང་རྩ	ཆུ་རྩ
སྤྲུ་རྩ	རླུང་རྩ	འདམ་རྩ	བྲིན་གཞུག་རྩ	ཆག་རྩ
སྟོད་ཀ་ཐོང་རྩ	རླུང་གི་རྩ	འཚི་རྩ	བྱང་ཆུབ་སེམས་རྩ	གློ་སྙིང་མཁྲིས་རྩ
སྣེ་རྩ	རྩེ་ཆུང་སྐང་རྩ	འགྲམས་རྩ	བྱང་ཁོག་རྩ	གློ་རྩ
སྣ་རྩ	རྩེ་ཆུང་འདོམ་རྩ	འགྲམས་ཚད་རྩ	དོལ་རྩ	གློ་ཡི་རྩ
སྤོངས་ཚད་རྩ	རྩེ་ཆུང་དཔུང་རྩ	འཁྲུགས་ཚད་རྩ	བུ་རྩ	གློ་ཡི་ནང་རྩ
སྙིང་རྩ	རྩེ་ཆུང་ཐོང་རྩ	འཁྲུག་རྩ	བསམ་སེ་རྩ	གློ་མཆིན་རྩ
སྒྲོག་ཏུས་འཕར་རྩ	རྣ་ཚད་རྩ	ཟུག་རྟུའི་རྩ	བལྟ་རྩ	གློ་མཆིན་འདོམས་རྩ

续表

སྣབ་རྩ་	རྣག་རྩ་	ཚོན་རྩ་	བར་རྩ་	གྲོགས་རྩ་
སྣབ་ཁུང་སྙིང་རྩ་	རྣ་རྩ་	ཚན་དོ་འཕར་རྩ་	བད་མཁྲིས་རྩ་	གྲང་རྩ་
སྣང་རྩ་	རྟོགས་ཚད་རྩ་	སོ་རྩ་	ཕྱི་རྩ་ནང་རྩ་	གསེར་རྩ་
སྐྲན་གྱི་རྩ་	རྒྱུན་རྩ་	མེ་རྩ་	ཕྱི་རྩ་	གསུས་རྩ་
སྐྲ་རྩ་	རྒྱུ་རྩ་	མུ་འགྲམ་འཁྲུག་རྩ་	ཕྱི་ཡི་རྩ་	གར་བབས་རྩ་
སྐྱོར་གོང་རྩ་	རྒྱུ་མའི་རྩ་	མིག་རྩ་	ཕོ་རྩ་	གཟེར་རྩ་
སྐེ་རྩ་	རྒྱས་ཚད་རྩ་	མཆོར་རྩ་	ཉུ་རྩ་	གཟེར་ཐུང་རྩ་
སྐེ་ཡི་རྩ་	རྒྱབ་རྩ་	མཚུལ་རྩ་	ནད་ཅན་རྩ་	གདོན་རྩ་
སོ་རྩ་	རྒྱུ་རྩ་	མཆེར་རྩ་	ནང་ལོང་རྩ་	གདོང་རྩ་
སེན་རྩ་	རུས་སྟེང་རྩ་	མཆེར་པའི་རྩ་	ནང་ལོང་ཐོལ་རྩ་	གདོང་མཆེར་རྩ་
ཤ་རྩ་	རུས་རྩ་	མཆུ་རྩ་	ནང་རྩ་	གདགས་སྦྲིབས་རྩ་
ཤ་རུས་རྩ་	རུ་ཐུང་སྣང་རྩ་	མཆིན་རྩ་	དར་རྩ་	གཏར་རྩ་
ཤ་དུག་རྩ་	རུ་ཐུང་ལོང་རྩ་	མཆིན་མཆེར་རྩ་	དཔྱལ་རྩ་	གཉན་གྱི་རྩ་
སྙིང་རྩ་	རུ་ཐུང་རྩ་	མཆིན་མཁྲིས་རྩ་	དཔྱལ་བའི་རྩ་	གང་རྒྱས་རྩ་
ལྟ་རྩ་	རུ་ཐུང་འདོམ་རྩ་	མཆིན་མཁྲིས་འདོམ་རྩ་	དཔུང་རྩ་	གང་ཉེའི་རྩ་
ལྦ་རྩ་	རིམས་ཚད་རྩ་	མཆིན་པའི་རྩ་	དགུ་རྩ་	ཁྲག་རྩ་
ལྟག་རྩ་	རང་རྩ་	མཁྲིས་རྩ་	ཐོད་རྩ་	ཁྲག་གི་རྩ་
ལྟེ་རྩ་	ཡོབ་གོང་རྩ་	མཁྲིས་པའི་རྩ་	ཐོང་རྩ་	ཁུར་རྩ་
ལྟེ་འོག་རྩ་	འབྲེལ་པའི་རྩ་	མཁལ་རྩ་	ཉ་རྩ་	ཀླད་རྩ་

可见《四部医典》中的人体名使用频率极其频繁。从构词结构来看，《四部医典》中的人体名多以单纯词构成，共有 189 个词种。其中频次达 10 及以上的词种共有 13 个，频次在 50 及以上的人体名共有 29 个，频次在 20 及以上的人体名共有 78 个。频次最高的 10 个人体名及其频次分别是“རྩ”（262 次）、“ཕོ་བ”（255 次）、“མགོ”（214 次）、“མིག”（200 次）、“སྙིང”（189 次）、“སྐྲ”（169 次）、“ལྟེ”（152 次）、“མཆིན”（134 次）、“རུས་པ”（125 次）、“ཁ”（117 次）。前 300 个高频人体名如图 5–4 所示。

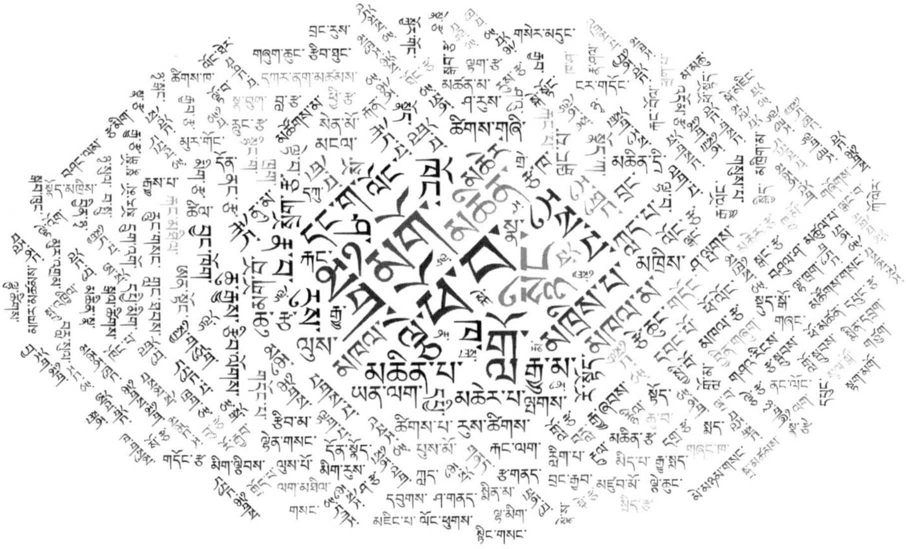

图 5-4 《四部医典》前 300 个高频人体类实体云图展

《四部医典》中的人体类实体在文本中多以排列方式出现，如“སྙལ་འདབས་བཤུལ་ཤ་ནག་པོ་ཕྱི་ནང་གཉིས། བྲང་གི་ཉུ་ཤ་སྣ་བྲུར་རྟ་ཤ་གཉིས། མཆན་ཁུང་བཞག་ཤ་དཀར་ནག་རྣམ་པ་གཉིས། ཐལ་གོང་གཞའ་ཤ་གཞུའ་འཁོར་འདར་ཤ་དང་། སོགས་མཐིལ་འབྲོས་ཤ”“ཕྱི་གཙུག་སྤུད་སྒོ་དང་། དྲུག་པ་དཀར་ནག་མཚམས་དང་སྒྲོག་རུས་ཤོངས། ཨན་སྟོང་འགྲམ་དང་སྐེ་སྟོང་སོགས་མཐིལ”“ཕྱི་གཙུག་མཚོགས་སྒོ་སྐེ་སྟོང་དང་། ཚིགས་པ་བརྒྱད་པ་ནང་ལོང་འཕར་རྩ”。以复合形式构成的人体名多以属格助词作为连接符，如“གང་ཉེའི་རྩ”“བད་རྒྱུང་ལྡན་པའི་རྩ”“ཨོལ་གོང་བར་གྱི་ཐོང་རྩ”“མི་ཁ་འོང་བའི་རྩ”等。

（九）人物类实体

人物名在《四部医典》中的使用相对较少，全文仅有 61 个人物名，总频次 493 个，其中多数人物名不参与三元组关系。在 61 个人物名中，频次达 10 次及以上的有“དྲང་སྲོང་རིག་པའི་ཡེ་ཤེས”（164 次）、“དྲང་སྲོང་ཆེན་པོ”（99 次）、“དྲང་སྲོང་ཡིད་ལས་སྐྱེས”（64 次）、“སྟོན་པ”（32 次）、“དྲང་སྲོང་ཆེན་པོ་རིག་པའི་ཡེ་ཤེས”（19 次）、“དྲང་སྲོང་ཆེན་པོ་ཡིད་ལས་སྐྱེས”（18 次）等 6 项。文本

中多次出现同义不同形人物名，如“དྲང་སྲོང་རིག་པའི་ཡེ་ཤེས”与“རིག་པའི་ཡེ་ཤེས”“སྟོན་པ་དྲང་སྲོང་རིག་པའི་ཡེ་ཤེས”“སྟོན་པ་རིག་པའི་ཡེ་ཤེས”4 项为同义人物名，“དྲང་སྲོང་ཡིད་ལས་སྐྱེས”与“ཡིད་ལས་སྐྱེས”“དྲང་སྲོང་ཆེན་པོ་ཡིད་ལས་སྐྱེས”3 项为同义人物名。《四部医典》人物名的构词结构相对简单，多以单纯词充当。另有 24 个人物名由“修饰词 + 人名”结构组成，如“ལྷའི་སྨན་པ་སྐྱེ་རྒྱུའི་བདག་པོ་སྦྱུར་བ”“སྟོན་པ་དྲང་སྲོང་རིག་པའི་ཡེ་ཤེས”“མུ་སྟེགས་ཀྱི་མེས་པོ་ཚངས་པ”“བཅོམ་ལྡན་ཚེ་དཔག་མེད”“གསུང་སྤྲུལ་ཡིད་ལས་སྐྱེས”等。

（十）时间类实体

《四部医典》中的时间名使用次数高达 1049 次，词种数高达 376 个。然而，大部分时间词由单纯词构成，在实际文本中不参与三元组关系，文章不作详细考察。时间名结构相对复杂，可以由不同的词类构成。如用数词表示时间名的有“བཅུ་དགུ་པ”“ཉི་ཤུ་པ”“བཅོ་ལྔ་པ”等；用时间名和方位词表示时间名的有“དགུན་སྟོད”“དབྱར་དགུན་དབུས”“བདུན་ཕྲག་གསུམ་པ”等；用疾病名表示时间名的有“ནད་རྒྱས་གསར་དུས”“རྣག་གི་དུས”“བད་ཀན་དུས”等；用事件表示时间名的有“ཁ་འབུས་དབྱེད་ཀྱི་དུས”“ཉིན་དགུང་མཚན་དགུང་ཞུ་བའི་དུས”“ཁ་འབུས་གྱིན་འདྲིན་དུས”等。

（十一）药材类实体

药材名在《四部医典》中的使用次数最多，词种最丰富。总频次达 13821 次，总词次达 2562 个。从词种的频次分析，文本中频次达 100 以上的药材名共有 24 个，如“གུར་གུམ”（共 241 次）、“ཨ་རུ”（共 227 次）、“དོམ་མཁྲིས”（共 220 次）、“ཅུ་གང”（共 214 次）、“ཏིག་ཏ”（共 209 次）、“པི་པི་ལིང”（共 208 次）、“སྣ་ཧེ”（共 190 次）、“ཧོང་ལེན”（共 166 次）、“སུག་སྨེལ”（共 161 次）、“ཨ་རུ་ར”（共 158 次）、“བྲག་ཞུན”（共 155 次）、“ག་བུར”（共 151 次）、“ཙན་དན”（共 150 次）、“ཤིང་མངར”（共 144 次）、“སེ་འབྲུ”（共 135 次）、“རྒྱ་ཚ”（共 127 次）、“ཛཱ་ཏི”（共 125 次）、“དུར་བྱིད”（共 122 次）、“ཤིང་ཀུན”（共 121 次）、“བ་ཤ་ཀ”（共 112 次）、“ཤིང་ཚ”（共 111 次）、“རྒྱམ་ཚ”（共 110 次）、

“ཤུ་དག”（共 100 次），其中“ཨ་རུ”与“ཨ་རུ་ར”同义。据翔实统计，频次达 50 以上的药材名共有 55 个，频次达 20 以上的药材名共有 138 个。就统计的数据来看,《四部医典》中的药材名多以单纯词形式参与三元组。复合式药材名多以“药材名 + 属格 + 一般名词”结构的词种最多，一般名词多由“身体器官”和“部件”充当,如“སྣ་མའི་མེ་ཏོག”“འགྲོན་བུའི་ཐལ་བ”“མི་རོམ་མཁྲིས་པ”“ཛ་བྱིའི་ཤ”“བྱིའི་ཟེ་ཁྲག”“སྐྱིར་པའི་བར་ཤུན”“འོམ་བུའི་བར་ཤུན”“གསེར་གྱི་ཕུད་བུ”“པོང་བུའི་འོ་མ”“སོ་བྱིའི་སྒྲོ་ཐལ”等在文本中的出现总数共达 342 次。文本在介绍药材的属性信息时，药材名一般单独出现，如原句“སེ་འབྲུ་ཨུ་སུ་སྣ་དང་ཙི་ཏྲ་ཀ། པི་པི་ལིང་དང་འབྲི་མར་རླུང་རྣམས་འཇོམས། །མེ་དྲོད་སྐྱེད་ཅིང་སྐེམ་པོ་རྒྱས་པར་བྱེད། །”。然而在大多时候，药材名是以方剂名的构成要素排列出现的，如原句“རྒྱ་སྤོས་ཙ་ཧ་སུག་སྨེལ་ཤུ་དག་གཉིས། །ཙན་དན་དམར་པོ་རྫི་དྲེག་སྤང་སྤོས་དང་། །རྒྱ་སྤོས་ཙ་ཧ་སུག་སྨེལ་ཤུ་དག་གཉིས། །ཙན་དན་དམར་པོ་རྫི་དྲེག་སྤང་སྤོས་དང་། །ཤུ་ཏི་ཏིལ་མར་ཀ་ར་སྦྱར་བའི་མར། །ཚ་འཛིན་ཞིང་རེངས་སུ་འཁྱེང་ལ་སོགས་པའི། །རླུང་ནད་ལྷག་མ་མ་ལུས་འཇོམས་པར་བྱེད། །”。

（十二）饮食类实体

《四部医典》中的饮食名也是藏医药中最主要的药材之一，在文本中的使用虽远不及药材名之多，但也属比较频繁的实体，词种也比较丰富。饮食类实体在《四部医典》总词次达 3671，总词种数达 830 个。其中频次最高的 10 项饮食类实体依次为“ཀ་ར”（377 次）、“སྦྲང”（184 次）、“མར”（184 次）、“ཆང”（170 次）、“བུ་རམ”（146 次）、“འོ”（135 次）、“འོ་མ”（111 次）、“དྲི་ཆུ”（83 次）、“སྦྲང་རྩི”（77 次）、“ཆུ”（71 次）。其中，频次在 100 及以上的饮食类实体共有 7 个;频次在 50 及以上的饮食类实体共有 12 个;频次在 20 及以上的饮食类实体共有 27 个；频次在 10 及以上的饮食类实体共有 54 个。在实际文本中，饮食类实体是作为药材使用的，二者具有一定共性。前 300 个高频药材名和饮食名实体如图 5-5 所示。

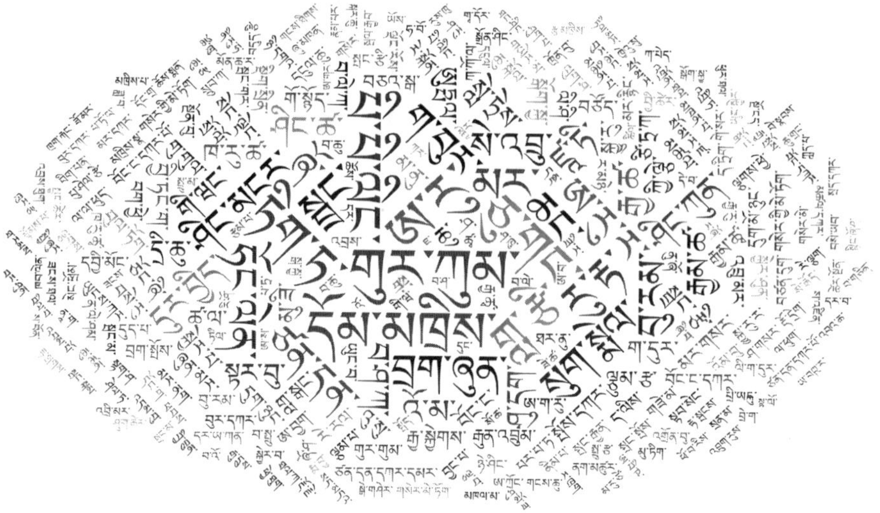

图 5-5　前 300 个高频药材名和饮食名实体云图展

在所有饮食类实体中，共有 452 个饮食名由单纯词构成。其单纯词多数为表示饮食类的名词，除外，也有形容词充当词素的饮食类实体如“བསིལ་བ”“ལན་ཚྭ”“སྐྱོང”等，意为具有某种特性的所有饮食。《四部医典》饮食类实体中另有 378 个由复合式构成，主要构词结构有“饮食名 / 一般名词 + 形容词”或者“形容词 + 饮食名”“饮食名 / 一般名词 + 动词”3 种。“饮食名 / 一般名词 + 形容词”如“ཤ་ཆང་རྙིང་པ”“ཤ་གསར་ཆང་གསར”“མར་ནག་མར་རྙིང”“དྲིལ་ཐུག་རྡོ་འཇམ”等。“形容词 + 饮食名”如“གསར་འཇམ་ཟས”“ཞིབ་བདགས་ཆང”等。“饮食名 / 一般名词 + 动词”中的动词一般“བསྐོལ”充当，如饮食类实体“བ་འོ་བསྐོལ”“ཆང་བསྐོལ”等。

（十三）症候类实体

症候名是《四部医典》中使用最多的实体，频次高达 4019，词种高达 3571 个。文本中的症候名主要对应于患病状态下的脉搏、尿液、神态等，几乎每种疾病均有相应的 2 个及以上的症候名。从频次来看，《四部医典》中的症候名重复率较低，前 10 个高频症候名的总频次仅有 87 次。前 10

项高频症候名依次为“ཆུ་འགགས”（12 次）、“དང་ག་མི་བདེ”（12 次）、“ཏུས་ཞེན”（10 次）、“གྲང་ཤུམ་བྱེད”（10 次）、“རྟོད་མེད”（10 次）、“སྒོ་ལུ”（8 次）、“དགྱེ་དགུ་མི་ཤེས”（8 次）、“དྲན་པ་མི་གསལ”（8 次）、“བྲང་ཚ”（8 次）、“དབུགས་མི་བདེ”（8 次）。在《四部医典》中，由单纯词充当症候名的相对较少，一般由动词充当，如“སྐྲངས”“སྐྱུག་པ”“འཁྲུ་བ”“བརྟས་བྱེད”，但其词种数一般低于 10 次。复合词是文本中表示症候类实体的主要方法，构词结构主要为宾动结构和联连动结构，宾动结构中的宾语位置一般由一般名词、人体名充当，由名词充当的如“དབུགས་ཐུང”“སྟོབས་མེད”“ཟ་སྨ་འགག”“མེ་དྲོད་ཉམས”等；宾语由人体名充当的如“སྙིང་བརྟུང”“སྙིང་ཚད་སྨྱོས”“གཞུག་ཧོ་རྒྱབ་ལོགས་སྙིང་ག་གླད་པ་ན”“མགོ་བོ་འཁོར”等。宾动结构中的谓语位置由动词和形容词充当。由动词充当的谓语的症候名如“སྙོམ་དད་ཆུང་བ”“མིག་ཙ་གྲང”“ཙ་ཁྲོད”“མིག་སེར”，谓语前可添加否定副词，如“ཁ་ཟས་མི་འདུ”“དབུགས་མི་བདེ”“དགྱེ་དགུ་མི་ཤེས”等。谓语位置可出现多个动词如“སྐྱིང་འདོད”“གཉུས་སྐམ”“སྐྱུགས་འདོད”；由形容词充当的如“ཙ་ཆུ་ཚ”“ལུད་པ་སྐྱུ་གསོབ”“རྩལ་མང”“ཆུ་མདོག་སེ”等。联连动结构组成的症候名中，前后动词一般用衔接连词或转折桥接连词连接。用衔接连词组合而成的症候名如“སྐྲིག་ཅིང་སྐྱུག”“ཙ་རྒྱུད་བྲ་ཞིང་གཡོ་ལ་མགྱོགས”“ཁང་པ་བཤལ་ཞིང་སྦྲིད”等；用转折桥接连词组合而成的症候名如“ཛོ་བོ་ཚ་ཡང་ཕྱི་རྟགས་གྲང་བ”“ཕྱི་རྟགས་ཚ་ཡང་ཛོ་བོ་གྲང་བ”“ཟོས་ཀྱང་སྟོབས་མེད”“ཟོས་ཀྱང་ན་སྙམ་བྱེད”等。

（十四）治疗类实体

《四部医典》中用于治疗疾病的涂油法、按摩法、针灸法、催汗法、放血法、药浴法等名称的使用较少。治疗名在文本中的总频次 1618 次，共 674 个词种。从频次来看，文本中使用次数最多的无疑是“བཤལ”“ལུམས”“དུགས”“གཏར”“མེ་བཙའ”“སྐྱུགས”“བསྐུ་མཉེ”“གཏར་ག”“སྨུམ་འཚོས”“ཆུ་ལྷག”“ཆུ་ལུམས”等常用外治方法。然而在实际文本中尚有常用治疗手法，文本对其统一进行统计。文本中出现的治疗名分别有单纯词构成方法和复合词构成方法。其中，单纯词构成的治疗名在文本中的使用次数较多，频次共达 1042 次，然其词种数较少，仅有 217 个词。文本中以复合方式构成的治疗名频次少（平均频次仅 1.12 次），构词结构复杂。其中，由“药材名 + 治疗名”构成的治疗名称较多，如“ཧ་སྨྲངས་དུགས”“གུར་གུམ་བཤལ”“ཆུ་ཚན་སླ་རིལ་དུགས”“ཨ་རུ་དུར་བྱེད་ཤི་ཁཊ་ཤུ་བྲུར་པ་ཏྲ་བ་ཆུའི་བཤལ”“ཨ་རུ་ལྡུམ་རྒྱ་པི་ལིང་གསེར་མེའི་ཐང་བཤལ”等，药材名之间一般用属格助词或统分连词拼接。在复合式构词结构中，以宾动结构组成的治疗名也比较多。如“རྡུལ་དུ་དབྱུང་བ”“གསང་ནས་གཙག་པ”“འཕྲང་ཁ་སོ་པས་བཅད”“འགྲོས་འཕྲང་བསྒོམ”等。

第五节 《四部医典》文本解析与实体关系研究

藏医药本体是对于藏医药知识的系统认识，是对藏医药领域概念和概念之间关系的形式化表达。上述 15 种实体是藏医药中最核心的概念（类），而各个实体类目下的实体名称则是各个概念的个例（实体）。经过《四部医典》文本计量解析和探索，现对于藏医药文本有了一个宏观的认识，研究过程中所统计的数据也可直接作用于藏医药本体的构建。探讨实体之间表示同义关系、反义关系和上下义关系等聚合性的语义关系和关系用词，能够表征实体与实体间的概念映射关系和关系映射用词，对领域本体的构建具有重要意义。对于不同实体间的关系类型和用词研究是藏医药本体构建的最终环节，也是最重要的一环。

一、哲学实体属性与领域本体构建方法论

西方本体论研究中习惯将实体的共性分为属性（个体属性）和关系（关系属性）两类。其中属性一词由拉丁文“ad”（在……旁边，靠近）和“tribute”（分配、赋予）结合而成，它与实体（或译事物）概念相对，

一般同属性质、质量、特性等词。本体论在形而上学中的发展进一步区分出“本质的”属性和“偶然的”属性。本质的属性是事物在其存在和演化过程中一定具有的特性，本质属性具有直接指定具体事物的作用，用于描写一个实体本身固有的性质特征。而偶然属性是指特定事物可以有也可以没有的特性，用于描述实体间发生关系的性质特征，且这个特性的变化将不影响事物本身的性质。

关于属性概念的研究在西方哲学中较少，远不及物质、时间、空间等概念一样备受关注。由于人们对属性概念的认识并没有太大分歧，除了属性的分类外，哲学和自然科学一般只关注事物的属性数量，而很少研究属性本身的认识问题。属性在哲学界并没有一个标准、统一的定义，不同文献对于属性的定义整理如下：

《新华字典》:属性是事物本身所固有的性质。是物质必然的、基本的、不可分离的特性，又是事物某个方面质的表现。一定质的事物常表现出多种属性。有本质属性和非本质属性的区别。

《数学辞海》①:逻辑学的基本概念之一，指事物的性质和事物间的关系的统称。

《马克思主义哲学原理》②:属性是一事物和其他事物发生关系时表现出来的质。

《马克思主义哲学大辞典》③:属性是指事物本身所固有的性质及与其他事物之间的关系。

《系统科学大学讲稿》④:属性是指事物或对象自身具有的、通过其存在和运行所呈现出来的一切规定性。

---

①《数学辞海》编辑委员会 . 数学辞海 · 第一卷 [M]. 北京 ：中国科学技术出版社，2002 : 644.

② 属性概念在不同版本的马克思主义哲学原理中的定义皆有差异，此处引用由孙翠宝著写，复旦大学出版社于 2007 年出版的版本中的定义。

③ 金炳华 . 马克思主义哲学大辞典 [M]. 上海 ：上海辞书出版社，2003.

④ 苗东升 . 系统科学大学讲稿 [M]. 北京 ：中国人民大学出版社，2007 : 72.

《伦理学》[①]："我将属性理解为在理智看来是构成实体的本质的东西。"

《语言学与应用语言学百科全书》[②]：1. 语音学术语。原为听觉感知的术语，用来指凭借感觉可区分的语音特性，如音高、音响、音色等属性。2. 功能语法术语。指涉及关系过程（relational process）的修饰型类型，除载体（carrier）的另一个参与者。3. 语法学术语。指名词短语中修饰名词核心词的词或短语。可能是形容词、名词、动词或数词等。如"a beautiful vase"中的"beautiful"。

可知，属性概念在哲学领域和其他特定领域中的定义不尽相同。有被定义成"事物之间关系的统称""事物本身固有的性质"以及"事物本身所固有的性质及与其他事物之间的关系"的不同表述形式。虽然以上定义各不相同，然尚能确定属性的概念相当宽泛，物质本身外的一切皆可称其为属性。除哲学领域外，人们对于属性的认识基本达成一定共识，即属性是质的表现，它是在相互联系相互作用的时候表现出来的，是一种对事物对象的抽象刻画，因此事物与属性密不可分，事物属性的定义也必然依赖于其他事物而存在。

西方哲学中对于属性的研究最早源自亚里士多德哲学。西方哲学中所说的属性是与对象相对应的，即对象是具象的、独立的，而其属性则是抽象的、不完全的，是对"对象"概念的本体论补充。属性研究随着西方本体论研究的深入而获得高度发展，在不同的理论体系下衍生了不同的于属性定义。属性概念在理性主义哲学，尤其在巴鲁赫·德·斯宾诺莎（Baruch de Spinoza）的哲学中起着重要作用。斯宾诺莎用属性指构成、表现或属于上帝或实体的本质或性质的东西，认为同一个实体可以有无限多的属性，每一个属性都表现了无限永恒的本质。进而提出人类

①《伦理学》全名为《用几何学方法作论证的伦理学》，由荷兰哲学家斯宾诺莎注协，该书是用几何学的方法写成，认为只有凭理性的能力获得的知识才是最可靠的知识，人有天赋的知识能力，世界是可以认识的。

② 梅德明 . 语言学与应用语言学百科全书 [M]. 北京：北京大学出版社，2017：434.

理智仅知晓思想和广延两个属性的观点。对此观点，笛卡尔则声称，思想和广延实际上构成了两个独立的实体，提出了“心物二元论”（Mind-Matter Dualism）。无论怎样，斯宾诺莎认为在思想和广延之间有实在的差别，他提出“身心平行论”（Psychophysical Parallelism）来说明它们的相互作用。而当代哲学家则普遍认为，一个事态包含着一个对象对一个属性的获得。一般而言，西方本体哲学中关于属性概念的研讨都是建立在属性与共相同一的基础上,因此,哲学家们多以“属性的本体论地位”“是否需要使用具体例证来说明属性？”“属性怎样与对象发生关系？”等问题为研究焦点。针对以上问题，学界基本认同属性与共相同一性，但也有观点认为属性可以是殊相，此处不便赘述。

对于属性的研究在西方本体论中获得获得一定突破。不仅如此，在藏因明哲学典籍中也多有研究事物属性的片段。如唯识论中所说的“法相唯识学”中的“相”特指“法”的 3 种属性,称其为“三自性”。三自性分别为：遍计所执性（parikalpita-svabha^va，藏语称 ཀུན་བཏགས་ཀྱི་མཚན་ཉིད། ①）、依他起性（para-tantra-svabha^va，藏语称 གཞན་དབང་གི་མཚན་ཉིད།）、圆成实性②（Parinis panna-svabha^va，藏语称 ཡོངས་གྲུབ་ཀྱི་མཚན་ཉིད།）。由于“恐众生执有”，因明学继而建立“三无性”来显示三性各具空义，三无性分别是：相无性（laks!an!a-nih!svabha^vata^）、生无性（upatti-nih!svabha^vata^）、胜义无性③（pa-ramartha-nih!svabha^vata^）。由于五法和三自性以及三无性涉及过多宗教哲学层面的内涵，本文便不再展开论述。

西方本体论普遍认为属性是存有范畴分类的依据所在，一般将存有的性质与关系统称为属性。然而，属性与关系、性质与关系的概念界限在西方哲学中并不明朗，属性和关系之间既有相同性又具有一定区别。譬如，属性是事物本身所具有的本质或非本质的性质，数量是可控的。

① 东噶·洛桑赤列 . 东噶藏学大辞典（藏文）[M]. 北京：中国藏学出版社，2012：1746.
②③ 弘学居士，唯识学概论 [M]. 巴蜀书社，2009：231.

而关系则是与事物与其他事物之间的相互作用关系，数量不可控。属性可分为特有属性和共有属性，也可分为本质属性和非本质属性，二者类目可数。而关系则分为相同、相反、相关等多种关系，类目不可数。另外，属性的两种不同分类在本质上都是依照事物本身的区别性特征而进行的分类，因此，特有属性与本质属性相对应，共有属性与非本质属性对应。对于事物的范畴分类而言，共有属性则是对事物进行分类的基本准则所在。对于本体论而言，存在即是事物固有的属性集合，人们可以用不同的词汇、不同的语句，甚至是不同的语言来描述同一事物，但该事物不会因为人们的不同描述而改变。

在人工智能领域，无论是现实世界中的实体对象还是它们之间的联系都使用关系表示。E.F.Codd 于 1970 年首次提出关系模型（Relational model），以集合论中的关系概念为理论基础。人们经常研究词汇之间的相关性，就是要找出人们对同一事物的不同描述，或者从含有相关词汇的语句中，找出他们共同描述的事物。一般来讲，人工智能领域中的关系与属性的界限同样不够明确，关系既可以囊括在属性范围内，又区别于属性。属性作为事物本身所具有的本质特性，一般为静态的，具有一定的公理描述、特征约束、类型限制、对象注解、基数限制及类的逻辑组合等，如 Class（类）、Individual（个体）、SubClassOf（子类）、SubPropertyOf（子属性）、DatatypeProperty（数据属性）、ObjectProperty（对象属性）、Domain（定义域）、Range（值域）、EquivalentClass（等价类）、EquivalentProperty（等价属性）等。而关系作为本体中属性的内部成员之一，是用来表示类（概念）之间、实例和实例（个体）之间具体的动态关联，是不可数的。典型的关系有子类关系（IS-A）、成员关系（Member-Of）、实例关系（instance-Of）、对等关系（Equivalence to）、逆关系（Inverse-Of）、时间顺序关系等。属性（含关系）通过语义链方式表示一个对象对于另一个对象的限制关系，是从一个资源到另一个资源类型化的指针，而语义链的集成构成语义网络图。其中结点表示资源，有向边表示类型化的额语义链。[1] 简言之，实体的属性和关系既是领域本体构建的基石，更是本体能够完成知识推理、语义理解的重要支撑。

本体论中关于存有属性的研究为领域性本体库的构建提供了理论支撑和基本策略。对于《四部医典》的文本而言也是如此，对于藏医药实体的认识更是需要从关系、属性来进行认知，实际上也依次形成一种以实体关系为主的知识范畴体系。因此，不管是对于哲学研究或者领域性本体的构建，对于实体属性的研究都具有重要的科学意义。

二、《四部医典》中的实体关系

经考察，《四部医典》中的关系用词主要有表示实体关系的用词和表示实体分类的用词两种。其中，分类关系一般表示同类实体间的隶属关系，用于明确对于医药概念的认识。疾病类实体、普通名词类实体、人体类实体、药材类实体、饮食类实体、动物名类实体、治疗名类实体等均可有分类关系。表示疾病类实体的分类关系，如“[ནད་_jbm]JBM ལ་_ls [སྲོག་འཛིན་_jbm གྱེན་རྒྱུ་_jbm དང་_cd། _ww ཁྱབ་བྱེད་_jbm མེ་མཉམ་_jbm ཐུར་སེལ་_jbm] JBM [དབྱེ་_vt]”；表示普通名词类实体的分类关系，如“[གནས་བཅུ་གཅིག་] NP ལ་_ls（བསྟན་པར་བྱ་）vp སྟེ་_cg [གང་_ry ཞེ་ན་_cs འདི་ལྟ་_rz] FLC སྟེ_cg། _ww [རྩ་བ་མདོ་ཡི་གནས་] NP དང་_cc གཅིག_mj། _ww [གྲུབ་པ་ལུས་ཀྱི་གནས་] NP དང་_cc གཉིས_mj། _ww [འཕེལ་འགྲིབ་ནད་ཀྱི་གནས་]NP དང་_cc གསུམ_mj། _ww [བྱ་བ་སྤྱོད་ལམ་གནས་] NP དང་_cd བཞི_mj། _ww [འཚོ་བ་ཟས་ཀྱི་གནས་] NP དང་_cd ལྔ_mj། _ww [སྦྱོར་བ་སྨན་གྱི་གནས་] NP དང་_cd དྲུག_mj། _ww [ཆ་བྱད་དཔྱད་ཀྱི་གནས་] NP དང་_cd བདུན_mj། _ww [ཐ་མལ་ནད་མེད་གནས་] NP དང་_cd བརྒྱད_mj། _ww [ངོས་བཟུང་རྟགས་ཀྱི་གནས་] NP དང་_cd དགུ_mj། _ww [གསོ་བྱེད་ཐབས་ཀྱི་གནས་] NP དང་_cd བཅུ_mj། _ww [བྱ་བྱེད་སྨན་པའི་གནས་] NP དང་_cd ནི_ci། _

① 甘健候，姜跃，夏幼明 . 本体方法及其应用 [M]. 北京：科学出版社，2016：8.

ww（བཅུ་གཅིག་གནས་）np སུ་_ls（ཤེས་པར་བྱ）vp འོ_uz །_ww”。表示人体类实体类实体的分类关系，如“[འབྲེལ་པའི་རྩ་] RTM ལ་_ls [དཀར་_rtm ནག་_rtm]RTM [གཉིས་_mj ཡོད་_vc] FLC དེ_cg”；表示药材类实体的分类关系，如“[ཙན་དན་_ycm ཨ་རུ་ར་_ycm དང་_cd བ་རུ་ར་_ycm །_ww ཤུག་པ་_ycm ག་དུར་_ycm སླག་_ycm དང་_cd མོན་ཆ་ར་_ycm །_ww འོམ་བུ་_ycm] YCM ལ་སོགས་_rz དེ་འདྲ་_rz [བསྐ་བའི་སྡེ] YCM །_ww”；表示动物类实体的分类关系，如“[བྱ་རྒོད་_dwm ཁྭ་_dwm སྐྱག་_dwm ནེ་ལེ་_dwm བྱ་རོག་_dwm དང་_cd །_ww ཨུག་པ་_dwm ཅིཙ་ཁྲ་_dwm]DWM [རྩལ་མཐུས་ཟ་བའི་སྡེ] DWM”。据粗略统计，《四部医典》中共出现1076个实体分类用词，使用频次最高的分类用词主要有“དབྱེ་བ”“རྣམ་པ”“གནས་ཀྱིས་དབྱེ”“རིགས་ཀྱིས་དབྱེ”“བབས་སྒོས་དབྱེ”“ཞུགས་ཚུལ་གནས་ཀྱིས་དབྱེ”“རིགས”等关系用词。在《四部医典》文本中，实体与实体间的分类未使用任何分类词，如“[ཐང་སྦྱོར་_nn སྔེ་ཚན་_nn]NP [ཚ་སེལ་_nn གྲང་སེལ་_nn] NP གཉིས_mj”，再如“[དཔྱད་_zlm]NP ལ་_cl [འཇམ་_as རྩུབ་_as]NP [ཟས་_nn] NP ལ་_cl [ཕན་_vi གནོད་_vi] NP གཉིས_mj །_ww”。

表示实体关系的关系类型可分为两种，即表示实体属性和表示实体关系。其中，属性关系主要用于描述实体自身的颜色、形状、性能等，如症候类实体是其对应的疾病实体之属性，是疾病实体所特有的。表示疾病与症候关系的如“[ད་ཀན་ཕྱིར་དགྲི་] JBM [ཟླང་འཕྱུར་] ZHM [གཉའ་བ་བསྡུངས] ZHM །_ww [ལྟག་པ་དགྲི་] ZHM ལ་_cn [སོ་འཆའ་] ZHM [ལུ་བར་སྐྱུག] ZHM །_ww [མགོ་དང་འགྲམ་པ་ན་] ZHM [སྐད་མི་ཕྱིན] ZHM །_ww [མིག་ཧར་] ZHM [གཡལ་འབྱུང་] ZHM [ཅིབ་ལོགས་གཉིས་སུ་ཟུག] ZHM །_ww”。在《四部医典》中用于表示实体属性的关键词有“གྲངས”“རྒྱུ”“ན་ཚུལ”“གནས”“གྱིས་ཚུལ”等。在理论上，实体的属性描述与关系描述均属于关系范畴，但是相比来讲，文本中用于表示关系的描述更加普遍。与实体属性不同，实体关系描述的是两种实体间非必然的关系，即是一种尾实体并非归头实体独立拥有的关系。如实体三元组“[བད་ཀན་_jbm] JBM [དཔྱིད་དུས་_nt སྟོད་_nt དང་_cd སྔ་དྲོ་_nt] SJM [ལྡང་_vi]”中，疾病类头实体“བད་ཀན”（培根病）与时间类尾实体“དཔྱིད་དུས་_nt སྟོད་_nt དང་

_cd སྔ་དྲོ་_nt”（春、傍晚、早晨）之间并非必然关系。

三、《四部医典》实体关系用词研究

对于藏医药本体而言，实体与其关系用词之间关系密切，二者相辅相成，缺一不可。关系用词，即文本在描述实体关系时所使用的词汇，根据实体及其搭配组合方式的异同，关系用词也会有所差异。关系用词是实体三元组中必不可少的谓语，也是三元组何以成为三元组的关键因素。因此，研究不同实体间使用什么关系用词是重中之重。

（一）实体分类关系用词研究

关系用词在文本中多用于描述实体之间的关系。就实体关系用词而言，实体关系的描述比实体分类与实体属性描述更加复杂，关系纷繁多样，用词词种较多。相比而言，分类词描述的关键词相对统一。经统计，在文本中用于描述实体分类的实体对象有动物类实体、疾病类实体、器械类实体、人体类实体、药材类实体、饮食类实体、治疗类实体及普通名词性实体。在所有实体中，对于疾病实体的分类描述语句最多，如原句“དུག་ལ་སྦྱར་བའི་དུག་དང་གྱུར་པའི་དུག རང་བཞིན་དུག་དང་རྣམ་པ་གསུམ་དུ་བཤད།”中用对“དུག”（毒）依次区分为“སྦྱར་བའི་དུག”（合成毒）、“གྱུར་པའི་དུག”（转化毒）、“རང་བཞིན་དུག”（本质毒）3 种实体。原句中的语词“རྣམ་པ་གསུམ”既是表示实体的类目数量，也是以上 4 种实体关系的分类描述用词。原文中描述动物类实体分类的语句如“རྒྱ་དང་ཁ་ཤ་ར་རྨོད་ཕག་རྨོད་དང་། མ་ཧེ་བསེ་རྨུག་རྒྱང་དང་གཡག་རྨོད་དང་། མཛོ་རྨོད་ལ་སོགས་རི་དྭགས་ཆེ་བའི་སྡེ།”，实际语句中并没有常用分类用词，其分类用词为“སྡེ”；原文中描述器械类实体分类的语句如“ཚ་ཐུར་གསུམ་སྟེ་ཚ་ཐུར་རྒྱང་པ་དང་། ཚ་ཐུར་གྱི་ནི་གྲང་ཐུར་ཚ་ཐུར་སྦྲག”，其分类用词为“གསུམ”；原文中描述人体类实体分类的语句如“སྐྱེད་པ་འི་རྩ་ལ་འཚོ་བྱེད་དར་རྩ་དང་། ཕྱི་ནང་གཞན་འབྲེལ་ཆུ་རྩ་གཉིས་སུ་བཤད།”，其分类用词为数词“གཉིས”；原文中描述药材类实体分类的语句如“ཉིམ་པ་ཏིག་ཏ་བོང་ང་དཀར་པོ་དང་། ཧོང་ལེན་གསེར་གྱི་མེ་ཏོག་དུག་མོ་ཉུང་། སླ་རྗེ་

མཁྲིས་པ་སྐྱེར་པ་བ་ཤ་ཀ། ཟག་ཞུན་གྱི་ལྡེ་རེ་སྔོན་ལ་སོགས་པ། དེ་དང་དེ་འདྲ་ཁ་བའི་སྨན་སྡེ་ཡིན།"，其分类用词为"སྡེ"；原文中描述饮食类实体分类的语句如"ཆུ་ནི་ཆར་ཆུ་གངས་ཆུ་ཆུ་ཀླུང་ཆུ། ཆུ་མིག་ཁྲོན་པ་བ་ཚྭ་ཤིང་གི་ཆུ།"，无常用分类用词，其分类用词为"ནི"；原文中描述治疗类实体分类的语句如"དཔྱད་ལ་གཏར་བསྲེག་དུགས་ལུམས་ཐུག་པ་ལྔ། དེ་ཡི་འོག་གནོན་ཐུར་མའི་དཔྱད་དང་དྲུག"，其分类用词为数词"དྲུག"，在文本中对于治疗类实体的分类描述相对较少。文本中用于描述普通名词性实体分类的语句如"ལུས་ཟུངས་དྭངས་མ་ཁྲག་དང་ཤ་དང་ཚིལ། རུས་པ་རྐང་མར་ཁུ་བ་བདུན་དུ་བཤད།"。

在《四部医典》实体分类描述语句中,分类关系用词一般由名词"དབྱེ་བ""རིགས"或由数量词充当。由名词充当分类关系用词的如原句"བད་ཀན་དབྱེ་བ་རྟེན་བྱེད་མྱག་བྱེད་དང་། མྱོང་བྱེད་ཚིམ་བྱེད་འབྱོར་བྱེད་རྣམ་པ་ལྔ།"，或如"རླུང་ལ་དབྱེ་ན་སྲོག་འཛིན་གྱེན་རྒྱུ་དང་། ཁྱབ་བྱེད་མེ་མཉམ་ཐུར་སེལ་རྣམ་པ་ལྔ།"。由数词充当分类关系用词的如原句"ཙ་གནད་ཁྲིད་པ་ཕྱི་ཁྲིད་ནང་ཁྲིད་གཉིས།"或如"རིན་ཅེན་ཚ་སྦྱོར་གསེར་དངུལ་ཟངས་ལྕགས་བཞི།"。在含数词的实体分类描述语句中，数词不仅可以充当实体分类的关键词，也可作为母实体的子分类数量（数量属性）进行处理。如原句"ཙ་གནད་ཁྲིད་པ་ཕྱི་ཁྲིད་ནང་ཁྲིད་གཉིས།"中的数词"གཉིས"不仅是将"ཙ་གནད་ཁྲིད་པ"分为"ཕྱི་ཁྲིད"和"ནང་ཁྲིད"的关键词，也是描述"ཙ་གནད་ཁྲིད་པ"分类数量属性的实体对象。在多数情况下，文本中的实体分类语句是由虚词充当的，在所有虚词中，使用据引连词和衔接连词来充当实体分类关键词的情况较多。如原句"ཆག་པ་སྙིང་ཆག་འོག་ཆག་བཅས་ནས་ཆག"或如原句"སྐྱི（'གབ་པའི་ཚ་བ'的指代词）ལ་ཚ་སྟོབས་ཅན་དང་གྲང་སྟོབས་ཅན།"中是以据引连词作为实体分类关键词表述的。文本描述中，有时直接以终结符作为实体分类关键词，如原句"གྱི་ལ་བཞོགས་དང་རྗོགས་དང་བཅད་པ་འོ།""སྤྱོད་ལམ་དྲག་དལ་ཟས་སྨན་སྤྱི་འགྲོའོ།"。通过以上例句可知，文本中用于描述实体分类的用词差异较大，除了常规用词"དབྱེ་བ"和"རིགས"外，另有一般名词"སྡེ"、数词"གསུམ"、连词"ལ"等。在实际文本处理中，当语句中共存多个分类用词时，用词之间具有一定的优先性，实词类分类关键词最优，虚词类关键词其次。

现统计文本中常用的分类用词如下表（表 5–16）。

表 5–16 《四部医典》常用分类用词表

分类用语	频次	分类用语	频次	分类用语	频次
དབྱེ་བ་	158	བརྒྱད	7	གསུམ་	3
གཉིས	67	དབྱེ	7	དབྱེ་ན་	2
རྣམ་པ་	45	རྣམ་	7	དུས་ཀྱིས་དབྱེ་	2
གང་ཞེ་ན་འདི་ལྟ་	31	སྨིན་བུའི་ནད་རིགས་	6	ཉེས་པས་དབྱེ་	2
མདོར་བསྡུས་	20	དྲུག	6	བབས་སྒོས་དབྱེ་	2
སྣ་	19	བཞི	5	རྒྱུད་ཀྱིས་དབྱེ་	2
གནས་ཀྱིས་དབྱེ་	18	རྣམ་ལྔ	5	ནད་རིགས་	1
རིགས་	16	ལྔ	5	བདུན	1
སྐྱི་	13	འོ	5	སྣེ་ཚན་	1
ལ་	12	སྣེ་	4	རྣམ་པ་གཉིས	1
སྣེ	8	དབྱེ་	4	ནི་	1
གནས་	8	གཉིས་	3	གནས་སྐབས་དབྱེ་བ་	1
ཞུགས་ཚུལ་གནས་ཀྱིས་དབྱེ་	8	ལ་སོགས	3	འབྱུང་བས་དབྱེ་	1
གསུམ	8	སྐྱི་ལ་	3	རྟེན་གྱིས་དབྱེ་བ་	1
རིགས་ཀྱིས་དབྱེ་	8	བཞི་	3		

（二）实体属性用词研究

属性关系是实体本身所具有的语义特性，是用于实体定性的关键因素。《四部医典》中使用大量的形容词来表示实体本身所具有的属性特征，如“[བད་ཀན་] JBM མཚན་ཉིད་[སྣུམ་_ad ཞིང་_cn བསིལ་བ་_as དང་_cd | _ww ལྕི་_as རྟུལ་_ad འཇམ་_as བརྟན་_ad འབྱར་བག་ཅན་_as] AP དྲུ་གནས་ཞེས་གསུངས་སོ། _ww”，或如“[གྲོ་] YSM ནི་[ལྕི་_as བསིལ་_as]AP འཚོ་བྱེད་རླུང་མཁྲིས་སེལ།”。文本中的属性词主要用于疾病类、饮食类、药材类，原文中用于描述疾病类实体属性的语句如“རླུང་གི་ལྕེ་ནི་དམར་ཞིང་སྐམ་ལ་རྩུབ།”，其属性用词为“ལྕེ”（舌苔）；原文中用于描述药材、饮食类实体属性的语句“རླུང་གི་སྨུམ་ནི་མར་དང་ཏིལ་མར་རྐང་མར་ཆོལ། རོ་མངར་ཕྱི་མ་ལྕི་བསིལ་ཁོང་འབྲུ་སྨུམ། རྟུལ་དང་ཕྲ་ལ་མཉེན་ཞིང་རླན་པ་ཡིན།”。在文本中含

有大量描述实体属性的语句缺少属性用词，如原文中用于描述饮食类实体属性的语句如“རི་སྔོག་ཐམས་ཅད་འཇུ་དཀའ་ཟས་ལེན་ཅི།”。但是对于大部分属性描述语句而言是具有共同可用的属性用词的，如“原因”“特征”“颜色”“数量”“形状”等关键词。《四部医典》中的高频实体属性用词如表 5–17 所示。

表 5–17 《四部医典》高频实体属性用词表

属性用词	频次	属性用词	频次	属性用词	频次
རྟགས་	112	སྐྱིད་པའི་རྐྱེན་	7	སྡེ	3
སྤྱི་རྟགས་	81	བཅོས་ཚུལ་རྣམ་པ་	7	སྔོ་	3
རྒྱུ་	73	སྤྱིར་རྟགས་	7	མེ་དྲོད་	3
དབྱེ་བ་	51	ཡུལ་	7	སྨན	3
རྒྱུ་རྐྱེན་	31	ནད་འབྱུང་རྒྱུ་རྐྱེན་	7	རོ་དང་ཞུ་རྗེས་	3
རྩ་	27	ཕན་ཡོན་	7	བརྟག་ཐབས་	3
དེ་རྟགས་	23	རོ་	6	གནད	3
སྤྱི་ཡི་རྟགས་	18	གྲང་རྐྱེན་	6	མིང་གི་རྣམ་གྲངས་	3
རྟགས	17	གནས་	6	རིང་རྒྱུ་	3
ས་	17	མཚན་ཉིད་	5	རྣམ་པ་	3
རྐྱེན་	17	ཁ་འཛིན་	4	ལོག་གནོན་དམ་པ་	3
སྲོང་རྐྱེན་	15	བཅོས་ཐབས་	4	ལྷེ་	3
འཁྲུགས་རྟགས་རྩ་	15	དབྱེ་བ	4	གྱུར་ཚུལ་	2
ན་ཚུལ་	13	ཁྲག་	4	མྱང་པའི་ཚེ	2
རྟགས་བྱུང་ཚུལ་	13	ངོས་བཟུང་	4	ཁ་ཟས་	2
རྒྱུན་སྲུང་	12	ཆུ་	4	ནད་རིགས་	2
ལྷང་ཚད་	10	གནོད་ཟས་	4	གཉེན་པོ་	2
ཁུ་ཁྲག་	9	ཕྱིས་ཀྱི་འབྱུང་ཚུལ་	4	ཡུལ	2
བབས་ས་	9	དང་པོར་ཞུགས་ཚེ་	4	གནས་ས་	2
སྨིན་རྟགས་	9	རྣམ་གྲངས་	3	འཇུ་བ་	2
ཐ་མ་	8	གནད་	3	རང་བཞིན་	2
སྨན་	8	ཁ་སྦྱར་	3	ཚད་	2

（三）实体间关系用词研究

实体属性本也属于实体关系类，都用于实体关系真实描述。二者唯一的区别是实体属性用于描述头实体的信息，而实体关系则是用于描述两个实体（头、尾实体）两者所共同的关系。如原句“[ཉགས་པས་རིད་པ་]JBM [མཁན་སྣང་_ycm ཚ་བ་གསུམ་_nm ཟུམ་འབྲུ་_ycm]YCM ཞུན་བྱ”中，药材名“མཁན་སྣང”“ཚ་བ་གསུམ”“ཟུམ་འབྲུ”与疾病名“ཉགས་པས་རིད་པ”之间的关系数同属于二者的，对于疾病实体来说，药材名“མཁན་སྣང”“ཚ་བ་གསུམ”“ཟུམ་འབྲུ”是其治疗药物。而对于药材实体而言，疾病名“ཉགས་པས་རིད་པ”是其治疗对象，二者是治疗与被治疗的关系。虽然疾病类实体和药材类实体之间的关系类型是可以预测的，且具有一定的预值，然而在实际文本中，用于不同实体间的可搭配性以及用于表示实体关系的用词却各有不同。实体三元组中的实体位置对于关系用词的选择具有关键影响。如疾病名充当头实体，药材名充当尾实体时，二者是被治疗关系。但若位置互换，二者则是治疗关系。因此，实体间的关系用词因实体位置的不同而各有所异。

疾病类实体是《四部医典》中使用最频繁的实体，在文本中分别描述了疾病名与病因类实体、方剂类实体、起居类实体、器械类实体、时间类实体、药材类实体、饮食类实体、症候类实体以及治疗类实体之间的关系。其中，三元组“关系用词（疾病类实体，病因类实体）”多用于描述致病因素和转化过程。用于描述疾病类实体与病因类实体的关系用词较少，主要有“སློང”（18 次）、“འབྱུང”（12 次）、“འགྱུར”（10 次）、“བཏང”（3 次）、“རྒྱུ”（3 次）、“འཁྲུགས”（2 次）、“རྒྱུ་རྐྱེན”（2 次）等；三元组“关系用词（疾病类实体，方剂类实体）”用于描述疾病的方剂治疗关系。用于描述疾病类与方剂类实体的关系用词较多，在文本中共有 341 个关系词，频次在 2 以上的关系词共有 121 个。频次在 10 及以上的关系用词依次为“དབྱལ”（34 次）、“བསྟེན”（32 次）、“བདུག”（30 次）、“བླུད”（26 次）、“བྱིན”（23 次）、“བཏང་བར་བྱ”（22 次）、“མཆོག”（19 次）、“གདབ”（18 次）、

“བྱ”（17 次）、“བསྲིག”（17 次）、“བཏང”（16 次）、“བཏང”（15 次）、“བྱུག”（15 次）、“སྦྱང”（15 次）、“བསྣན”（14 次）、“ལྡུག”（13 次）、“བཅོས”（13 次）、“མནན”（11 次）、“ཁོང་དུ་བཏང”（11 次）、“བྱུགས”（11 次）、“མི་འབྱུང”（10 次）、“འཕྲུལ་ལ་བཏང”（10 次）。三元组“关系用词（疾病类实体，起居类实体）”用于描述疾病与起居习惯之间的关系。在实际文本中，用于描述疾病类与起居类实体的关系用词较少，主要有表示“舍弃”和“选择”之意。频次在 2 及以上的关系用词依次为“སྤང”（13 次）、“བསྡོགས”（6 次）、“ཀུན་ལ་འཛེམ”（5 次）、“རྟག་ཏུ་སྤང”（4 次）、“བསྲམ་པ་གཅེས”（4 次）、“བསྟེན”（3 次）、“བཅག”（3 次）、“སྦྱར”（3 次）、“གནོད”（2 次）、“མཁས་པས་སྦྱར”（2 次）、“བྱ”（2 次）、“ལྡང”（2 次）。三元组“关系用词（疾病类实体，器械类实体）”用于描述疾病与器械实体之间的治疗关系。文本中用于描述疾病类与器械类实体的关系用词以动词为主，主要有“བརྡེག”（4 次）、“བསྲིག”（3 次）、“བཙགས”（3 次）、“དྲང”（2 次）、“དབྱེར་མི་ཕྱེད”（1 次）、“བརྩེགས”（1 次）、“བསྲིག་པར་བྱ”（1 次）、“དྲང་བར་བྱ”（1 次）、“བཟད་པ”（1 次）、“བསྟེན་པ”（1 次）、“ཕྱི”（1 次）、“བཞར”（1 次）、“བརྡེག”（1 次）、“བསྲིགས”（1 次）、“ཤིས”（1 次）、“བྱ”（1 次）、“བཟུད”（1 次）、“འབུར་ནས་གཤགས”（1 次）、“གསིལ་དེ་དབྱུང”（1 次）、“ཕྱུངས”（1 次）、“སྦྱར”（1 次）、“ཕྱུངས་ལ་སྡོམ”（1 次）、“གསེང་ཤུལ་མེ་ཡིས་མནན”（1 次）、“བཤིག”（1 次）、“བཤུ”（1 次）、“ཟུ”（1 次）等。三元组“关系用词（疾病类实体，时间类实体）”用于描述疾病与其治疗时间、患病时间之间的关系。关系用词有“ལྡང”（5 次）、“བསལ་བར་བྱ”（2 次）、“མཉེ་བར་བྱ”（2 次）、“ལྷག་པ་སྤྲད”（2 次）、“ན”（2 次）、“མནན”（2 次）、“ལྡང”（2 次）、“བཅོས”（2 次）、“སྐྱེ”（1 次）、“འཆི”（1 次）、“ཐོན་པར་ངེས་པ་ཡིན”（1 次）、“བསྲམ་པ་གཅེས”（1 次）、“སྨིན་པ”（1 次）、“སྨིན”（1 次）、“བསད”（1 次）、“རྐུན་བུར་སྐྱེ”（1 次）、“བཏང་བར་བསྡོགས”（1 次）、“སྦྱར”（1 次）、“བསིལ་དུ་བསྟེན”（1 次）、“བཏང”（1 次）等。三元组“关系用词（疾病类实体，药材类实体）”用于描述疾病与药材类实体之间的治疗关系。频次在 2 及以上的关系用词

有“མཆོག”（36次）、“བདུག”（13次）、“བསྣན”（12次）、“བཏང”（11次）、“སྦྱར”（10次）、“བསྟེན”（9次）、“བསྲེབ་པར་བྱ”（5次）、“བྱུག”（5次）、“བཏང”（4次）、“ཐང”（4次）、“ལྷག་པ་མེད”（3次）、“བླུག”（3次）、“མཆོག་ཏུ་བཤད”（3次）、“གདབ”（2次）、“ལྷག་པ་སྤྱོད”（2次）、“མནན”（2次）、“བྱ”（2次）、“བཏང”（2次）、“སྐྱུགས་བྱ”（2次）、“གདབ”（2次）、“སྨན”（2次）等。三元组“关系用词（疾病类实体，饮食类实体）”用于描述疾病与饮食类实体之间的治疗关系。频次在2及以上的关系用词有“བསྟེན”（35次）、“བཏང”（24次）、“སྤང”（10次）、“བཟའ”（7次）、“བཏུང”（6次）、“སྦྱར”（5次）、“དབུལ”（5次）、“ཕྱིན”（4次）、“གནོད”（4次）、“བླུད”（4次）、“བཅོས”（4次）、“བྱུག”（3次）、“བཅད”（3次）、“བདུག”（2次）、“བསྲིག”（2次）、“བསྐུར”（2次）、“དགང”（2次）、“བསྟེན་པར་བྱ”（2次）、“བསྣམ”（2次）、“མང་དུ་བཏང”（2次）、“བཏང་བར་བྱ”（2次）、“མི་བཏང”（2次）。三元组“关系用词（疾病类实体，症候类实体）”用于描述疾病与症候类实体之间的关系。用于疾病实体与症候实体间的关系用词较多，频率较高。频次在2及以上的关系用词有58个，频次在5及以上的关系用词有37个，频次在10及以上的关系用词有14个，依次为“བཏང”（36次）、“བྱ”（31次）、“འབྱུང”（25次）、“འགྱུར”（24次）、“སྦྱར”（20次）、“ཡིན”（18次）、“འཕེལ་བ”（14次）、“རྙོགས་པར་འགྱུར”（13次）、“གནོད”（13次）、“སྤང”（13次）、“ལྡན་པ”（13次）、“འཕུལ་ལ་བཏང་པ”（12次）、“བསྲིགས་ལ་མཆིལ་མས་བརྟག”（10次）。三元组“关系用词（疾病类实体,治疗类实体）”用于描述疾病与治疗（外治方法）实体之间的关系。用于疾病实体与治疗实体间的关系用词较多，共有124个关系词。频次在2及以上的关系用词有39个,频次在5及以上的关系用词有16个,依次为“བྱ”（112次）、“བཏང”（35次）、“སྦྱང”（22次）、“བཅོས”（22次）、“བདུག”（14次）、“བྱས”（14次）、“སྦྱར”（10次）、“ཐང”（8次）、“བསྟེན”（7次）、“གཞུག”（7次）、“སྤང”（6次）、“གདབ”（6次）、“བསྲིག”（5次）、“བསྡུགས”（5次）、“གཅིས”（5次）。

病因类实体在文本中的出现次数相对较少，主要描述它与疾病类实体的相互关系。实体三元组中的实体位置（实体在文本字串中的位置信息）决定该实体三元组所表达的语义信息，实体位置不同，三元组语义不同。例如，三元组“关系用词（病因类实体，疾病类实体）”和三元组“关系用词（疾病类实体，病因类实体）”属于不同的文本描述体系。三元组关系用词（病因类实体，疾病类实体）用于描述致病因素对于疾病的致使结果。文本中对于病因类和疾病类实体的关系用词使用相对较少，即病因类实体在前，疾病类实体在后的描述相对罕见，仅有“སློང”（32 次）、“འབྱུང”（24 次）、“འགྱུར”（21 次）、“བཏང”（4 次）、“རྒྱུ”（4 次）、“འབྱུང་བ”（2 次）、“འཁྲུགས”（2 次）、“རྒྱུ་རྐྱེན”（2 次）、“སྤང”（2 次）等 9 项关键词，关键词可由动词和一般名词充当。

方剂类实体是《四部医典》药物治疗的重要内容，在文本中分别描述了它与疾病类实体、人体类实体、症候类实体以及治疗类实体之间的实体关系。其中，三元组“关系用词（方剂类实体，疾病类实体）”用于描述方剂对于疾病的治疗关系。在文本中用于描述方剂与疾病关系的用词共有 109 个，频次在 10 及以上的关系用词有“སེལ”（79 次）、“འཇོམས”（35 次）、“ སྦྱོང་བར་བྱེད”（18 次）、“གཅོད”（13 次）、“སེལ་བར་བྱེད”（12 次）。频次在 2 及以上的关系用词共有 29 项；频次在 3 及以上的关系用词共有 19 项，除了以上 5 项外，按关系用词在文本中的出现频次，依次排序为“སྐེམ”“ཕན”“འཇོམས་པར་བྱེད”“སྦྱོང”“འཇོམས་པའི་མཆོག”“སྤུད”、“སྦྱོང་བར་བྱེད་པ་ཡིན”“ཀུན་སེལ”“བཞིག”“འཇོམས”“སེལ”“བདུགས་ན་ཕན”“གཅོག”“སྐེམ་པ”“སྨིན་པར་བྱེད”“བཏང”“བསྡུགས”“གསོད”“ བཏང་བར་བྱ”。三元组“关系用词（方剂类实体，人体类实体）”用于描述方剂对于人体的作业方法，在文本中的使用相对较少，仅有 13 个关系用词，最高频次仅 3 次，余者为 1 次。依次为，“བསྲིག”“ཁོང་དུ་བཏང”“བདུག”“མེ་ཡིས་བསྲོ་བར་བྱ”“སྡོམ”“བཙོན་དུ་འཛིན”“མང་གཏར”“སྦྱར”“བྱ”“སྡོམ”“སྦྱར་ཏེ་བསྙེན”“སྣིབ་ཚད་བསྲིགས”“བཟའ”。三元组“关系用词（方剂类实体，症候类实体）”在文本中的描述同“关系用词（方剂类实体，疾病类实体）”，主要用于描述方剂对于疾病特定症候的治疗关系。在文本中共有 11 个关系用词，其中有 5 个关系用词的频次超过 3 次，分别为“གཅོག་པ”“བསྣུགས་པ་ཡིན”“འཇོམས”“ཕན”“འཇུ”。方剂类实体对于疾病类实体的关系用词尚有“གཅོག”“ཐུབ”“གཅོད”“སེལ་བར་བྱེད”“དབུལ”。

起居类实体是《四部医典》中的主要治疗方法之一，分病前治疗和病后治疗两种。在实际文本中，分别描述起居名与疾病类和症候类实体之间的致使或治疗关系。此时，疾病类和症候类可同等对待。即三元组“关系用词（起居类实体，疾病类实体）”与三元组“关系用词（起居类实体，症候类实体）”属于相同的文本描述体系。三元组“关系用词（起居类实体，疾病类实体）”用于描述生活起居习惯对于疾病的致使或治愈关系。用于描述起居类与疾病类实体的关系用词主要有“དུས་ཀུན་སྤང”（7 次）、“འབྱུང”（5 次）、“སྤང”（4 次）、“སྤང་བར་བྱ”（4 次）、“སྦྱར”（4 次）、“འཇུ”（4 次）、“བསྣད”（3 次）、“དང”（2 次）、“བཅོས་པར་བྱ”（2 次）、“འབྲུད”（2 次）、“གནོད་མི་འགྱུར”（2 次）、“དབྱུང”（2 次）等。三元组“关系用词（起居类实体，症候类实体）”用于描述生活起居习惯对于疾病症候的致使或治愈关系。用于描述起居类与症候类实体的关系用词共有 18 个，频次在 3 及以上的关系用词主要有“བྱ”（12 次）、“འགྱུར”（8 次）、“ཕན”（6 次）、“བསལ”（5 次）、“དབོ་བར་བྱ”（3 次）、“སྦྱར”（3 次）、“བརྟག”（3 次）。在文本中，尚有“དབྱུང”（1 次）、“འབྲུད”（1 次）、“བཅད”（1 次）、“བསྙེན་པར་བྱ”（1 次）等关系用词亦可用于描述起居类对于症候类的关系。

器械是《四部医典》中的外治工具，在文本中的使用频次较少。器械类实体在文本中主要作用于疾病类实体。三元组“关系用词（器械类实体，疾病类实体）”主要描述各类器械对于特定疾病的治疗关系。频次在 2 及以上的关系用词有“འདྲེན”（3 次）、“བཅད”（3 次）、“གཙག”（2 次）、“བརྟག”（2 次）、“སྦྱར”（2 次）、“འབྲུད”（2 次）、“དབུག”（2 次）、“སྤང”（2 次）。

时间类实体在文本中主要用于表示发病时间、人体形成时间、治疗时间等。可分别与方剂类、疾病类、人体类以及治疗类实体。三元组“关系用词（时间类实体，方剂类实体）”主要描述用药时间，文本中共使用了 16 个关键词作为时间类实体和方剂类实体的关系词，其中频次在 2 及以上的关系用词有“བསྟེན”（5 次）、“བཏུང”（4 次）、“ཅི་གུར་ཡང་ཡང་བཏང”（3 次）、“བཏང”（3 次）、“སྦྱར་ལ་བཏང”（2 次）、“བསྒྲིངས་ལ་བཏང”（2 次）、“འཕུལ་ལ་བཏང”（2 次）、“བཏང་བར་བྱ”（2 次）、“བྱ”（2 次）等 9 个，关系词多表示药物在特定时间对于疾病的施动以及施动方式。三元组“关系用词（时间类实体，疾病类实体）”间接表述特定方剂和治疗对于疾病的治疗时间，文本中共有 6 个关键关系词，词数少，频次低。分别为“གསོ”（3 次）、“དབྱེ”（3 次）、“སྦྱང”（3 次）、“འཕུལ་འདྲེན་བྱ”（2 次）、“བཙན་པ་སྦྱིན”（2 次）、“བསད”（2 次）。三元组“关系用词（时间类实体，人体类实体）”表述多出现在《论述部》中，主要用于表示人体结构的形成时间。在文本中仅出现 6 个关系用词，分别为“ཆགས”（5 次）、“དོད”（3 次）、“གཡོགས”（2 次）、“སྐྱེ”（2 次）、“གསལ་བར་སྨིན”（1 次）、“འགྱུར་དུ་དོད”（1 次）。三元组“关系用词（时间类实体，治疗类实体）”在文本中多用于描述特定治疗方式的实施时间，关系用词较少，频次较小，分别为“བྱ”（5 次）、“བརྟགས”（3 次）、“གཉེན་ལྟར་བསྟེན”（2 次）。

药材类实体是《四部医典》中出现频次最多的实体之一，在文本中主要与疾病类实体（含症候类实体和缩代类实体）搭配，用来表示药材与疾病间的诱发或治疗关系。在文本中的关系词主要表示“治愈”或“致病”。表示“致病”的关系词有“སྐྱེད”（28 次）、“སྐྱེད་པར་བྱེད”（4 次）、“སྐྱེས་པ”（2 次）、“སྐྱེད་པ”（2 次）、“འཕེལ”（2 次）、“བྱུང་བ”（2 次）、“འགྱུར་བ”（2 次）等 7 个。相对而言，文本中用来表示“治愈”的关键词较多，共有 61 个关键词，总频次达 437 次。其中频次在 5 及以上的关系词有“སེལ”（182 次）、“གཅོད”（37 次）、“འཇོམས”（31 次）、“སེལ་བར་བྱེད”（21 次）、

“སྦྱོང”（13 次）、“སྐེམ”（13 次）、“གསོ”（11 次）、“འདྲུབ”（10 次）、“ཡིན”（8 次）、“ཕན”（8 次）、“འཇུ”（7 次）、“གསོད”（7 次）、“འབྱིན”（6 次）、“དངས”（5 次）。

饮食类实体在文本中也是主要与疾病类实体（含症候类实体和缩代类实体）搭配。文本中的三元组“关系用词（饮食类实体，疾病类实体）”也是表示饮食对于疾病间的“治愈”或“诱发”关系。表示“诱发”的关系词主要有“སྐྱེད”（36 次）、“འཕེལ”（9 次）、“སློང”（2 次）、“འཁྲུགས་པར་བྱེད”（1 次）、“ཉེས་པ་ཆེ”（1 次）、“གཏོད”（1 次）。表示“治愈”的关系词相对较多，共有 45 个，其中频次在 3 及以上的关系用词有“སེལ”（50 次）、“འཇོམས”（12 次）、“ཕན་འགྱུར་བ”（8 次）、“ཕན”（8 次）、“གཅོད”（6 次）、“སྦྱོར”（4 次）、“འབྱིད”（3 次）、“སྐེམ”（3 次）。

症候类实体在《四部医典》中多充当疾病名称的缩代词使用，分别与方剂类实体、起居类实体、器械类实体、人体类实体、时间类实体、药材类实体、饮食类实体以及疾病类实体搭配，其中三元组“关系用词（症候类实体，疾病类实体）”表示二者之间的病变关系。

治疗类实体在《四部医典》中主要作用于疾病类实体，描述治疗类实体（特指外治方法）对于疾病的治疗关系，共有 22 个关系用词，关系用词总频次达 28 次，总词数和频次均低。频次在 2 及以上的关系用词依次为“འཇོམས”（4 次）、“དབུལ”（2 次）、“གདབ”（2 次）、“བསྐྱོན”（2 次）、“ཟན”（2 次）、“བཏང”（2 次）、“དབྱུང”（2 次）、“ཕྱི”（2 次）、“འདུལ”（2 次）、“ཐོབ”（2 次）、“སྦྱར”（2 次）、“བཅག་པ”（2 次）。

相比而言，《四部医典》中描述人体类实体与其他实体的语句较少，多是间接性描述，唯独与内部实体之间的作用关系是直接性的，主要表示人体部位之间的位置关系，共有 8 个关系用词，分别为“སྟེད”（4 次）、“འབྲེལ”（2 次）、“ཟུག”（1 次）、“ཀྱིས”（1 次）、“འགྲོ”（1 次）、“བསྐོར”（1 次）、“འདྲ”（1 次）、“དབྱེ་བ”（1 次）、“གནས”（1 次）。

通过藏医药领域文本的实体关系和关系用词我们可以得知，实体间的语义关系依赖于实体所出现的真实语境，语义关系用词也是在一些已知实体事实的基础上由一些关系规则派生出的。基于文本解析的领域本体构建方法在藏医药领域的知识表示能力、领域扩展性能以及本体规模上均有强劲表现。

针对自顶向下式藏医药领域本体构建方法中所存在的缺陷和不足，本章采用自底向上式本体构建方法，通过《四部医典》文本计量解析方式来映射藏医药领域文本的本体构建研究。本章通过对《四部医典》文本中音节、词汇、常用词组的计量统计，以及对《四部医典》中疾病类实体、药材类实体、饮食类实体、方剂类实体、症候类实体、治疗类实体、人体类实体等的实体计量统计，从真实的语言数据映射出了《四部医典》完整的藏医药本体镜像，为藏医药领域本体的构建打下了坚实的基础。在此基础上，文章依次对《四部医典》实体三元组的关系用词进行了翔实的统计解析，构建了以实体的关系用词、分类用词和属性用词为核心的藏医药实体三元组关系用词表。

通过自底向上式的构建方法，本章抽取了《四部医典》中完整实体三元组。《四部医典》原句“[གཡག་རྒོད་_dwm]YCM [ཕོ་_rtm མཆིན་_rtm * གྲང་_jbm]JBM [སེལ་_vi]GXC [མི་རྟོད་_nn]NP [སྐྱེད_vt]GXC །_ww”的三元组抽取结果如图 5-6 所示。

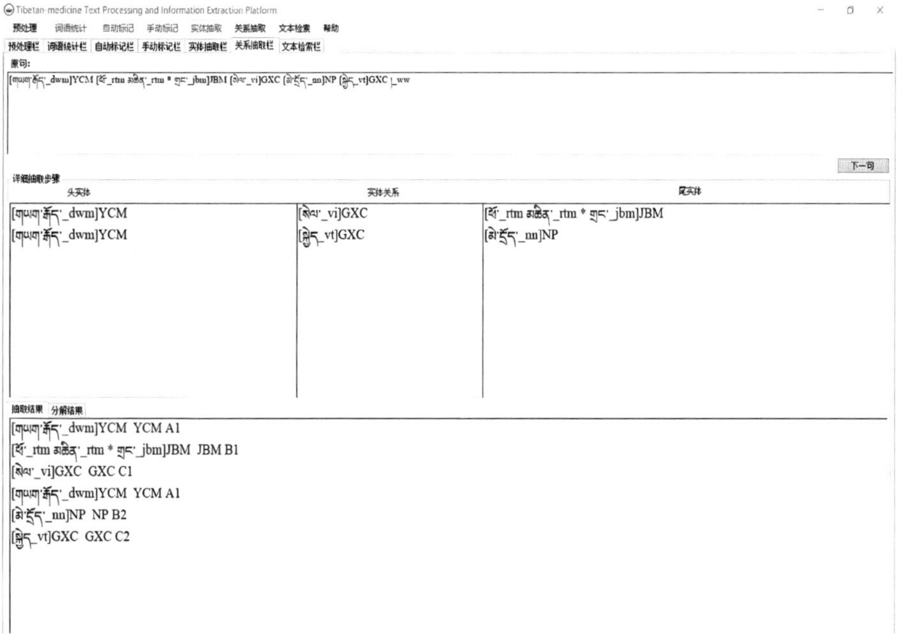

图 5-6　三元组抽取结果示例图

通过实体自动化标注，本章最终实现了《四部医典》实体三元组的自动抽取。然而三元组中的部分实体“ཕོ་མཆིན་གྲང”并不是独立的实体，其由多个实体并列构成。如上例中的尾实体“[ཕོ་_rtm མཆིན་_rtm * གྲང་_jbm]JBM”分别由“ཕོ་གྲང”和“མཆིན་གྲང”减缩而成,理应拆分并分别表示为“སེལ་(གཡག་རྐོད་，ཕོ་གྲང་)”和“སེལ་(གཡག་རྐོད་，མཆིན་གྲང་)”。这种尾实体的成分间或用连词“དང་སྦྲ”排列衔接，或无任何衔接标记。用连词排列衔接的如实体“[མགོ་བོ་_rtm མིག་_rtm དང་_cd རྣ་བ་_rtm དང་_cd། _ww སྣ་_rtm དང་_cd ཁ་_rtm དང་_cd ལྷ་བ་_rtm]JBM”；无任何衔接标记的如实体“[དྭངས་མ་_nn ཁྲག་_nn ཤ་_nn ཚིལ་_nn རུས་_nn རྐང་_nn ཁུ་བ_nn]NP”。文本中也存在更为复杂的排列方式，如症候类实体“[དཔྱི་_rtm དང་_cd རྐེད་པ་_rtm རུས་ཚིགས་_rtm * མ་ལུས་_dw ན_vi]ZHM”应当被拆解为“དཔྱི་ན”“རྐེད་པ་ན”“རུས་ཚིགས་ན”；症候类实体“[ཁ་_rtm མངལ་_rtm ཕོ་བ་_rtm * འཚོང་_vi སྐྱེ་_cn སྐྱུག_vi]ZHM”应当被拆解为“ཁ་

འཚོང་སྡེ་སྦྲིག” “མངལ་འཚོང་སྡེ་སྦྲིག” “ཕོ་བ་འཚོང་སྡེ་སྦྲིག”。本章通过复合实体的排列规则，对《四部医典》中的复合实体进行拆解，实体拆解结果如图 5–7 所示。

原复合实体及其三元组：

[རྟ་_ysm བོང་_ysm འབྱི་བ་_ysm ཞོ་ཤ་_ysm ཤ་ཆེན་_ysm དང་_cd །_ww འབྲུ་མར་_ysm ཞོ་མར་_ycm བུ་རམ་_ysm སྒོག་སྐྱ་_ysm བཙོང་_ysm །_ww འོ་མ་_ysm ལྒ་བ་_ysm ར་མཉེ་_ysm ཟན་ཆང་_ysm དང་_cd །_ww བུར་ཆང་_ysm ཏུས་ཆང་_ysm]YSM　　[ཟས_nn]SXC　　[རླུང་ནད་_jbm ཅན་_vc]JBM

复合实体拆解结果：

[རྟ་_ysm]YSM	[ཟས_nn]SXC	[རླུང་ནད་_jbm ཅན་_vc]JBM
[བོང་_ysm]YSM	[ཟས_nn]SXC	[རླུང་ནད་_jbm ཅན་_vc]JBM
[འབྱི་བ་_ysm]YSM	[ཟས_nn]SXC	[རླུང་ནད་_jbm ཅན་_vc]JBM
[ཞོ་ཤ་_ysm]YSM	[ཟས_nn]SXC	[རླུང་ནད་_jbm ཅན་_vc]JBM
[ཤ་ཆེན་_ysm]YSM	[ཟས_nn]SXC	[རླུང་ནད་_jbm ཅན་_vc]JBM
[འབྲུ་མར་_ysm]YSM	[ཟས_nn]SXC	[རླུང་ནད་_jbm ཅན་_vc]JBM
[ཞོ་མར་_ysm]YSM	[ཟས_nn]SXC	[རླུང་ནད་_jbm ཅན་_vc]JBM
[བུ་རམ་_ysm]YSM	[ཟས_nn]SXC	[རླུང་ནད་_jbm ཅན་_vc]JBM
[སྒོག་སྐྱ་_ysm]YSM	[ཟས_nn]SXC	[རླུང་ནད་_jbm ཅན་_vc]JBM
[བཙོང་_ysm]YSM	[ཟས_nn]SXC	[རླུང་ནད་_jbm ཅན་_vc]JBM
[འོ་མ་_ysm]YSM	[ཟས_nn]SXC	[རླུང་ནད་_jbm ཅན་_vc]JBM
[ལྒ་བ་_ysm]YSM	[ཟས_nn]SXC	[རླུང་ནད་_jbm ཅན་_vc]JBM
[ར་མཉེ་_ysm]YSM	[ཟས_nn]SXC	[རླུང་ནད་_jbm ཅན་_vc]JBM
[ཟན་ཆང་_ysm]YSM	[ཟས_nn]SXC	[རླུང་ནད་_jbm ཅན་_vc]JBM
[བུར་ཆང་_ysm]YSM	[ཟས_nn]SXC	[རླུང་ནད་_jbm ཅན་_vc]JBM
[ཏུས་ཆང་_ysm]YSM	[ཟས_nn]SXC	[རླུང་ནད་_jbm ཅན་_vc]JBM

图 5–7　实体三元组拆解效果示例图

第六章　总结与展望

《四部医典》是一部参考多方医学精华，并结合本地医学理论和临床经验而形成的藏医药百科全书，具有语言精简、结构清晰、系统健全等外部特征。通过领域本体知识库构建来管理语义单元信息的模式，可以很好地收集、整理、储存和利用知识单元信息，提供知识检索和知识发现服务，帮助相关行业和从业者对特定的问题进行分析、推理和辅助决策。文章以此为视角，逐层对藏医药领域本体的构建进行了理论研究和方法探索，其间取得了基于语言文本分析的构建方法，该方法在一定程度上降低了深度学习等主流方法所面临的诸多问题如语义漂移、召回率低下、精确度有待提高等。另外，基于文本分析的方法也具有一定的鲁棒性，可移植性能较强。就现有本体构建技术水平而言，基于文本分析的《四部医典》本体构建研究是全面构建藏医药领域本体的核心基础。

第一节　主要研究工作及结论

在大数据环境下，基于文本分析的藏医药领域本体构建研究具有重要意义。本文通过藏医药研究概况梳理知识本体构建与表示方法的引入，《四部医典》文本结构的规整以及《四部医典》语料文本的解析研究，结合两种构建方法（“自顶向下式”方法与“自底向上式”方法），最终实现了藏医药领域本体的半监督构建，在一定程度上推动了藏医药文本信息处理的智能化进程。本文所完成的主要工作和突破主要体现在以下几个方面：

首先，在对研究背景进行梳理的基础上，较为系统地分析和阐明了Ontology在哲学界和人工智能领域中的研究范畴和概念定义，从而得出人工智能领域的知识本体实际上是一种基于特定知识表示方法的概念或者概念体系，是一种刻画实体体系的具体知识表示方法。通过梳理二者间的关联和区别，详细探讨了哲学共性思想、范畴分类思想及不同的历史文化，对于知识本体的影响、翻译方法和对于存有的认知模式。最终确立了藏医药领域本体的构建研究以实体属性、实体关系及实体分类为基本建模元语的根本思想。

其次，针对知识表示方法存在计算效率低下，数据稀疏性强等缺陷，文章通过归纳现有知识表示方法“XML可扩展标记语言”“XML Schema”“RDF资源描述框架”“RDFS”“OWL”等语义网表示方法的优缺点，认为在XMLschema框架的基础上，采用RDF三元组的知识表示方式，加以RDFS的资源描述框架模式和OWL知识表示语言来完成藏医药本体知识的描述是构建藏医药本体的最佳知识表示方法，由此也完成了《四部医典》的类声明、关系声明、实例声明、关系描述、特性描述、公理描述等多方式的本体知识形式规范化描述研究。

进而，文章重新整理了《四部医典》藏医药文本的概念体系。从图模型的角度分析，实体及其关系的识别和抽取任务是本体构建的首要任务。由于基于现有主流方法的自动识别和抽取效果不佳，文章通过整理基于曼唐树喻图的藏医药知识框架，统计出《四部医典》中的概念节点共有6699个，直系父类子类关系数6675个，能够被继承的概念关系总数达19285个，得出可将藏医药树喻知识体系作为藏医药领域本体构建的主要构架。如此，树喻图中对于不同知识模块的文本描述便于研究者进行概念模块的层级划分、属性定义、关系获取等多项知识获取操作。

最后，针对自顶向下式的本体构建中所存在的缺陷问题，本文基于底层文本分析的自底向上式构建方法，从音节、词汇、固定词组、实体及实体三元组关键用词等多个维度对《四部医典》进行了全方位的文本解析研究，最终实现了《四部医典》本体的半监督自动构建研究。

第二节　研究不足与研究展望

通过研究，本课题最终实现了基于《四部医典》文本分析的藏医药领域本体半自动构建。在实际研究过程中，也发现多个关键问题尚需进一步探讨。首先，《四部医典》作为一部集藏医药医疗实践和理论精华于一体的藏医药学术权威百科工具书，是经历代藏医大师的不断补充和润色而成，是最系统、最完整、最根本的一套藏医药理论体系文献。因此，通过研究《四部医典》本体构建方法来映射整个藏医药领域本体的策略在理论上是可行有效的。然而，通过全面翔实的数据对比可知，《四部医典》并不能全面反映完整的藏医药理论体系，即基于《四部医典》文本分析的领域本体构建与其他藏医药本体的构建在方法上并不完全通用。二者规模相比，后者所含的实体更为丰富，实体关系亦是更加复杂。而前者则尚存缺陷和不足，其不足体现在实体数量以及文体结构上。在实体数量上，《四部医典》的实体一般都是藏医药领域中最基本的实体，实体数量较少。从知识范围和知识覆盖度来看，《四部医典》是整个藏医药知识体系中最为典型的文本，然而其中所包含的知识容量有限，其知识范围和知识覆盖度较小，况且多项知识在后期研究中（后著典籍文献和期刊论文中）也不断被突破、翻新。此外，在文体风格上，《四部医典》

主要采用格律诗体裁书写，而其他藏医药文献存在非格律诗书写的文本，因此，藏医药领域本体的构建研究需要在实际文本解析的基础上奋勉推进。可见，《四部医典》知识本体与整体藏医药领域本体之间仍有较大鸿沟。尽管如此，藏医药领域本体的全面构建研究任重道远，需要在《四部医典》“率先垂范”的基础上，进而完成藏医药领域的知识补充、知识发现和知识更新研究。

“本体是一个关于特定领域的清晰规范的说明，它提供了一个用来表达和交流特定领域的实体表和关系集。”① 由于本体中的实体可以借用自然语言和半自然语言进行表达，一个轻量级的原始本体亦可称其为“叙词表”。对于藏医药领域本体而言，实体叙词表是其最基本的构成要素，实体在文本中的表述方式对于本体的构建具有重要影响。经过《四部医典》及多个藏医药文本的翔实考察发现，藏医药类文本中使用大量的异形同义词，实体间的同义关系极其复杂，多因表示实体的用词不同或用词拼写不同而导致。譬如，在藏医药文本共有 44 种异性同义词用于表示“གསེར”（金子），分别是：“མདངས་ལྡན།”“མདོག་ལྡན།”“མདོག་བཟང་།”“པིཏྟ་པི་ཛ།”“ཐུམ་བརྒྱ་བ།”“ཧྲ་ན།”“ཧྣུ་རི་ཙཀྲ།”“མ་ཧཱ་ཏ་ཤྲི།”“མ་ཧཱ་རཱ་ཛ།”“མེའི་ས་བོན།”“ཙ་ཀུ་ར་སྐྱེས།”“ཙ་ཀུ་ར་ཛ་ཧཾ།”“ཙཱམྤི་ཡ།”“ཙཱ་ལཱི་ཀ་རཾ།”“ཙམ་པ་སྐྱེས།”“ཆོང་འདུས་འགྲིམ།”“འཚོ་བ་སྒྲོལ་བྱེད།”“ཛ་ཧཾ།”“ཛཱ་ཏ་རཱུ་པཾ།”“ཛམྦུ་ཆུ་གསེར།”“ཛམྦུ་ན་དཾ།”“ཟླ་མཆོག”“གཟི་བརྗིད་སྐྱེས།”“འོད་བྱེད།”“རི་ལས་སྐྱེས།”“རིན་ཆེན་དང་པོ།”“རིན་ཆེན་མེ།”“རུགྨཾ།”“ལོ་ཧཱ་པ་རཾ།”“ཤཱ་ཏ་ཀུམྦྷ།”“ས་ལེ་སྦྲམ།”“སའི་མདུག་མ།”“སའི་ཟླ་བ།”“སུ་རྐ།”“སོ་ན།”“སོཾ་ཕརྐ།”“བསྲེག་བྱ།”“ཏ་ཊ་ཀ།”“ཧཱ་ཊ་ཀཾ།”“ཧི་ར་ཎྱཾ།”“ཧེ་མ།”“ཨ་ལཏྟ་ར་སུ་ཕ་ཊཾ།”“ཨཱ་ལ།”“ཨ་ཥྚཱ་པ་ད”。藏医药类文本中的异形同义词数量较多，用法更是千变万化。同义词的大量使用一方面是藏医药知识丰富度和完整度的衡量指标，而另一方面，也为藏医药本体的构建造成了一定的困难。根据一般本体的构建需求，特定领域内的“术语”力求统一且意义单一。异形同义词在藏医药类文本中数量较多、词类兼

① 王红旗 . 功能语法指称分类之我见 [J]. 世界汉语教学 . 2004（2）：17.

类现象普遍，虽可用“equavalentClasses”和“sameIndividuals”来罗列文本中所有同义的实体和实例，然而该举措也为藏医药本体的概念建模、知识融合、实体抽取、实体对齐、关系抽取、知识更新、知识推理和检索等任务模块平添了不少难度。另外，术语用词的不统一现象也为藏医药本体的构建造成了一定的难度。在《四部医典》中，方剂类实体、器械类实体一般不成固定术语，构词结构复杂。其中，方剂类实体以其主要药材成分来命名，如“ཛཱ་ཏི་ལ་སོགས་པའི་སྨན་གྱི་སྦྱོར་སྡེ།”，实体术语的命名使用“由肉蔻等药材组合而成的方剂药”，构词复杂，较难统一。器械名以其形状和功能命名，如“སྡིང་ཁ་སོ་གཉིས་པ་དང་བེ་ལེ་ཁ། ཀོ་མའི་མཆུ་འདྲ་སོར་དྲུག་ཡུ་བ་ཅན། ཤུགས་བཟང་ངར་ལྡན”，分别从器械的形状、尺寸、材质及功能去命名，该类实体命名与现用藏医药术语不相一致。因此，统一厘定和规范使用藏医药领域术语，以及藏医药异性同义词资源库构建和匹配模式的研制问题对于本体构建的作用极其关键，需在后期进一步补充研究。

通常而言，一个知识本体由以下 8 个建模元素构成：事物即客观世界中的实体或对象；概念即具有相似本体特征的一类事物，也称类型；属性即事物或概念具有的特征和特性等；关系即实体与实体之间的关联方式；函数即事物或概念之间进行转化的形式表达，如：国籍（莫泊桑）=“法国”中的国籍（X）则为函数；约束即某项断言成立的限制条件的形式化描述；规则即依据某项断言得到逻辑推论的因果关系知识的形式化描述；公理即永远为真的断言。考虑本体构建的复杂程度，目前大部分本体库和知识图谱主要对前 4 个元素（即事物、概念、属性和关系）进行建模，藏医药领域本体的构建亦是如此。但是，约束、规则、公理对于领域本体的知识构建具有重要作用，是真正体现本体魅力的元素所在。如何构建一个集以上多个建模元素为一体的医药类知识本体是本课题未来规划的另一项难题。另外，本体知识描述方法以知识本体为核心，以 RDF 的三元组模式为基础框架，用以体现实体、类别、属性、关系等多颗粒度、多层面的语义关系。但是现有的经典三元组模型并不能解决复杂语义关系的知识表示，如符号与表示学习的融合统一、面向事理逻辑的知识表示、融合时空维度的知识表示、融合跨媒体元素的知识表示均是当先知识表示方法所不能攻克的难题。尤其是经典知识表示模型在表示过程性事实描述、条件性事实描述、多元语义关系（如典型的事件描述场景）和时空知识时，其表现可谓差强人意。如在表示《四部医典》原句“ཡོང་གི་ཧྲུང་སྐྲན་སྦོ་འཁྲིག་ལྷུ་བ་འཁྱུ། །མི་བརྟན་འཕོ་འགྱུར་འཕེལ་འགྲིབ་བྱེད་པ་ཡིན། །མངལ་སྐྲན་ཚོགས་པ་རྒྱུ་ཞབས་ཕུང་དུབ་གཉེར། །འགྲངས་ཆོ་ན་ཞིང་སྐབས་སུ་ཁྲག་ཆེན་འཛག །སྐྲང་པའི་རྗེ་སྐྲན་ཆུ་བགག་ཟུག་གཉེར་ཆེ། །སྤོ་བའི་རྩ་སྐྲན་སྤོ་མང་འགོགས་པ་དཀའ། །སྐྲད་འཛེར་ཤ་ལུས་སྦོ་སྐམ་ཟོས་རྗེས་སྐྱུག །”中对于条件性事实的描述和原句“མཁལ་མའི་རྩ་སྐྲན་ཐོག་མར་ན་ཟུག་ཆུང་། །སྐྱིན་ནས་ལྷུར་མདོན་ཤ་སྐམ་དགྱེ་དགུ་དཀའ། །ཆུ་མདོག་དམར་ལ་ལུས་ལྡི་ཆུ་འཐུངས་སྐྱུག །མཆིན་དྲིའི་རྩ་སྐྲན་ཚོགས་པ་བརྒྱུད་པ་ན། །དགྱེ་དགུ་མི་བདེ་སྐྲིག་ཅིང་སྐྱུག་སྐམ་བྱེད། །མཆིན་པ་མཆིན་དྲིའི་ཤ་ཟོས་སྐྱུག་པར་འགྱུར། །”中对于过程性事实的描述时，三元组模型显然不能满足语义知识的表示需求。再如表示多元实体关系的语句“公元前 407 年柏拉图在雅典跟随苏格拉底学习”若用三元组分开描述，则依次由“< 柏拉图，在雅典，公元前 407 年 >”“< 柏拉图，学习，公元前 407 年 >”“< 柏拉图，学习，在雅典 >”“< 柏拉图，跟随，苏格拉底 >”“< 柏拉图，学习，苏格拉底 >”等 5 个知识组成，知识表示过程繁杂，且无法表示语句中的完整语义信息。对此缺陷，如果在算力足够强大的条件下，将先前三元组拓展并更新为 < 亚里士多德，导师，柏拉图，（北纬 38，东经 23），公元前 407 年 > 的五元组模型，以上多元实体关系的知识描述难题或可解决。基于此，对于知识表示，本文在后期尚需研究一种既能描述多元实体关系，又能兼类描述三元关系的本体模型。另外，在医药类知识的表示学习上，文章主要以融合层次类型信息和文本信息为主，实际存在知识补全限制问题，应当有效结合基于复杂关系建模的方法、基于关系路径建模的方法、基于属性关系建模方法、基于实体描述信息的建模方法，提升未来藏医药领域的知识表示能力。